10歳体が若返る！

# 奇跡のたまま分ストレッチ

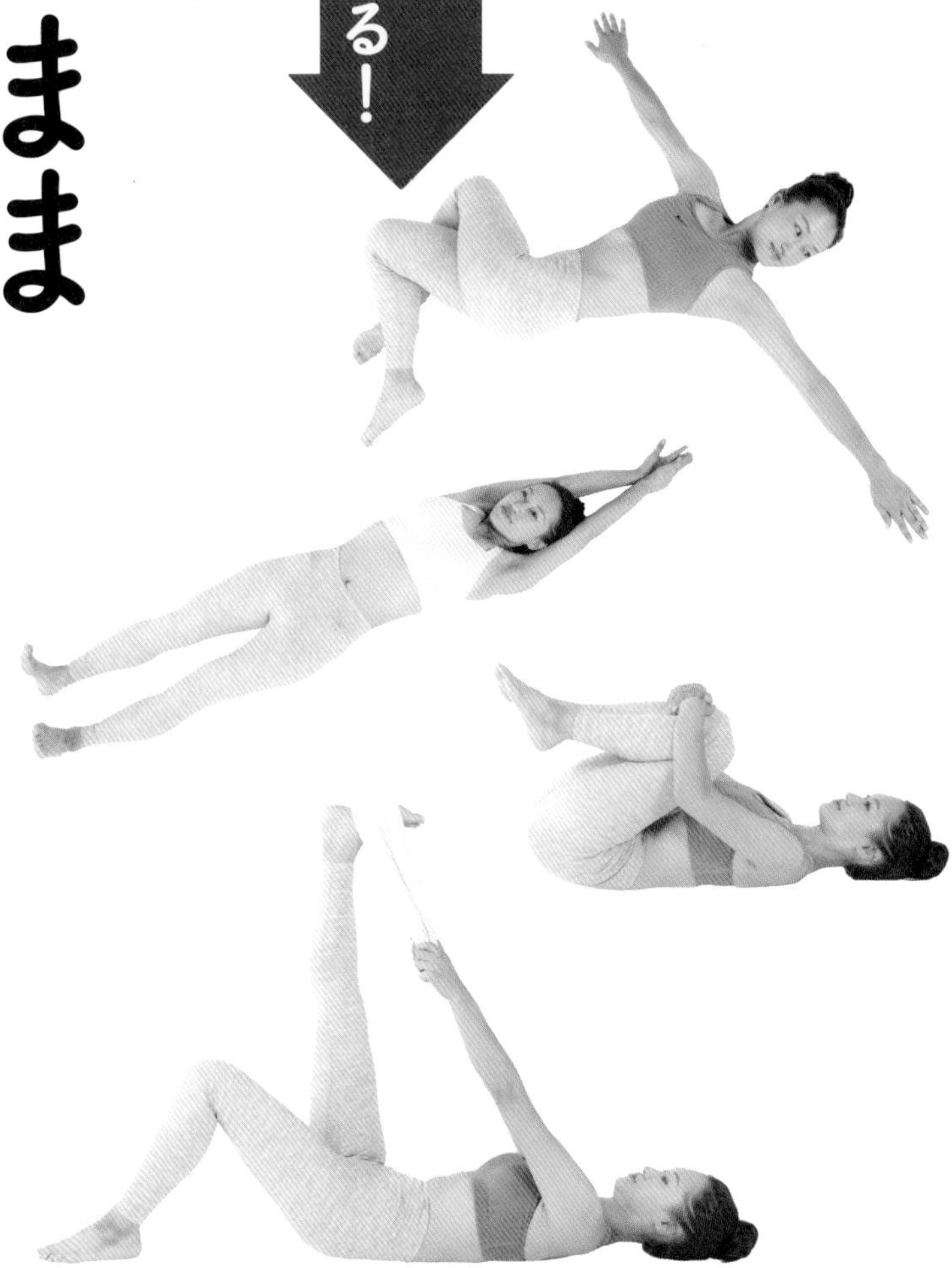

かわむらクリニック
川村 明

宝島社

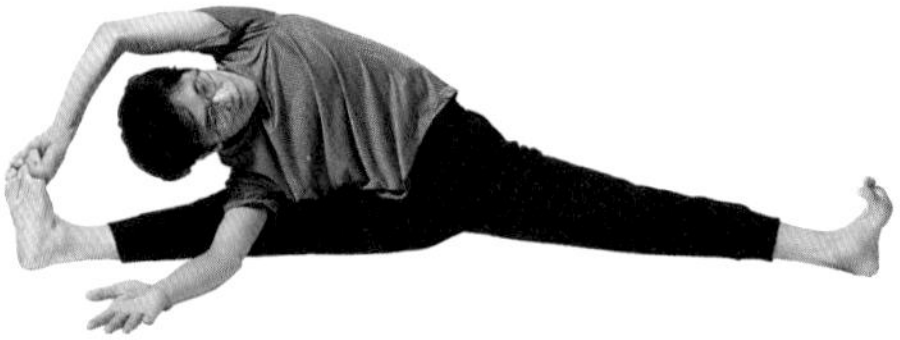
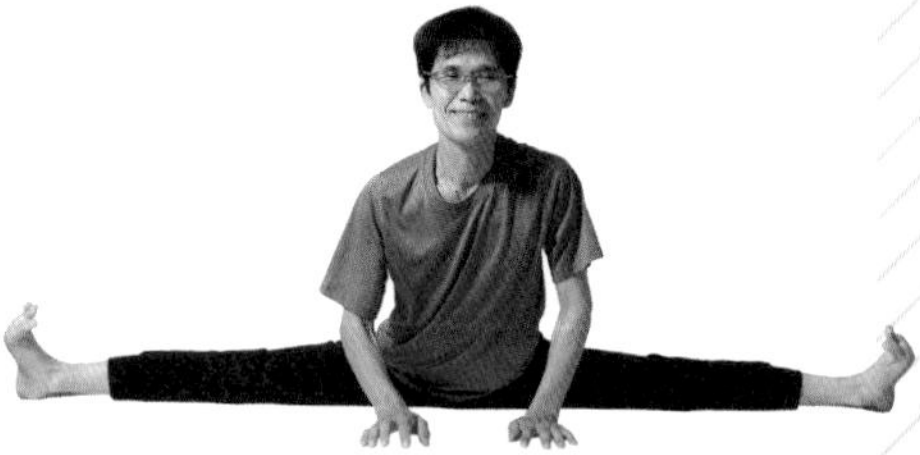

# ストレッチは寝たままでいい！痛みも不調もすべて解決します

本書を手にとってくださり、ありがとうございます。
寝たままというタイトルで「できるかも」と思ってくださったのでしょうか？
1分なら続くかもと思いましたか？
そのどちらも正解です。
これまでたくさんの人に「ひざ裏のばし」を

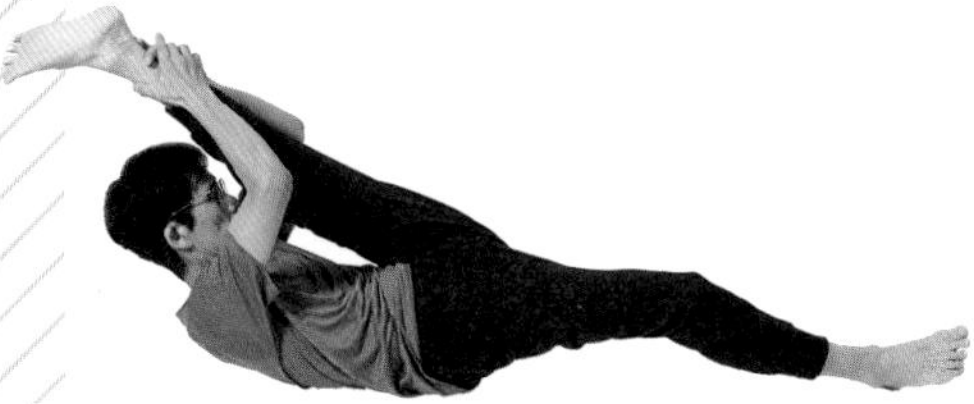
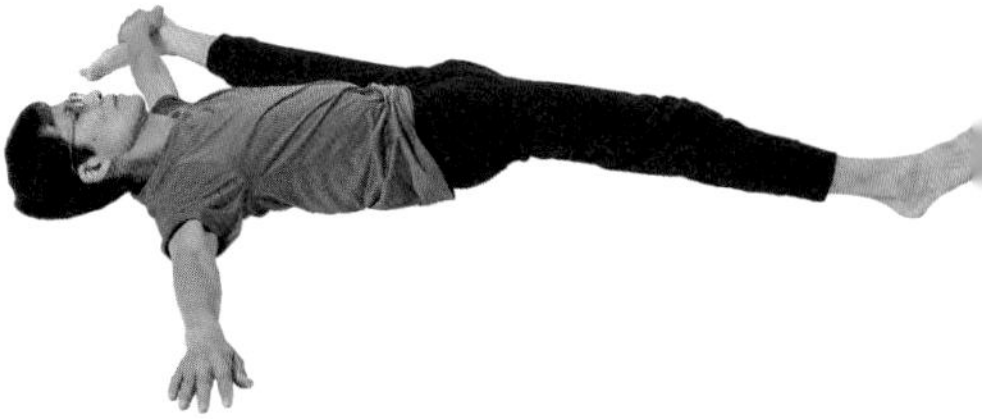

ご紹介してきましたが、
「うまく立てないんです」「歩くのさえつらい」と
運動に不安を抱えている人が意外に多くて驚きました。
高齢の家族の痛みや姿勢を心配したり、
介護に活用したいとおっしゃる人もいました。
そこでたどりついたのが、寝たままでできるストレッチ。
朝晩1分でいいのが本書のメソッドです。
何歳でも、必ず効果があらわれるので
ぜひ試してみてください。

かわむらクリニック院長　川村　明

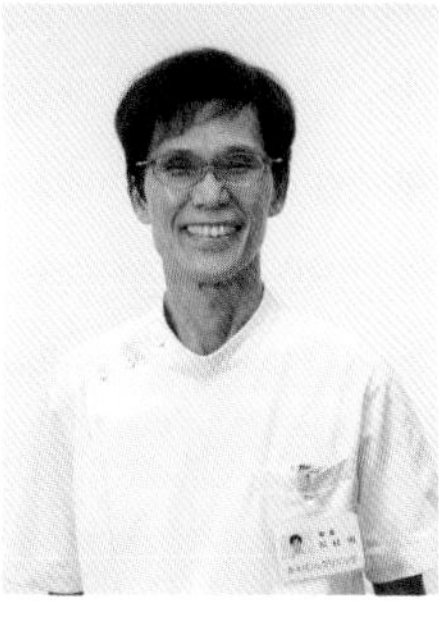

朝

# 1分で目覚め効果

朝起きたら
起床と同時に布団でやれば
体がしっかり動き出します。
脳も気持ちもすっきり。

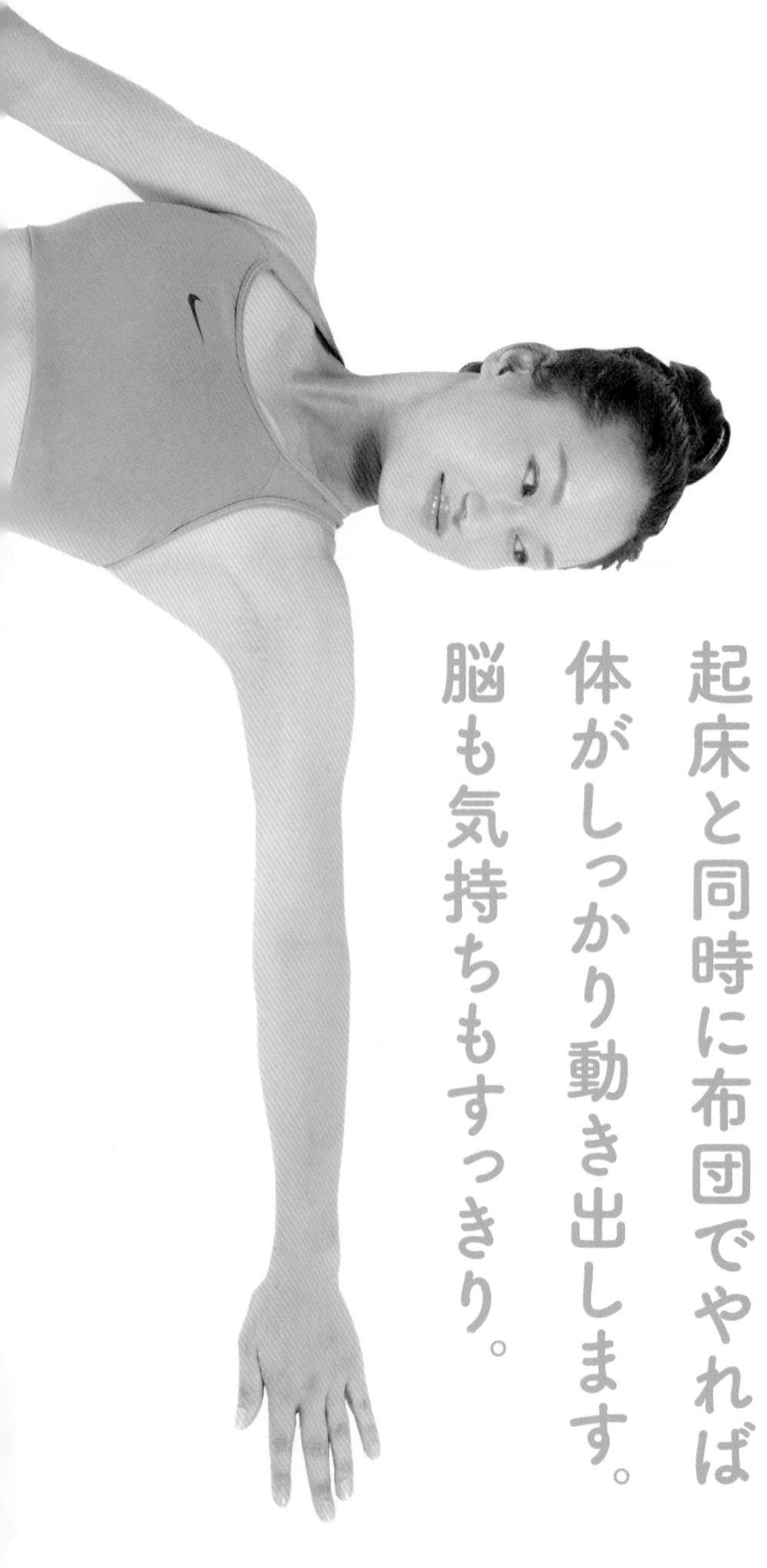

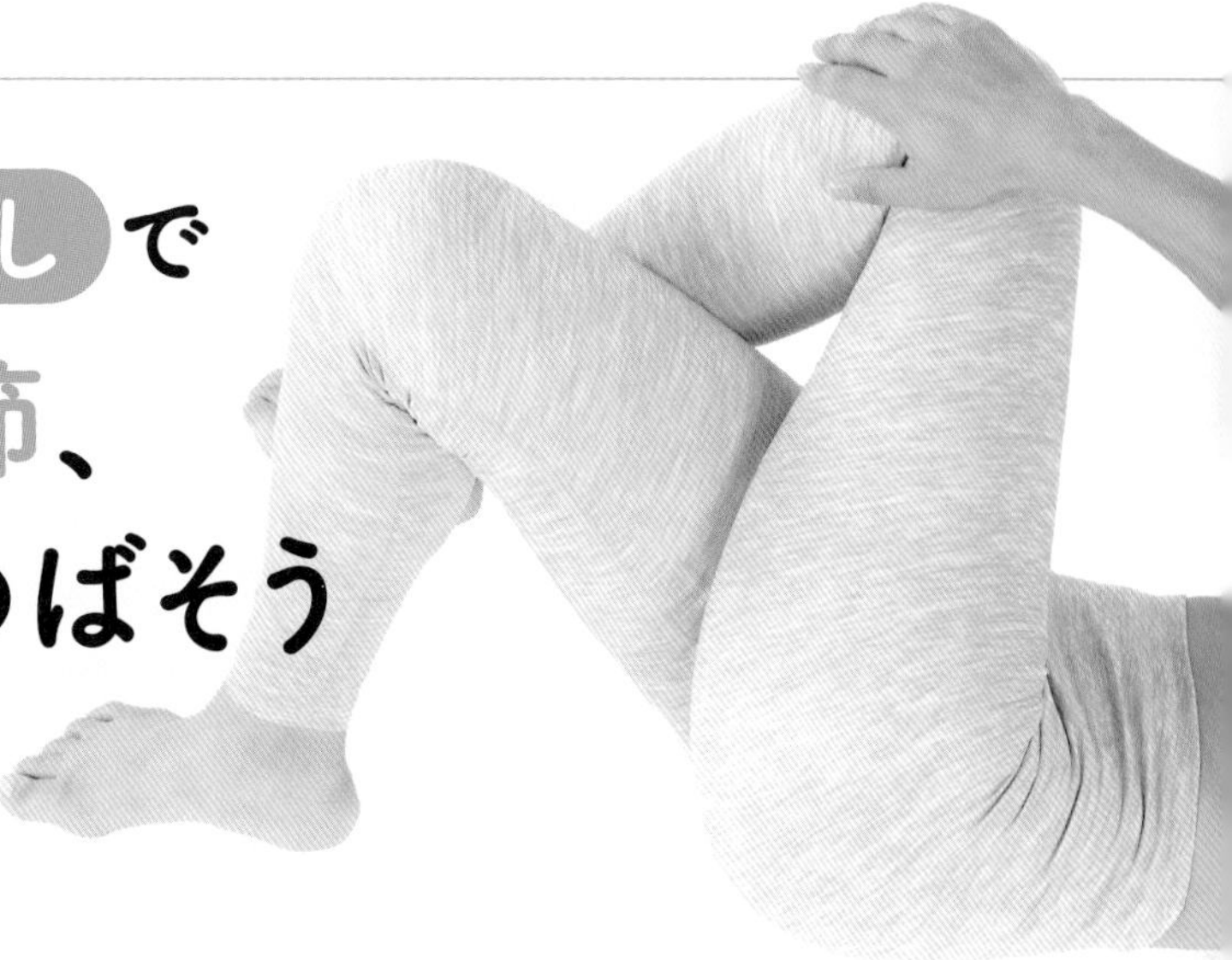

## ひざ倒しで股関節、腰をのばそう

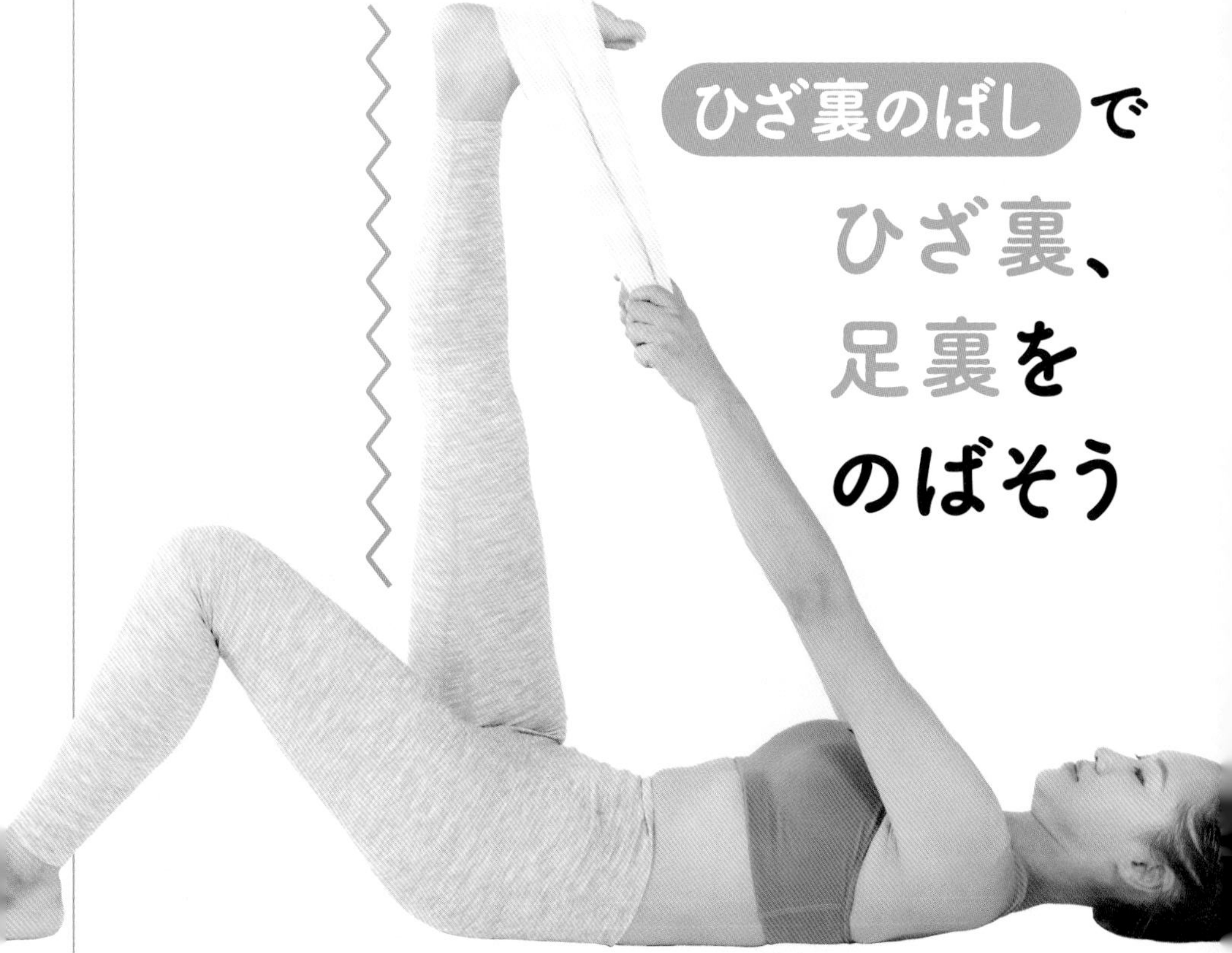

## ひざ裏のばしでひざ裏、足裏をのばそう

夜

# 1分で深い眠りに

夜寝る前に
1日の疲れやゆがみを
全部リセットしましょう。
深い眠りを約束します。

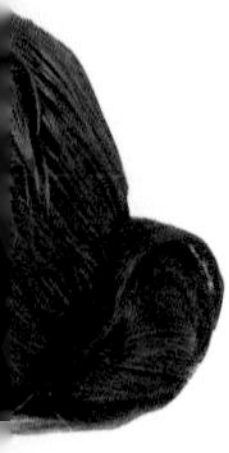

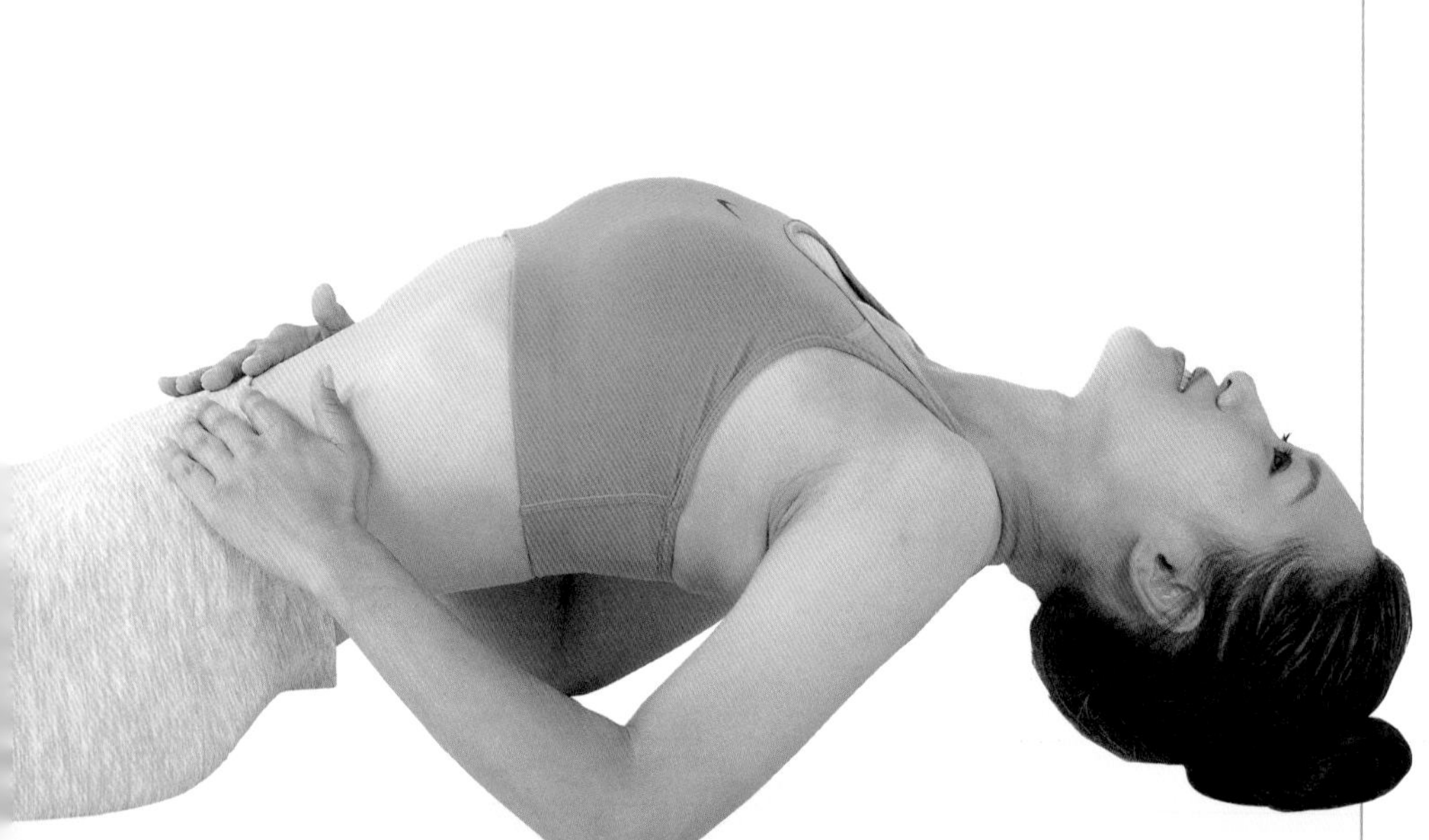

## ひざ抱えで腹筋&内臓を緊張！パッと開放しよう

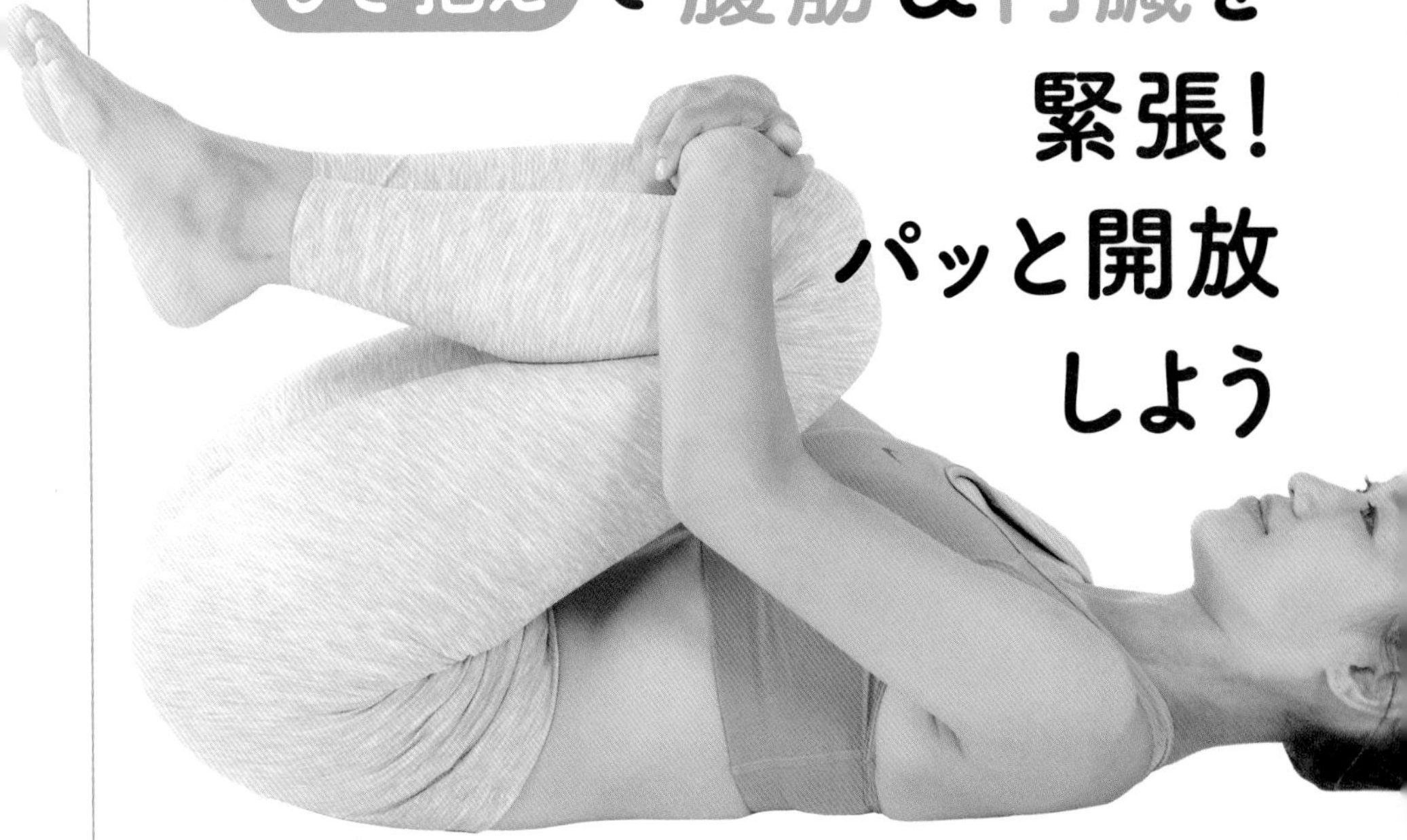

## 肩すぼめ胸そらしで背中、胸、肩、腰をのばそう

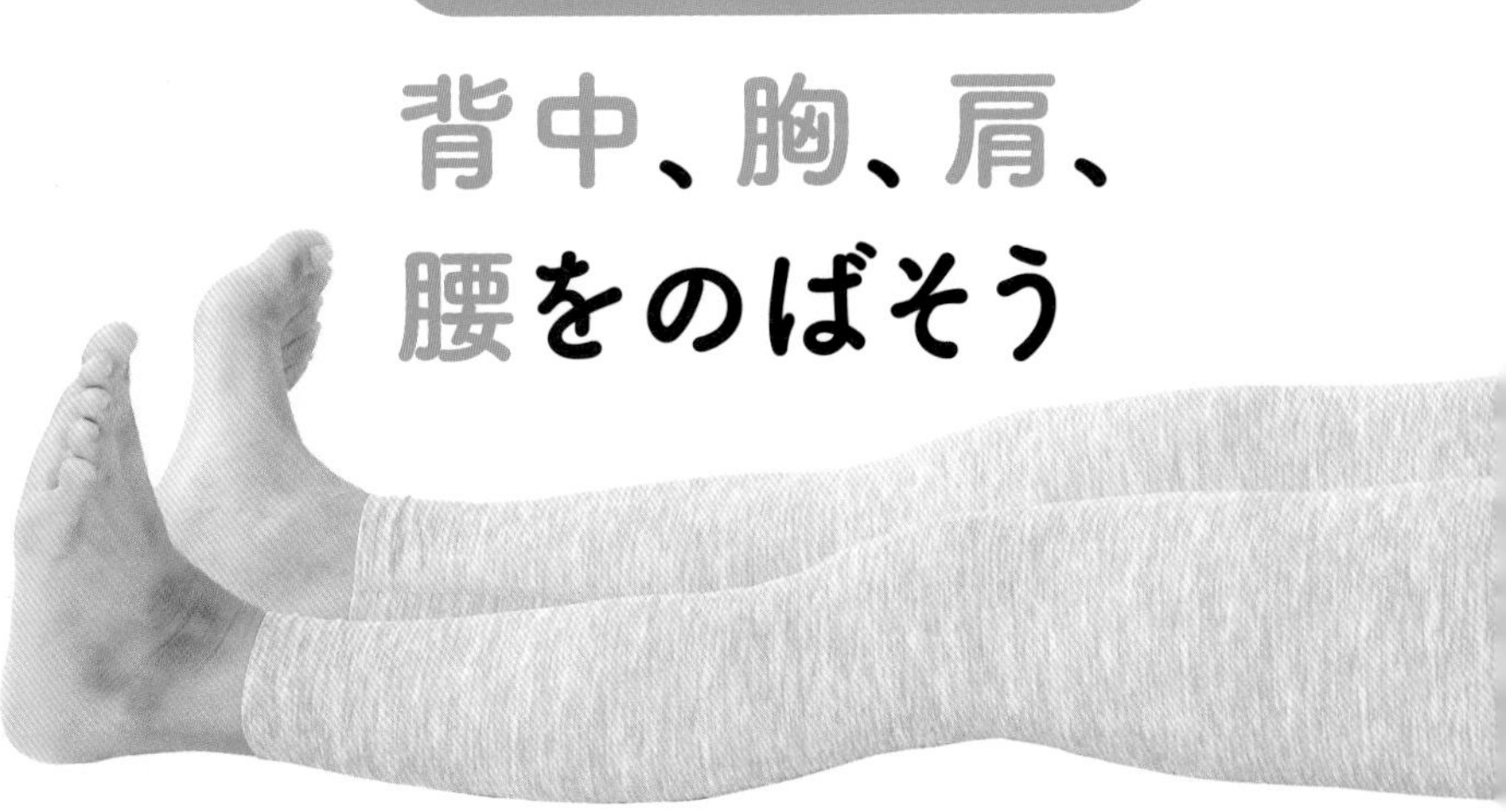

10歳体が若返る!
奇跡の寝たまま1分ストレッチ
Contents



PART 1

# PART 2

## 朝晩の習慣にしたい 基本のストレッチ

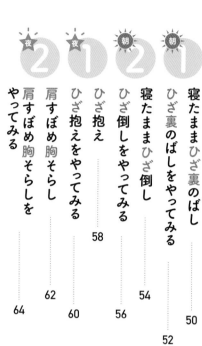

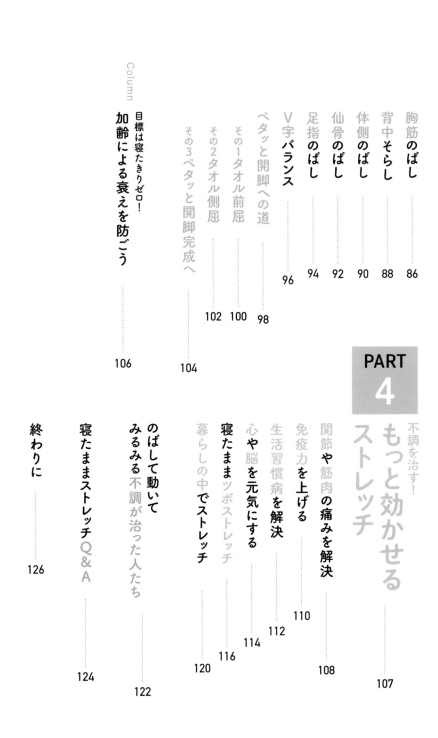

# ストレッチを始める前に

目安は朝晩1分ずつ。ゆっくりでもかまいません。
無理をせず、少しずつ動かせるようにすることが大切。
1度にたくさんやるよりも、
毎日少しでも続けてください。

## 効果が上がる基本ルール

息を吐きながら
ゆっくりのばす

5秒静止

息を吸いながら
ゆっくり戻す

基本は
3回程度
繰り返す

やりすぎはダメ！
気持ちよくても
5回まで！

- 力を入れるストレッチでは、息を吸いながらのばし、吐きながら戻す。

- すべての症状に効果があるとは限りません。炎症や痛み、検査値の異常がある人は必ず医師に相談してから行ってください。
- 無理をすると症状が悪化したり、関節や筋肉を痛めることもあるので、「イタ気持ちいい」を目安に少しずつ、のばせる体を目指しましょう。
- 寝て行うストレッチは目を閉じても開いていても大丈夫です。

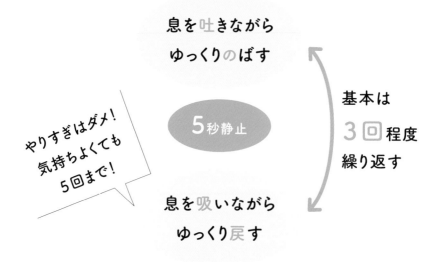

# PART 1

## 寝たまま1分ストレッチで

# 私たち 10歳若くなりました

クリニック併設のストレッチ教室に
通っている患者さんたち。
1～2年の継続でこの効果です。
姿勢がよくなり、筋力もアップ。
元気になると毎日が楽しくてと
口を揃えて話してくれました。
長く続けていくことが大切ですね。

# 痛くてあお向けに寝られなかったんです！

●山下晴美さん

背筋がのびて肌ツヤもよく、88歳には見えない山下さん。1年前までは頻繁に足がつって夜中に目が覚め、腰痛、肩甲骨や首のコリもひどく、あお向けに寝られませんでした。ご主人を亡くし、気分が沈みがちだったのも一因だったよう。

ストレッチを始めると、みるみる体が柔らかくなり、今では優等生。友だちが増え、気持ちも明るくなって料理や趣味の手芸も楽しくてたまらないそう。

健康だと
趣味の手芸や
料理が楽しくて

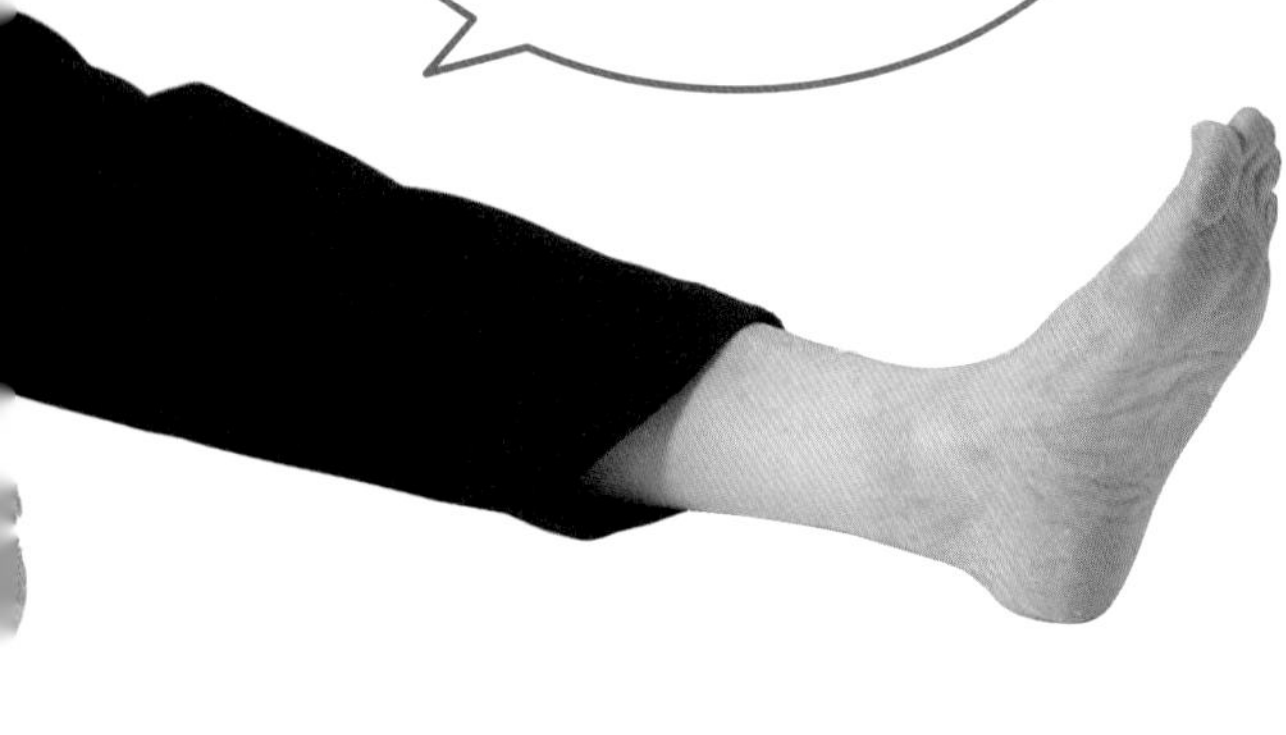

# 88歳

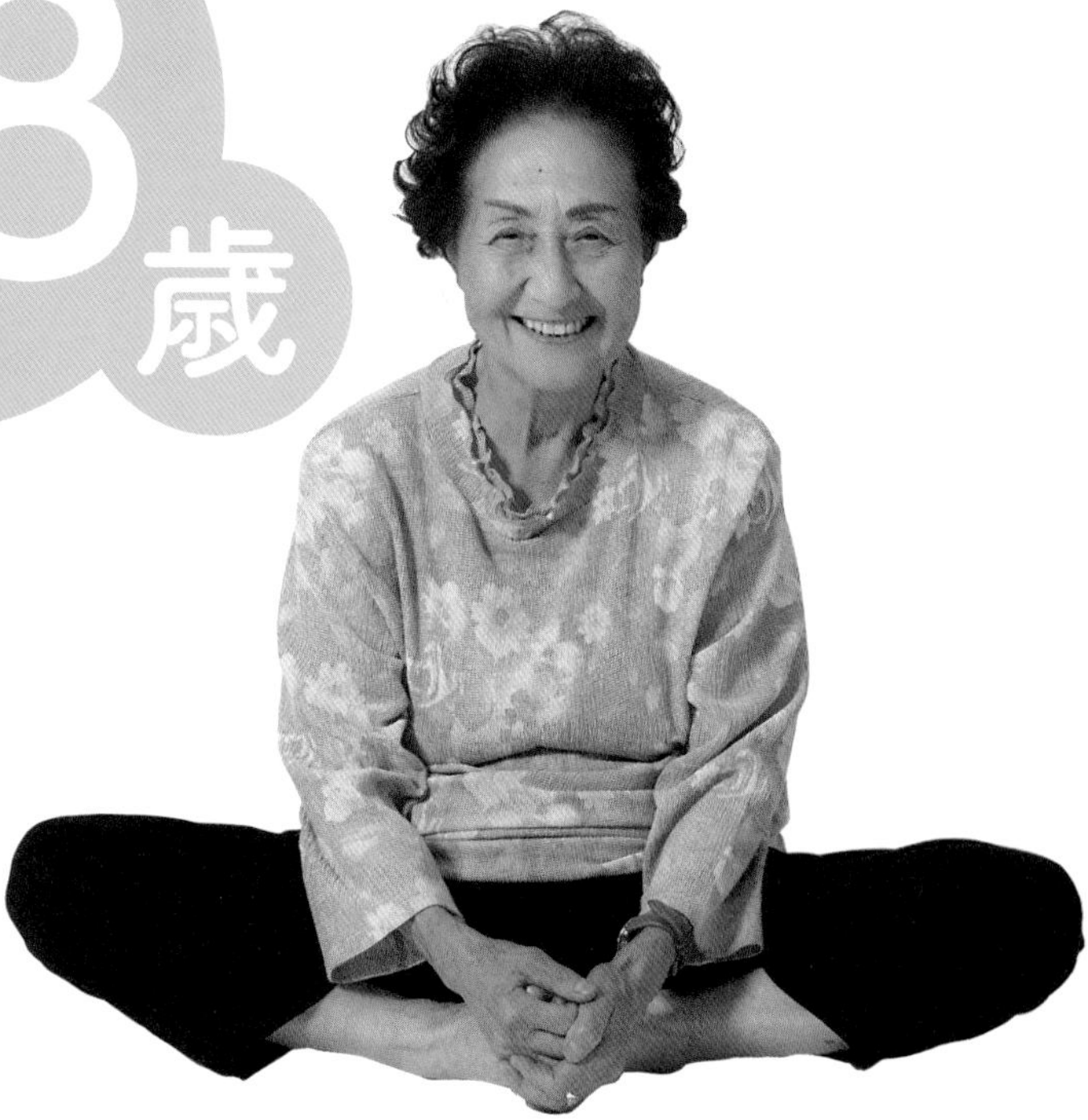

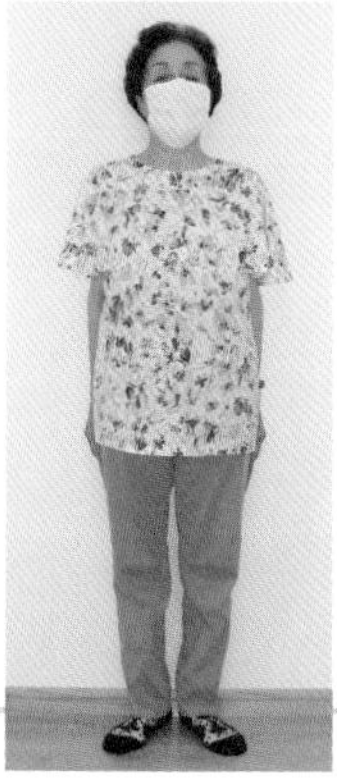

Before

2019年12月に始め、約9カ月継続。夜中に足がつって目が覚めるのが悩みで来院。

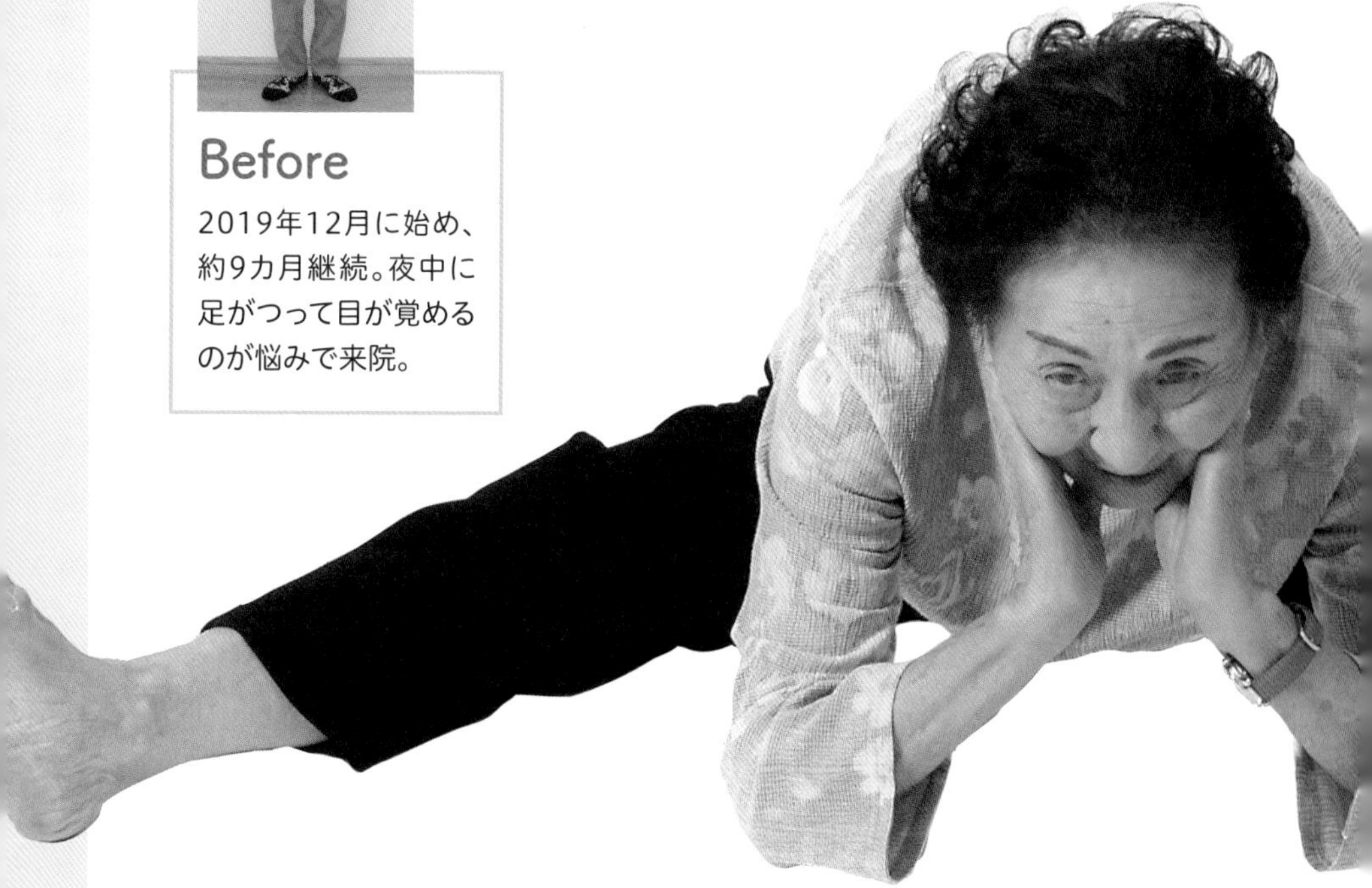

# 腰痛、股関節痛、背痛……が「痛い」のが日常だったのが

## 大川信子さん

腰、股関節、背中とあちこち痛くて来院した大川さん。診察してみると左右の足の長さがかなり違いました。レントゲンを撮ると明らかに骨盤のゆがみがあり、歩行速度もちょっと遅め。ひざ裏が硬くなっている典型的な症状でした。ひざ裏をのばすストレッチを中心に、左右のバランスをよくする動きをマスターしてもらったら、今ではひざ裏も股関節もしっかり動き、歩く速さもアップしました。

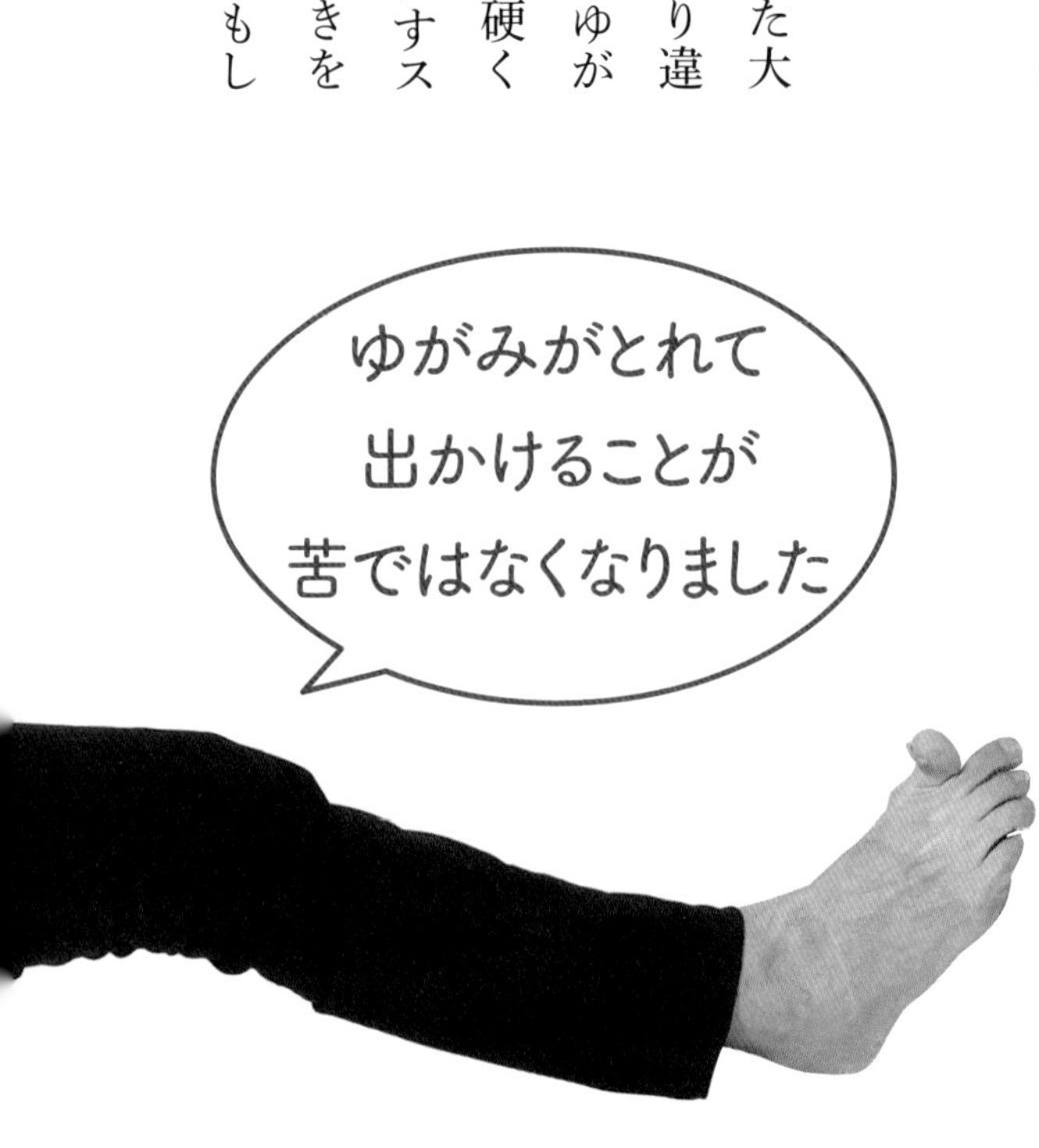
ゆがみがとれて
出かけることが
苦ではなくなりました

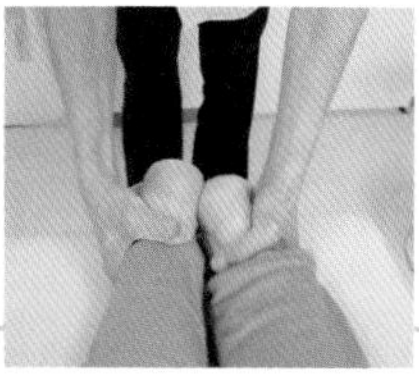

Before
2019年3月スタート。腰痛、股関節痛、背中の痛みなどあちこちつらくて来院。1年7カ月継続。

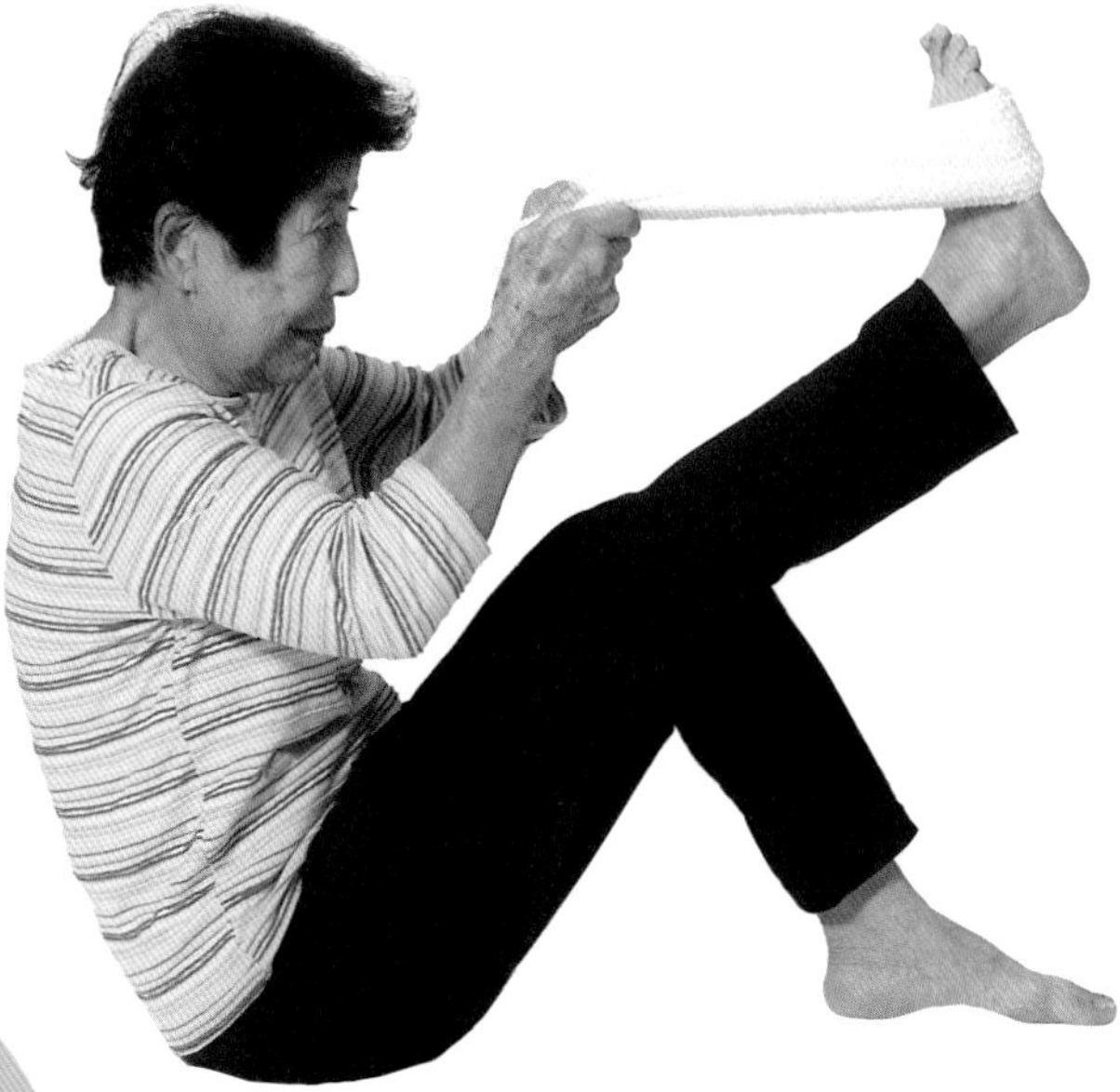

85歳

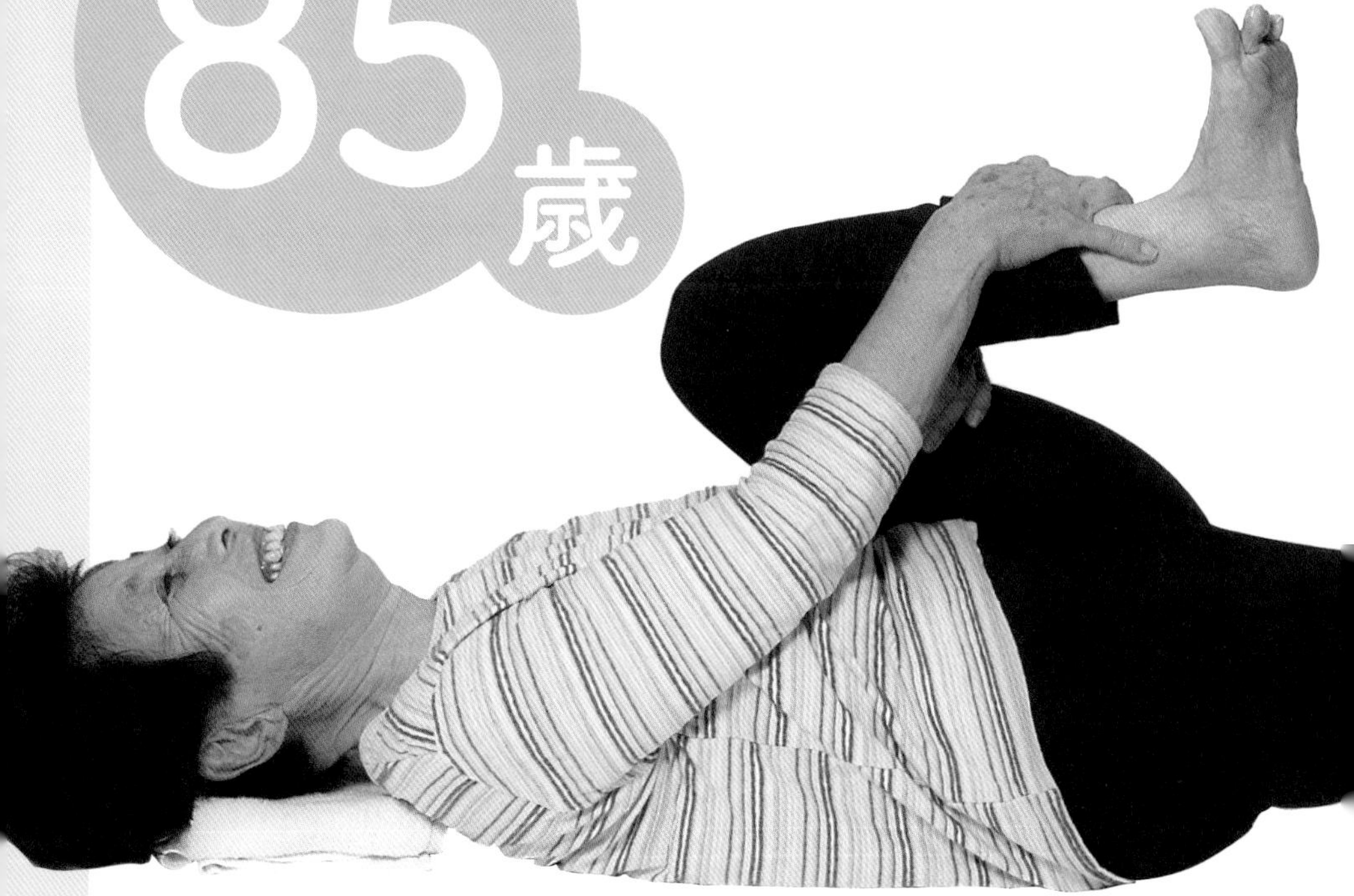

# 繰り返すぎっくり腰は足の長さが違うせいでした

## 子安清子さん

たびたびぎっくり腰になるのが悩みのタネの子安さん。フラダンスが趣味で、体は動かしていたのに、正座ができず、足を引きずることも。でも、もう一度ハワイでフラを踊りたい！と、来院されました。計測すると、足の長さが2cmも違い、腹筋もかなり弱い。すぐに筋肉や関節をほぐし、左右のバランスをよくするストレッチを始めたら、今では足の長さはほぼ同じに。念願のハワイ再訪も叶いそうです。

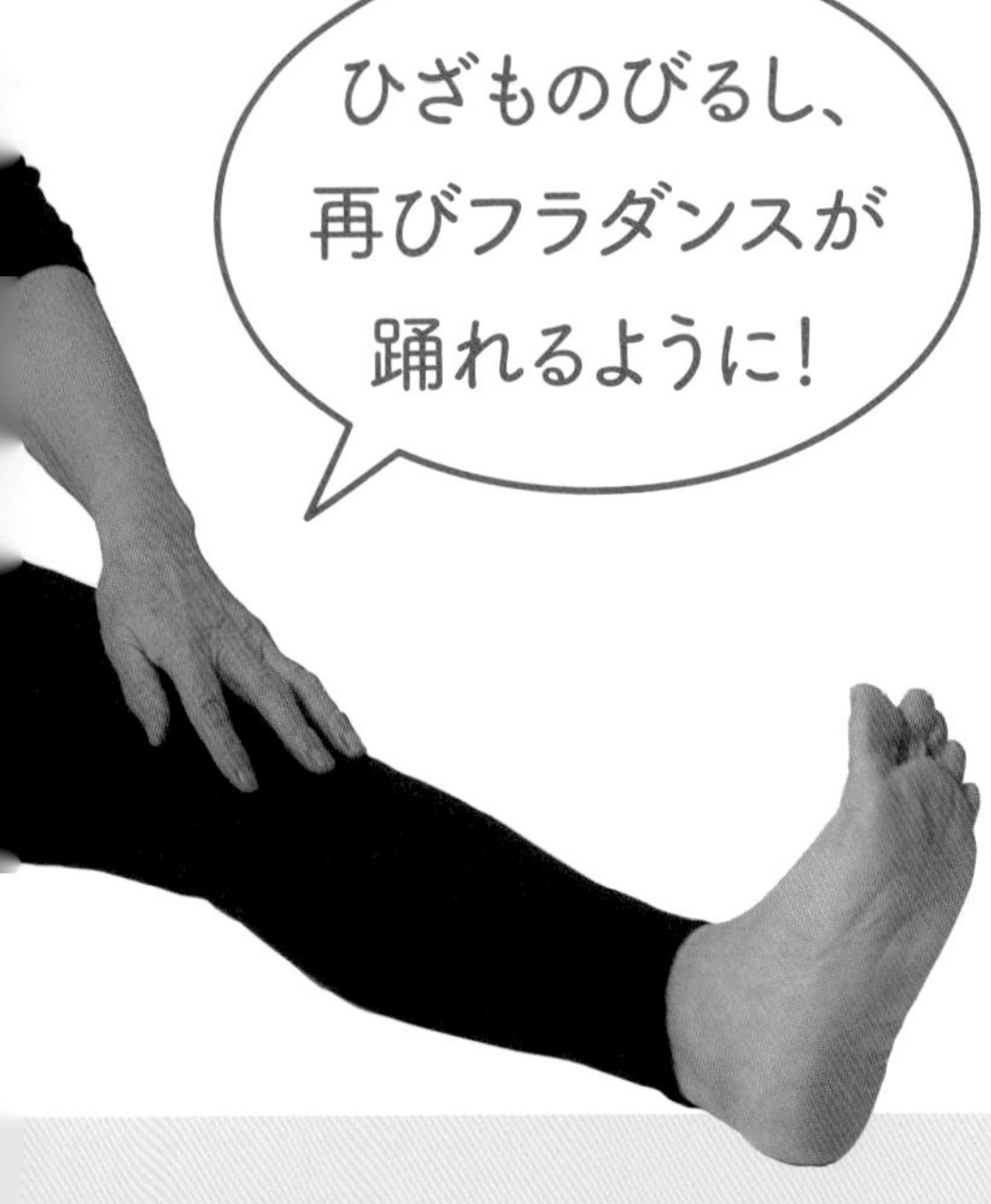
ひざものびるし、
再びフラダンスが
踊れるように！

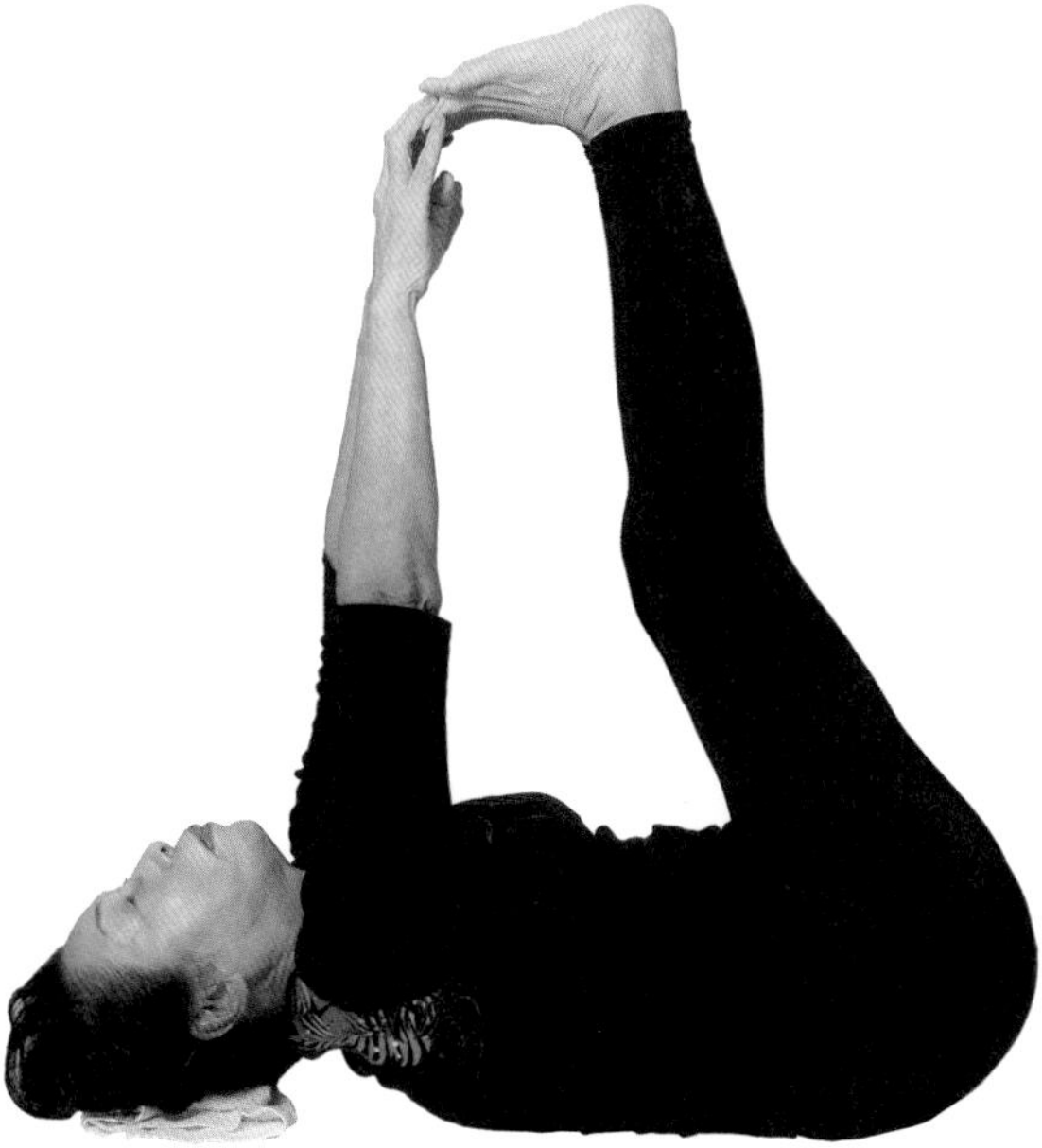

Before

2019年12月スタート。ぎっくり腰を繰り返すのが悩みだった。約9カ月継続。

80歳

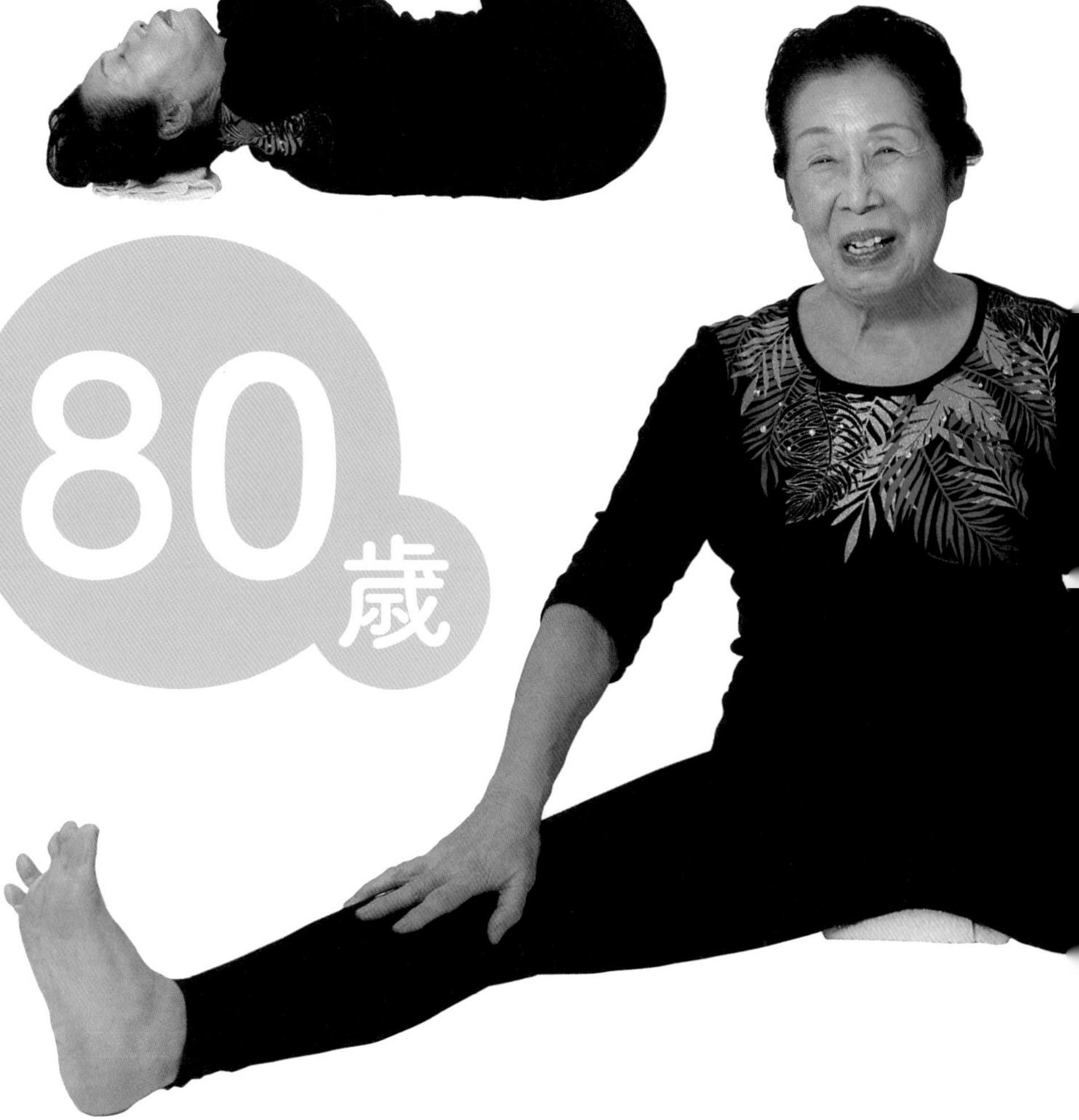

# 変形性膝関節症と言われ、階段の昇り降りも大変で

## 竹山多恵子さん

運動不足と太りぎみが気になっていたという竹山さんは、ひざの痛みがひどく、変形性膝関節症と診断されました。関節の軟骨がすり減り、進行は抑えられても治らないといわれていますが、実は筋肉をつけて柔軟性を高めれば、体をうまく支えられ、症状は改善します。早速、ひざ裏をのばし、股関節や体幹を鍛えるストレッチを始めると痛みが減り、足音が小さくなったと言われるそう。

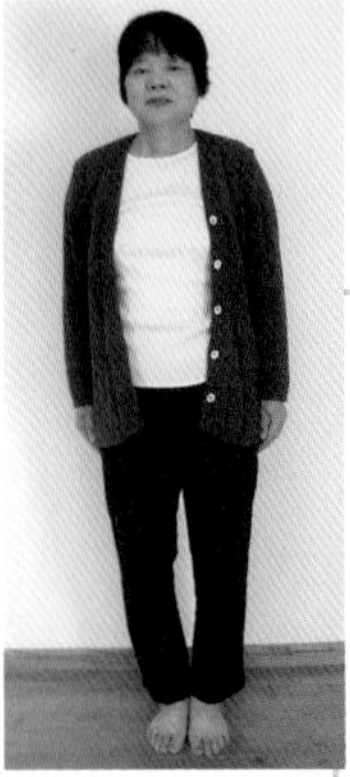

Before

2019年11月スタート。変形性膝関節症の痛みで階段の昇り降りも不自由でした。10カ月継続。

# 64歳

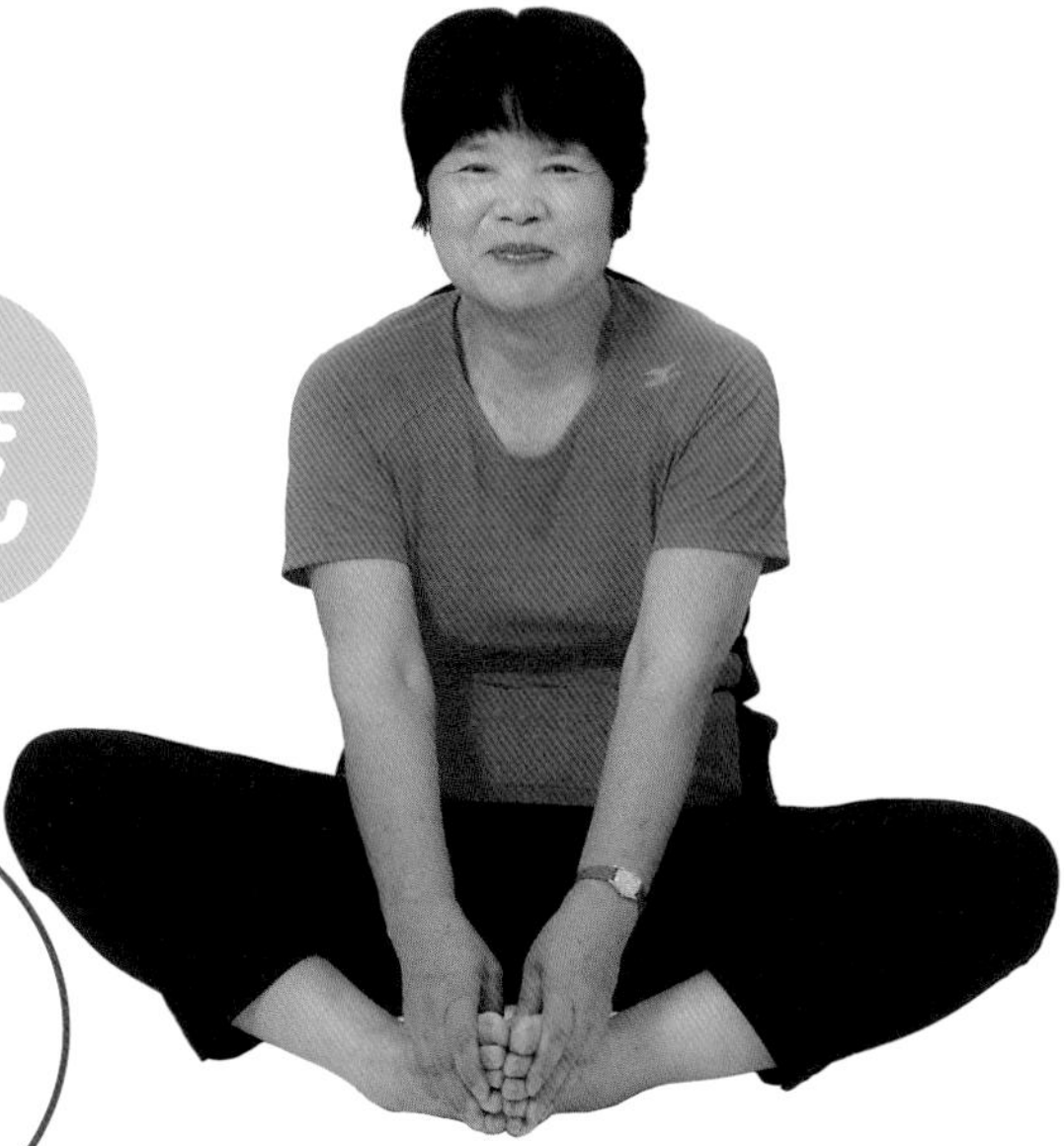

寝起きの足音が
静かになり(笑)
歩くのがラクです

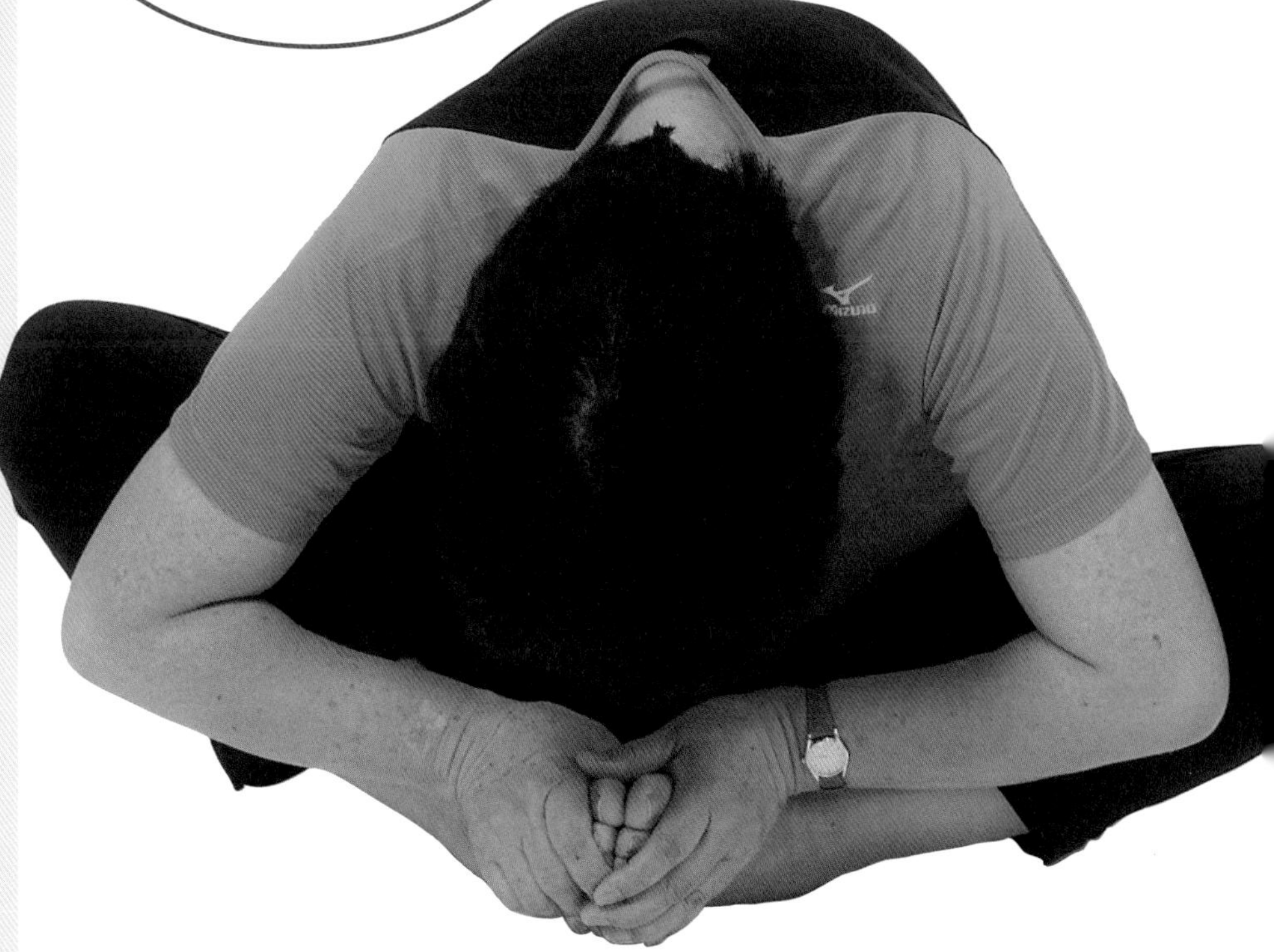

# マラソンでひざを痛めて運動はできないと思ったけれど

## 竹山春夫さん

春夫さんは前出の多恵子さんの夫。趣味のマラソンでひざを痛めて一緒に来院されました。診てみるとひざ裏はもちろん、肩甲骨周辺までカチカチで、常に力が入っているような姿勢です。ひざ裏のばしに加え、力を抜くことができる「ひざ抱え」や、「仙骨のばし」も続けてもらいました。すると、ひざの痛みが消え、イライラしなくなって甘いものが食べたくなくなり、半年で体重が4kg減ったそうです。

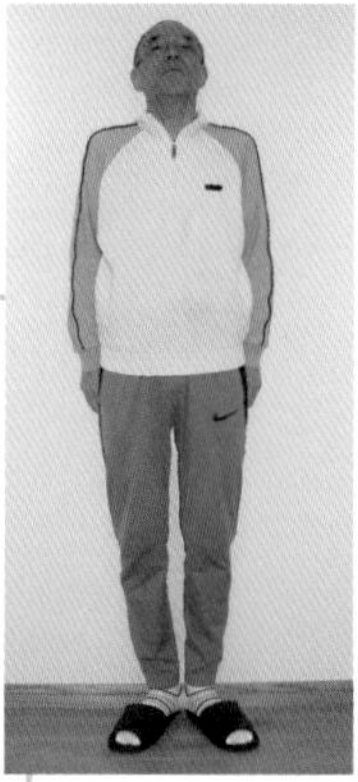

**Before**

2019年11月スタート。マラソンでひざを痛めて運動ができなくなって来院。手術歴もあり、体がカチカチ。

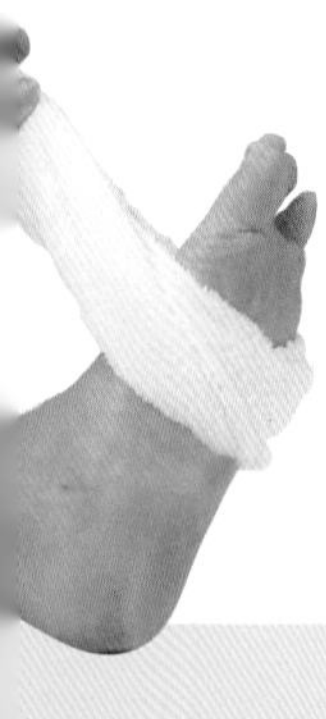

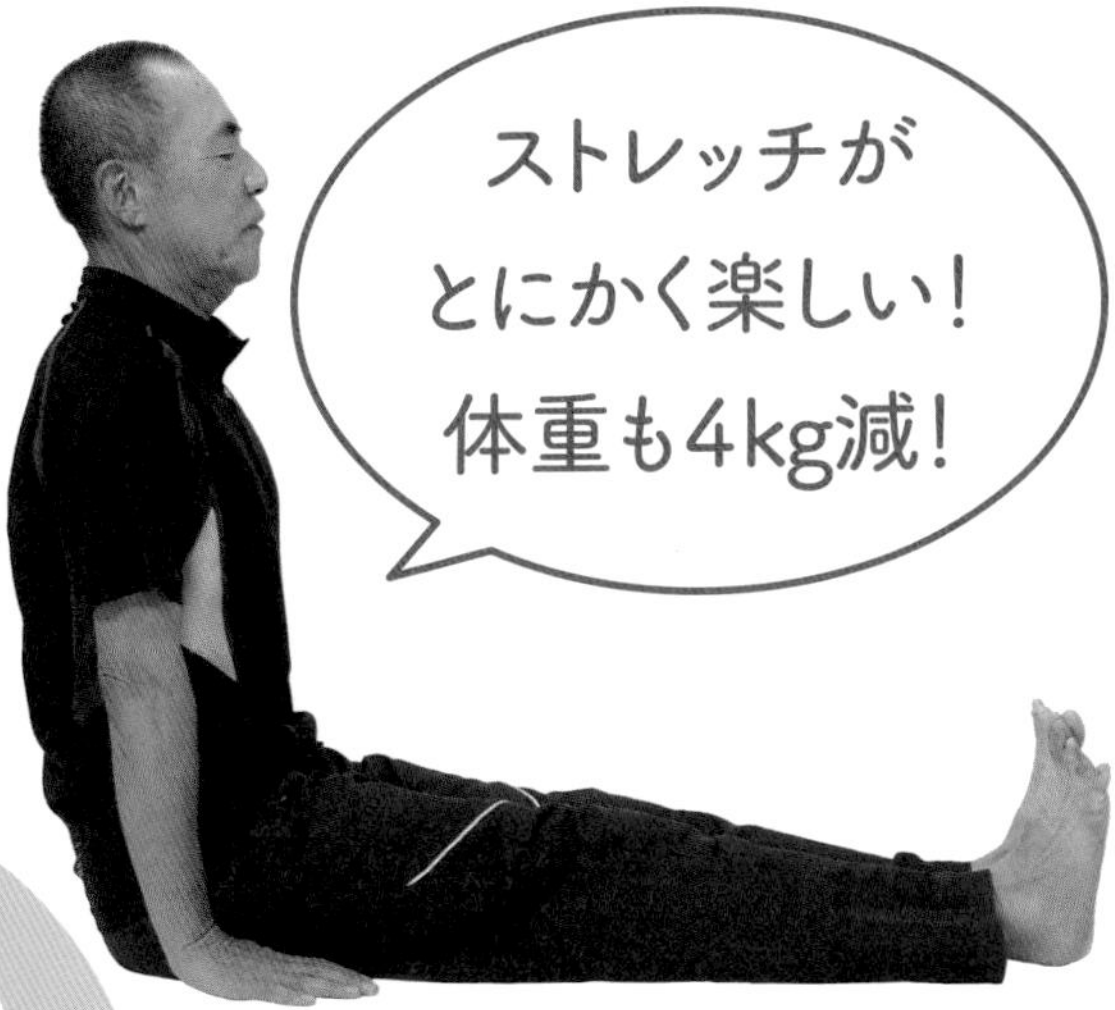
ストレッチが
とにかく楽しい！
体重も4kg減！

65歳

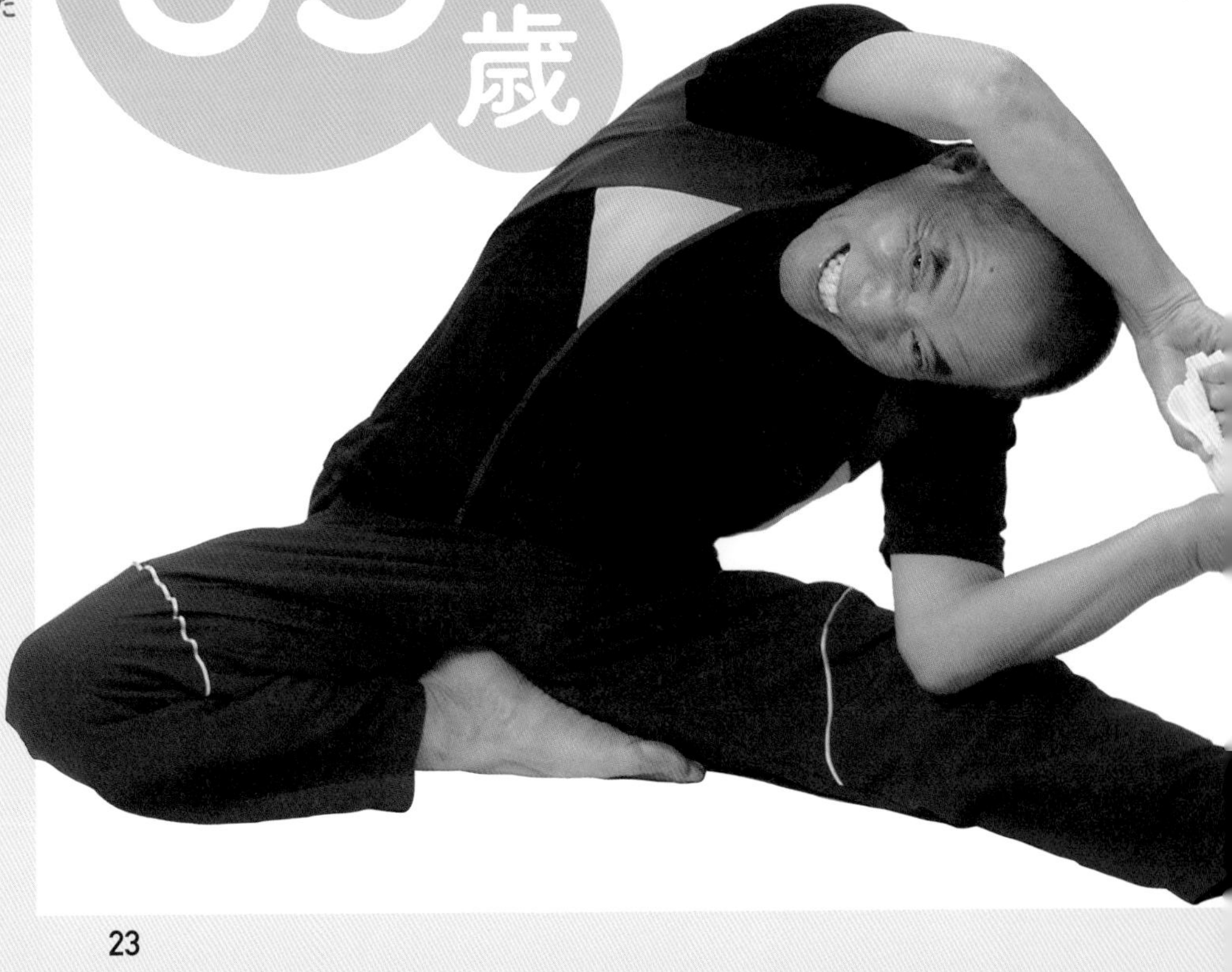

# 体が柔らかくなったら若くなったと言われます

## 松森真輝子さん

特にどこか悪いわけではなく、エクササイズもしていたけれど、年々体が硬くなり、外反母趾《がいはんぼし》も悪化してきて危機感を感じたという松森さん。確かに肩や肩甲骨が硬くて猫背、骨盤が前傾してO脚ぎみでした。肩甲骨や肩の周囲を重点的に、全身のストレッチを開始。始めて半年、見事にポーズを決められるようになり、背中がのびて姿勢がよくなったと実感。腹囲が9㎝も減り、職場でも驚かれているそう。

体がラクになり、アンチエイジング効果は期待以上！

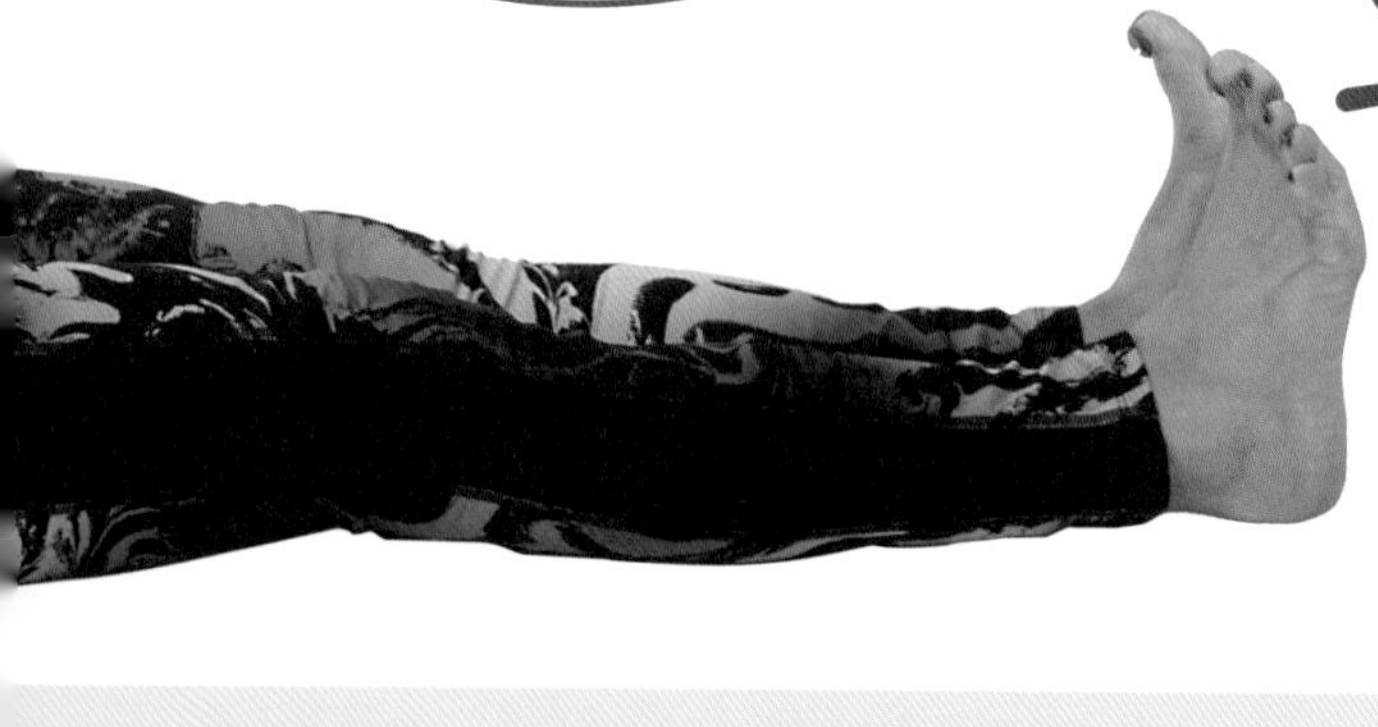

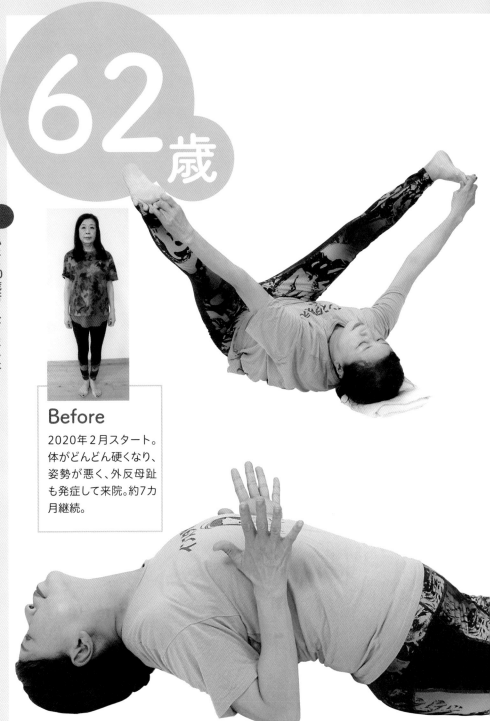

# 62歳

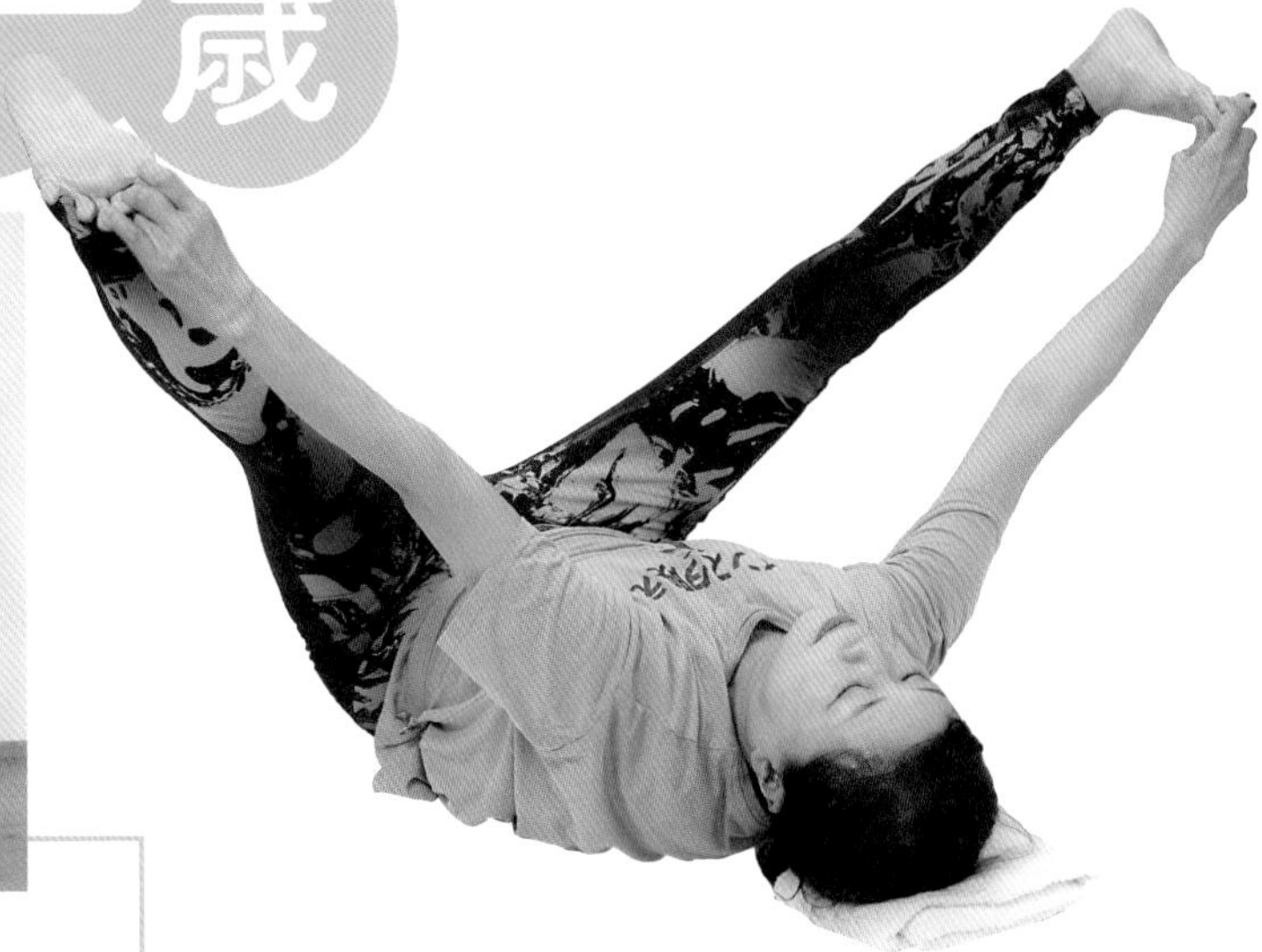

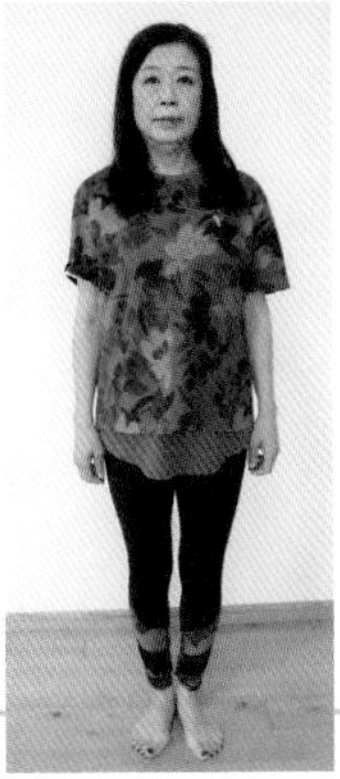

## Before

2020年2月スタート。体がどんどん硬くなり、姿勢が悪く、外反母趾も発症して来院。約7カ月継続。

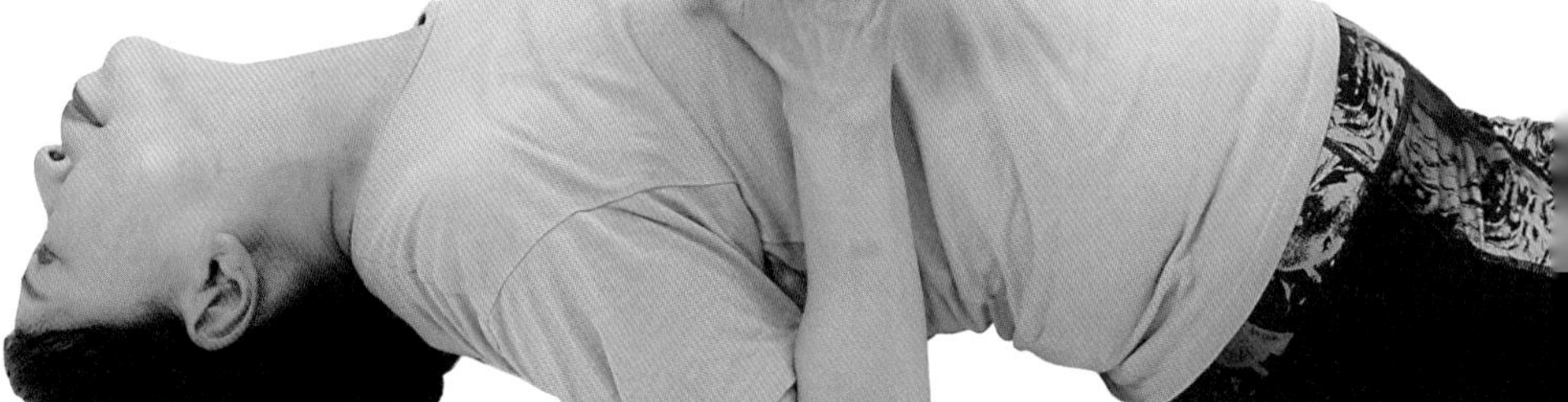

# お腹の手術で力が入らず、歩くのもつらかったのにこの腹筋力に戻りました！

## ●大川寿々子さん

数年前に開腹手術を受けてから、動くのがつらくなってしまった大川さん。お腹に力が入らず、階段の昇り降りさえ苦痛で、むくみもひどくて、どうにかしなければ……と悩んでいた時に、ひざ裏のばしの話を聞いて来院されました。診察をしてみると、腹筋力の低下だけでなく、腰椎《ようつい》の動きも悪かったので、一連のストレッチを習慣にしてもらうことに。元気になりたい一心の大川さんは人一倍まじめに取り組み、今ではポーズの美しさがみんなの憧れです。

# 54歳

## Before

2017年5月スタート。お腹の手術で腹筋が弱く、歩くのさえつらく、むくみも悩みで来院。

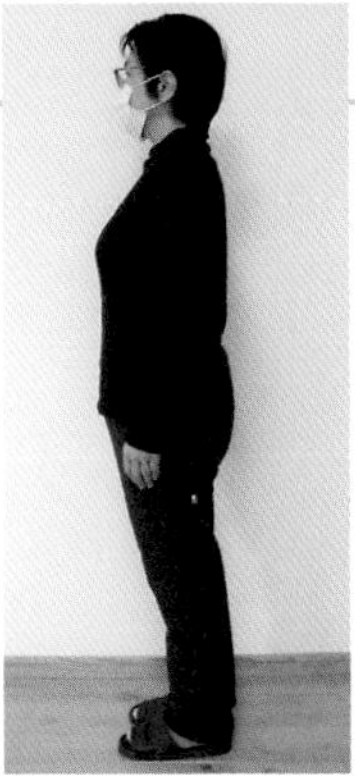

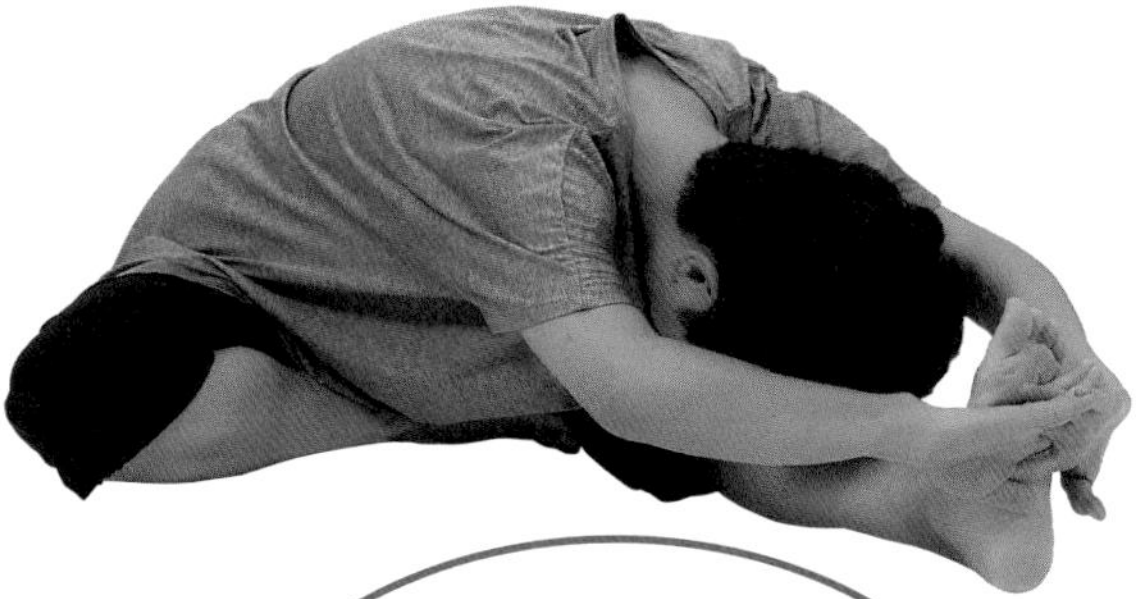

筋力や柔軟性の
重要性を実感!
ずっと続けます

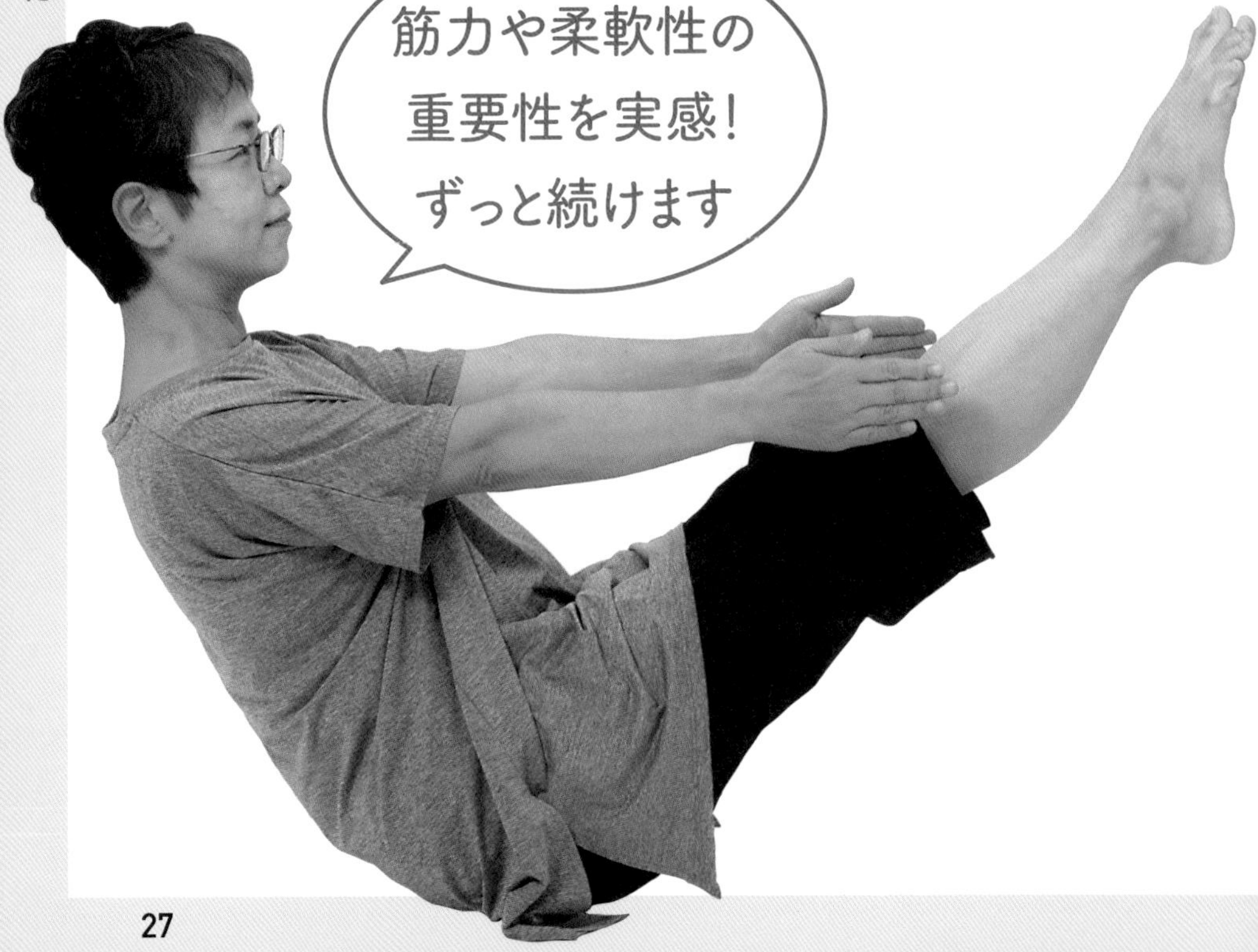

# 曲がった腰も痛いひざも治る天国は、医師が教えるヨガ教室

## 最初は自分の不調を治したくて始めたヨガ

今は毎日の診療に加え、ストレッチの普及を目指して各地を駆け回っている私ですが、実は長いこと体調が悪く、悩んでいました。34歳で椎間板《ついかんばん》ヘルニアを患って手術を受けました。外科医を続けることを断念して36歳で開業し、西洋医学と東洋医学の診療を続けていました。でも自分の体調が思わしくなく、腰痛やうつ病、アトピーに加え、大腸ポリープが繰り返し発症し、「いつがんになってもお

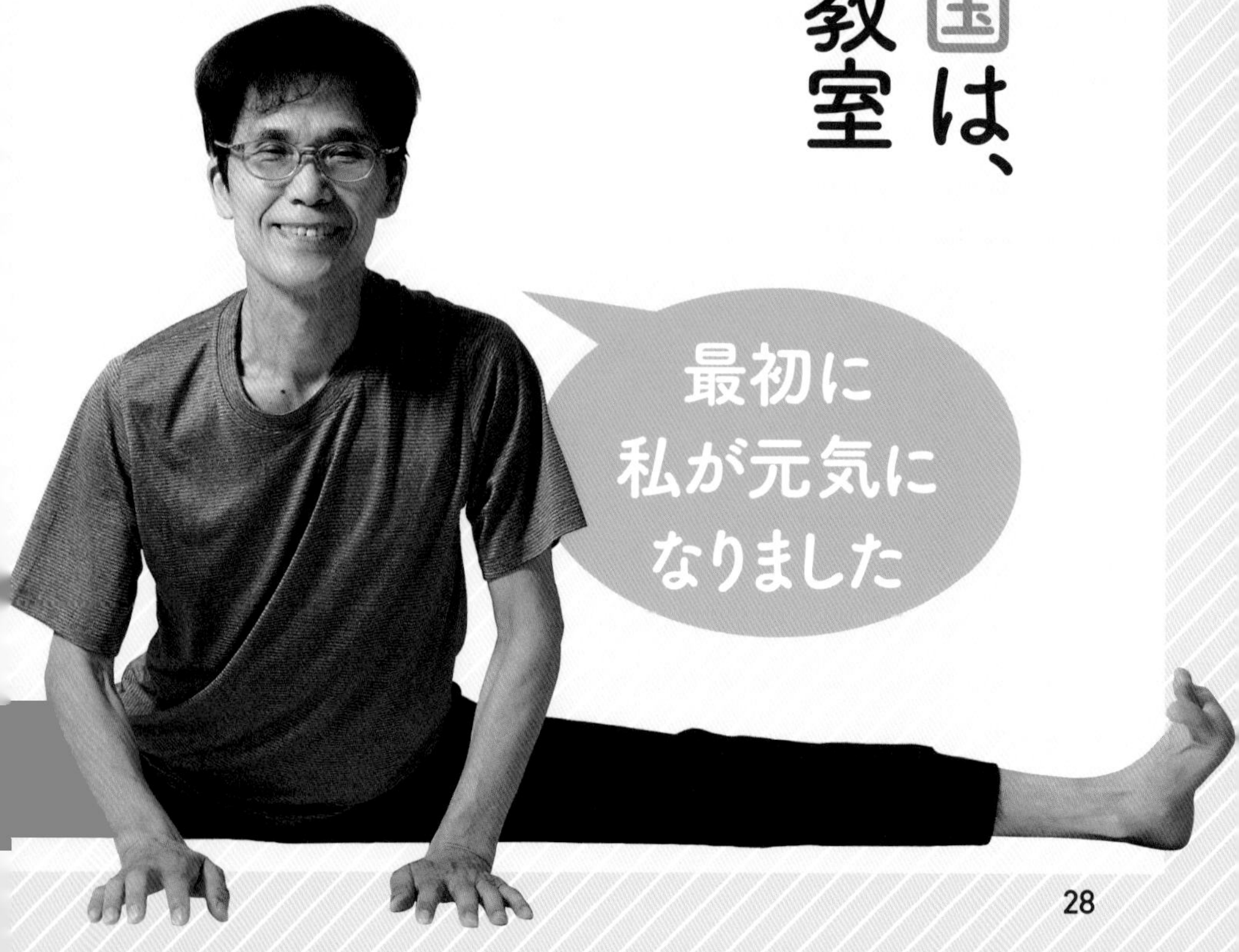

朝 やりたい！

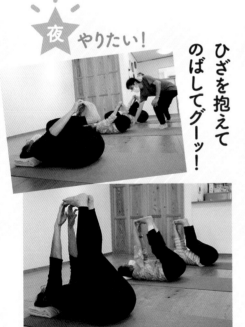

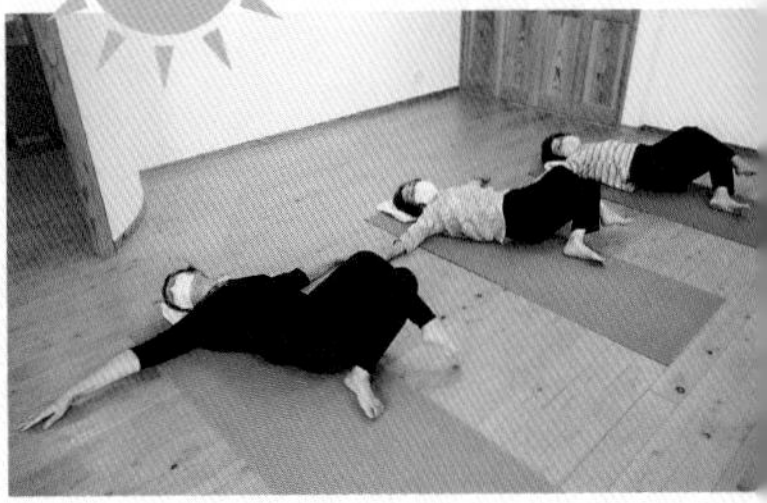

ひざを倒して
腸まで刺激！

かしくない」とまで言われていたのです。

それが55歳の時にヨガと出会い、「私にもできるかな」と思って試したら、半年で開脚ができるほど体が柔らかくなり、不調がどんどん消えていったのです。2年後にはポリープも消えてしまい、主治医に驚かれました。

## 痛い、つらいという人たちを助けたくて開いた教室

クリニックにいらっしゃる患者さんは高齢の人も多く、みんな腰が曲がったり、ひざが痛かったりと、なにかしらトラブルを抱えています。血糖値や血圧、認知症が心配など、悩みの種類もいろいろです。私が劇的に健康を取り戻せたヨガなら、患者さんたちにも元気になってもらえるのでは！と思い、ヨガインストラクターの資格を取り、高齢者でもできる「AKヨガ」の教室を始めました。

おばあちゃんたちにヨガをすすめると、「先

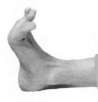

夜 やりたい！

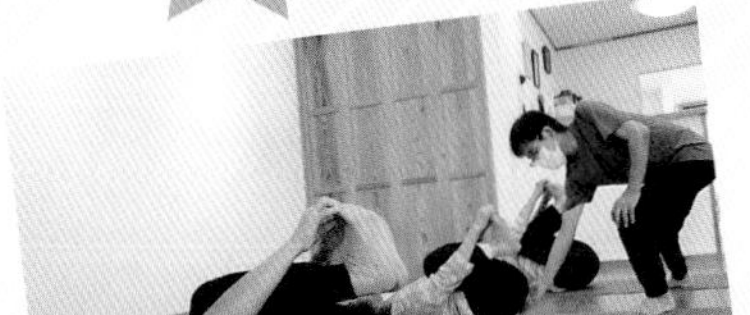

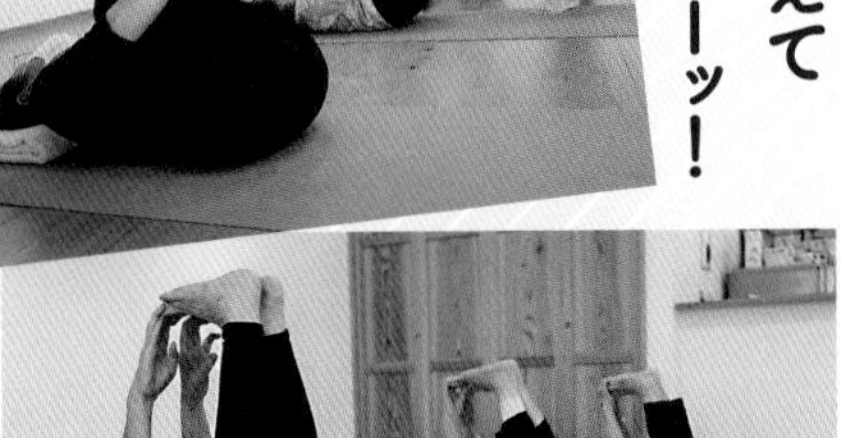

ひざを抱えて
のばしてグーッ！

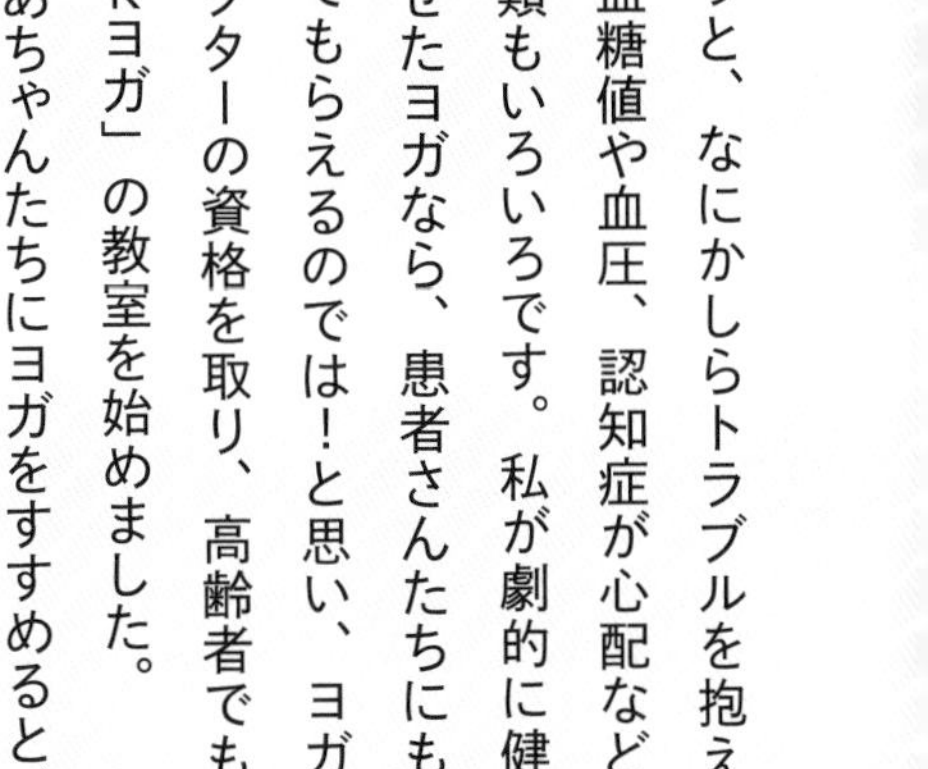

生が言うならやってみる」とチャレンジ。すると驚いたことに、80代、90代の人たちがあっという間に柔軟性を取り戻し、ブリッジや開脚ができるようになりました。

## ひざ裏のばしで開脚できたおばあちゃんのうわさが広まる

「80代のおばあちゃんたちがひざ裏のばしで10歳以上も若返っている」といううわさが広まり、ついにテレビで紹介されることになったのです。それを機に本も出版しました。ヨガ教室に通ってくれる人も増え、地方で講習会を開催していただいたり、本がヒットして、教室に通えない遠方の人にも実践していただけたのはうれしいことでした。

クリニックの電話も鳴り続け、「私にもできますか?」とたくさんの問い合わせがあり、

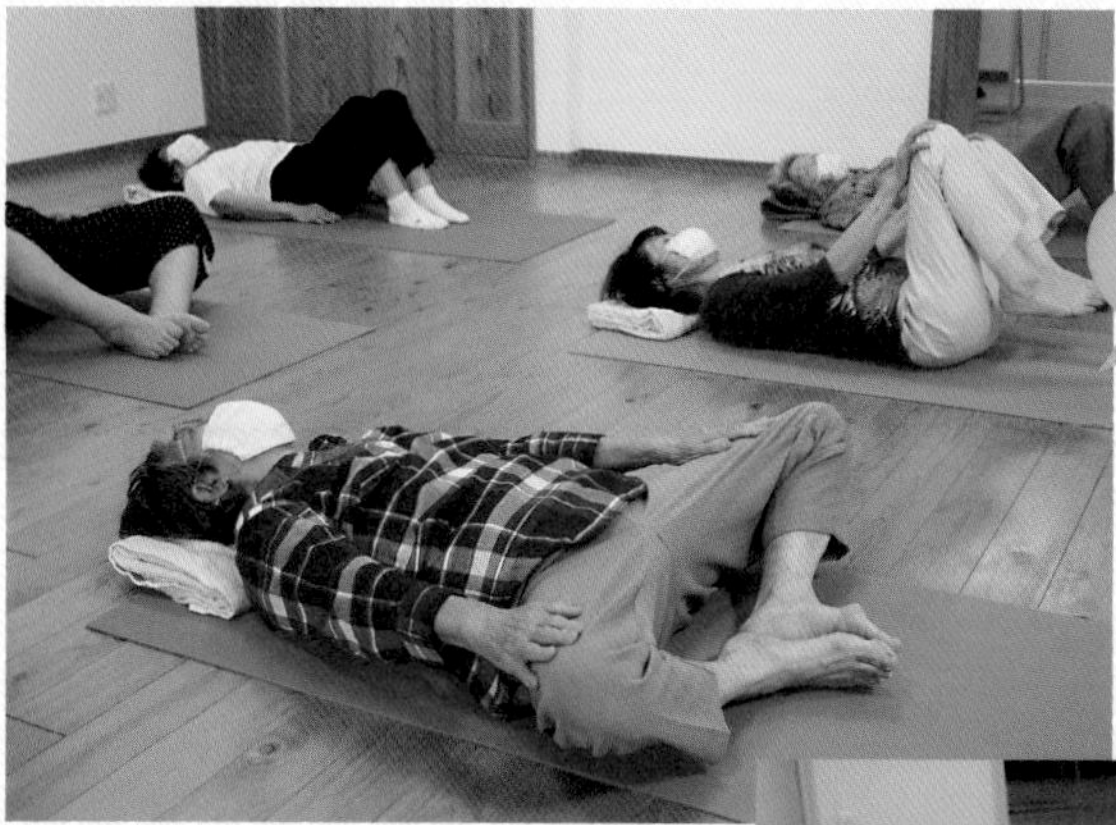

平均年齢87歳

ラクラクこなす おばあちゃんクラス

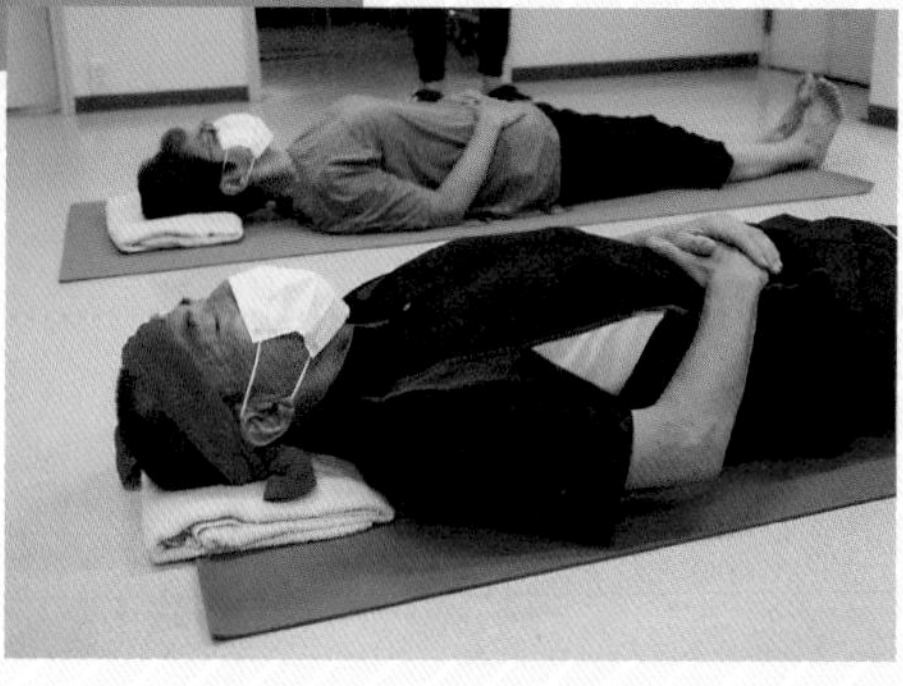

それでも平均60代

若者クラスには男性も!

「長年の痛みが消えました」「血圧が下がりました」と感謝の手紙やメールも数多くいただき、奇跡のようなできごとでした。

## 転倒の心配がない寝たままストレッチ教室も

次第に高齢でもできる安全なストレッチとして広まり、介護予防、高齢者やハンディキャップを持つ人の健康法に活用したいと、お声をかけていただくようになりました。

そこで、より幅広い人に実践してもらうために考え出したのが、「寝たままストレッチ」です。ひざ裏の硬さを解消するのは同じですが、立って運動できない人でも、寝たままで行えるメソッドというわけです。

始めてみると、「寝たまま」には、プラスアルファのメリットがあることがわかりました。転倒の心配がないので、どんな人でも大きな動きが安全にできて、横になることで自然にまっすぐな姿勢が身につくのです。意識を筋肉や関節に集中できるのも魅力です。

教室で「寝たままストレッチ」のクラスを作ると大好評。最初の日からすぐに効果が感じられ、数カ月程度でどんどん上達するので楽しいことが人気の秘密です。

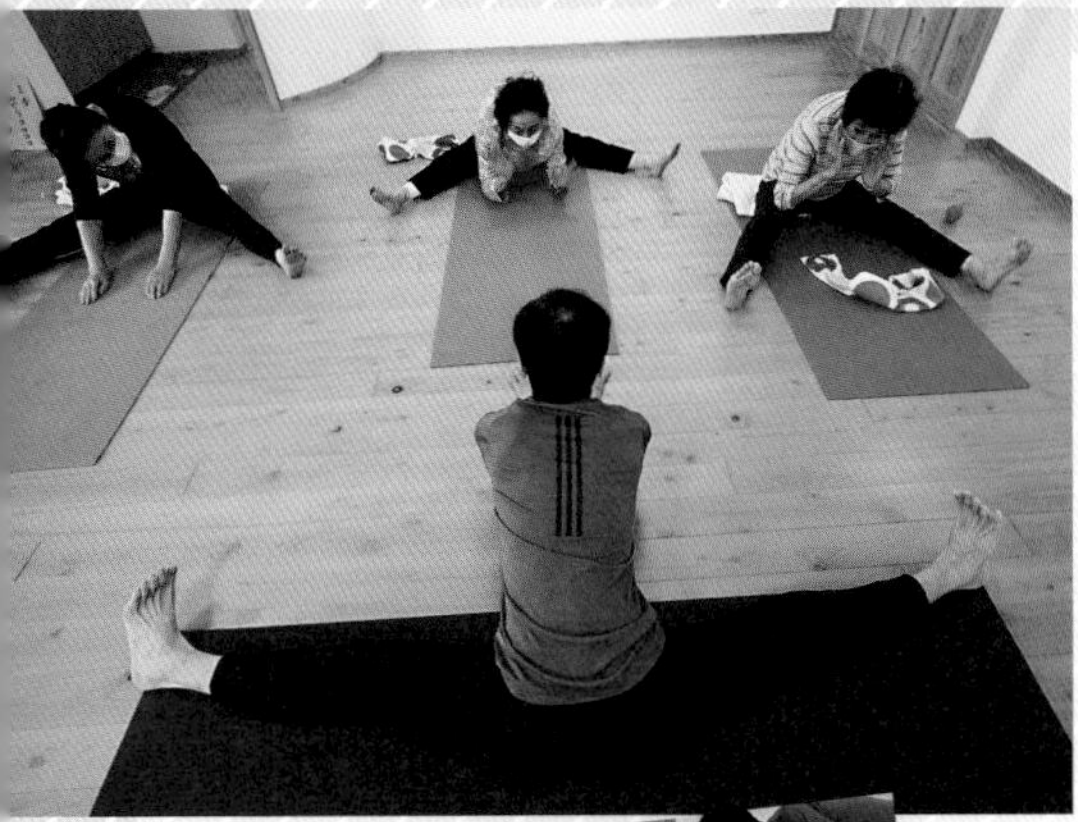

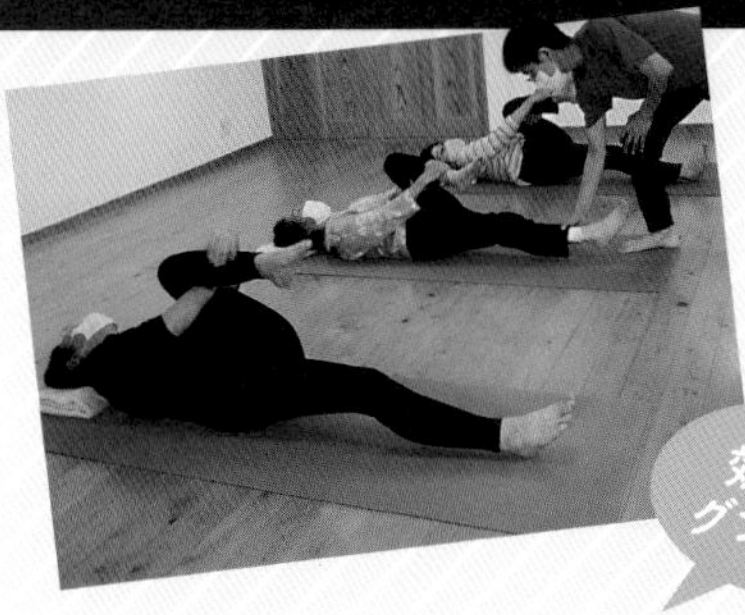

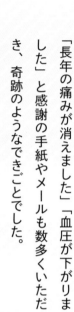

効果はグングン!

みんな始めて
1年ほどです

# 寝たきりゼロが目標！無理せず続けてほしい

ストレッチの効能は腰の曲がりや関節痛の解消だけではありません。柔軟性、筋力といった体の力は、血流や自律神経、脳の働きにも影響し、生活習慣病や免疫にまで関わります。ストレスや不調にも効果抜群。今は若くても体の硬い人が多く、それが生活の質を落としていることに気づいていません。年齢に関わらず一人でも多くの人にストレッチをしてほしいと思います。

教室では、患者さんたちの笑顔が絶えません。人生100年時代、最後まで自分の足で歩いて笑って過ごせることが一番です。「寝たきりゼロ」「フレイルの予防」が私の目標。より多くの人に細く長くストレッチを続けてもらうことが何よりの願いです。

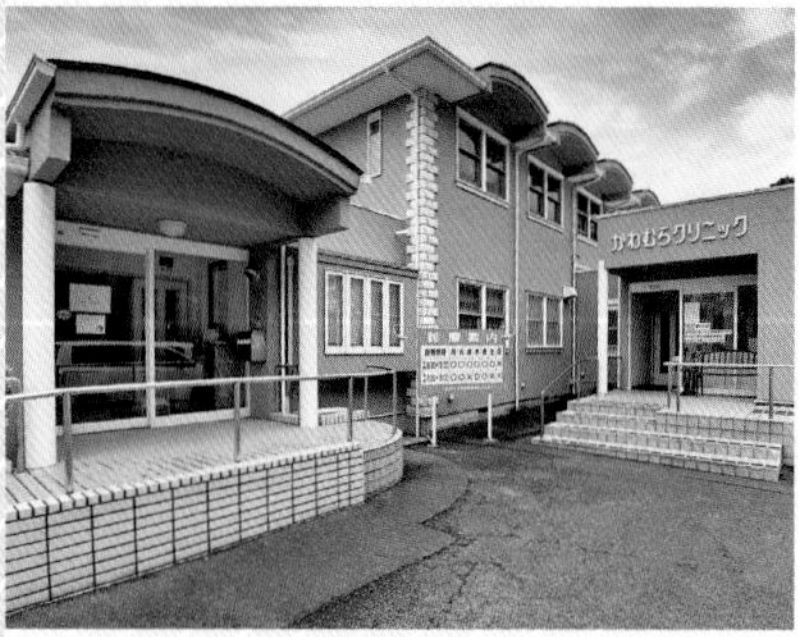

**かわむらクリニック**

山口県宇部市郊外に1991年に開業。医療機関の少ない地域だったこともあり、患者さんたちの不調に対応する地域密着型のクリニックとなりました。2013年からはヨガ教室を開催。

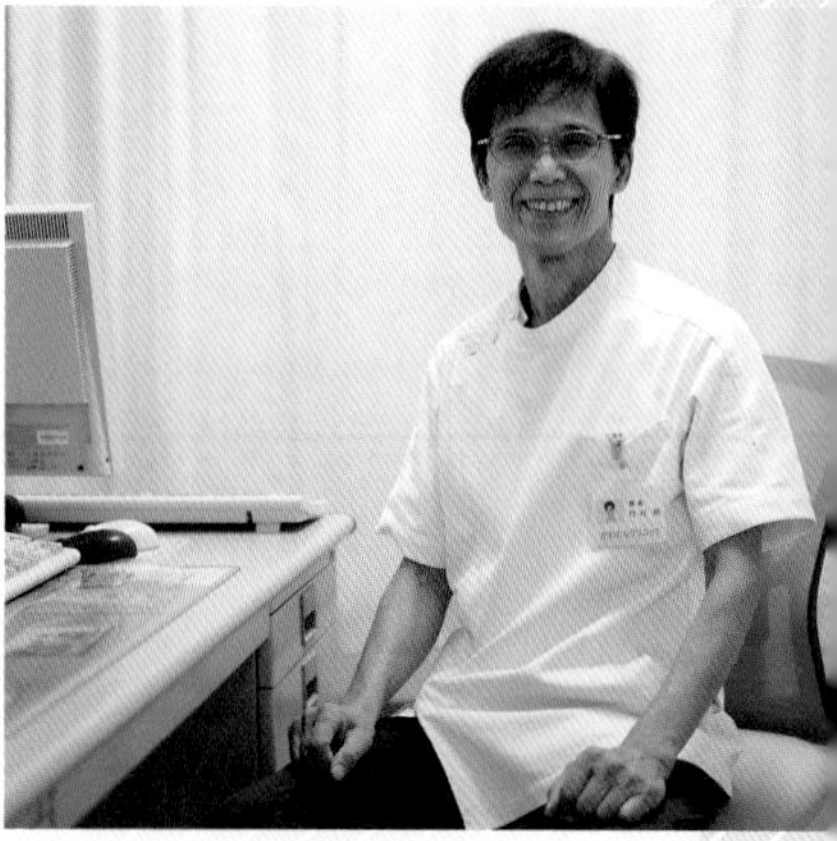

クリニックでは最初に運動プログラムでしっかり体をチェックし、最適なストレッチをすすめています。自分の体を知ることが効果を上げる近道。p66からのセルフチェックも参考に。

# PART 2

# 朝晩の習慣にしたい
# 基本のストレッチ

立って行うストレッチが不安な人、
より集中してのばしたい人に
おすすめなのが寝たままストレッチ。
あお向けに寝る方法や呼吸法に加え、
効果を実感できる4つのストレッチと
柔軟度を確認するセルフチェックも。

# いくつになっても体は柔らかくなる！老化を防ぎ、
# 若い！と言われるには

猫背になる

背中が丸くなる

腰が曲がる・痛い

体幹が弱くなる

バランスがとれない

ひざが曲がる・痛い

足元が不安定

左のようなさまざまな不調は、実は体の硬さが一因です。老化だとあきらめず、ストレッチで体をのばせば、痛みも不調も改善し、見た目も若くなります。何歳でもできて安全で効果抜群の寝たままストレッチを大公開。毎日体をのばすのは、腰痛やひざの痛みを改善し、若さを保つ簡単習慣です。

# 体が硬くなると……

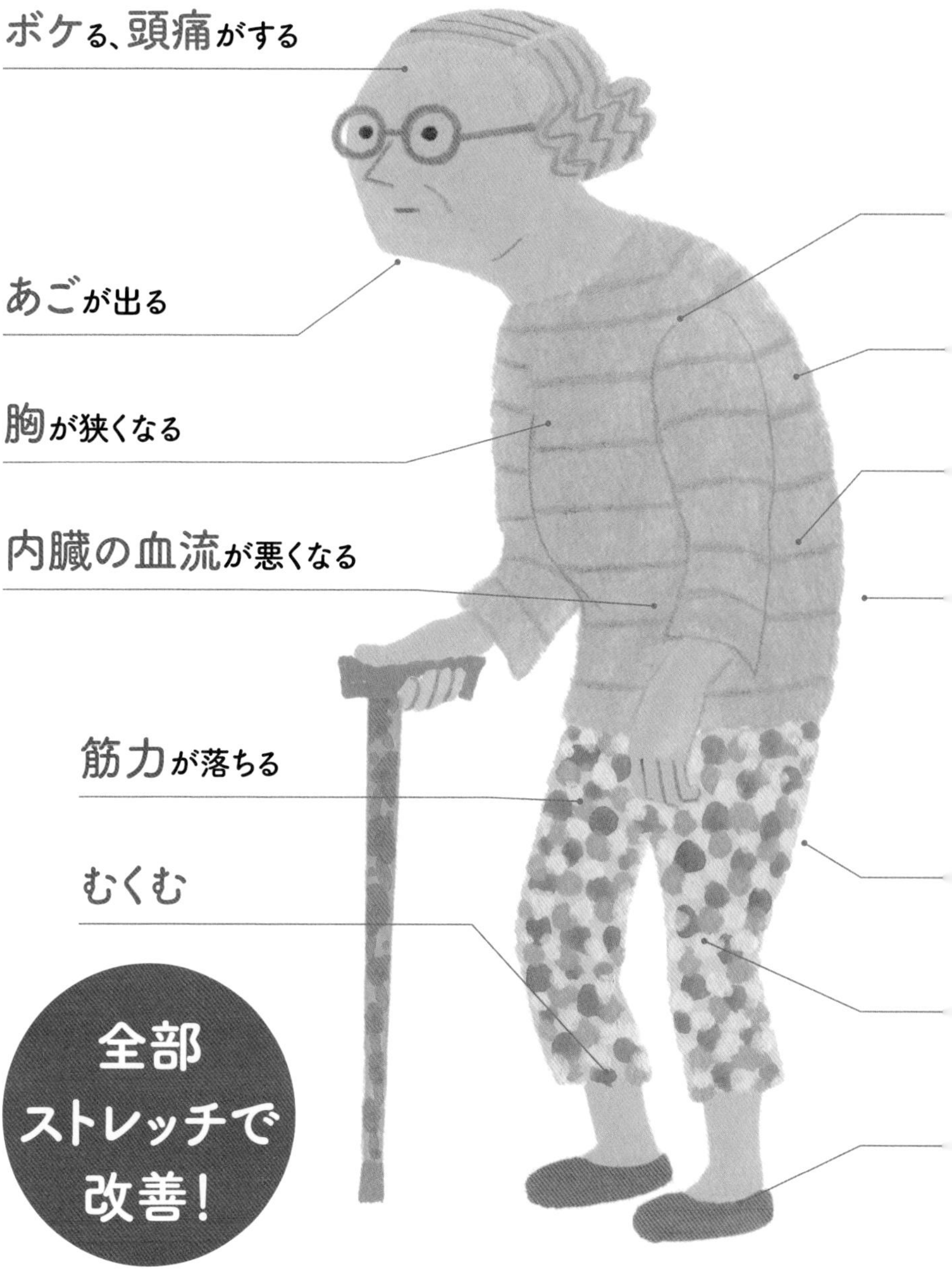
ボケる、頭痛がする
あごが出る
胸が狭くなる
内臓の血流が悪くなる
筋力が落ちる
むくむ
全部
ストレッチで
改善!

# 寝たままストレッチで整う 不調にならない基本の姿勢

## バランス

### 肩や腰の高さが同じ

左右のバランスは肩や腰の高さでわかる。利き手、利き足、バッグを持つ習慣などで左右どちらかに傾きがち。意識してバランスよく動き、ちぢこまった部分をのばそう。

## 筋力

### 筋力がある

まっすぐ立てるのは、腹筋、胸筋、足の筋肉などに伸展力があるから。しっかり動ける筋力が重要。さらに、「のばす」「ちぢめる」のバランスをとるためには筋肉を柔らかく保ちたい。

### ひざがまっすぐ

ひざの裏が硬いとひざをまっすぐにのばせない。ひざが曲がっているといかにも老けた印象なだけでなく、太ももの後ろ側の筋肉がゆるみ、骨盤が傾いて前傾姿勢に。足の前後の筋肉をしっかりつけたい。

## 血流

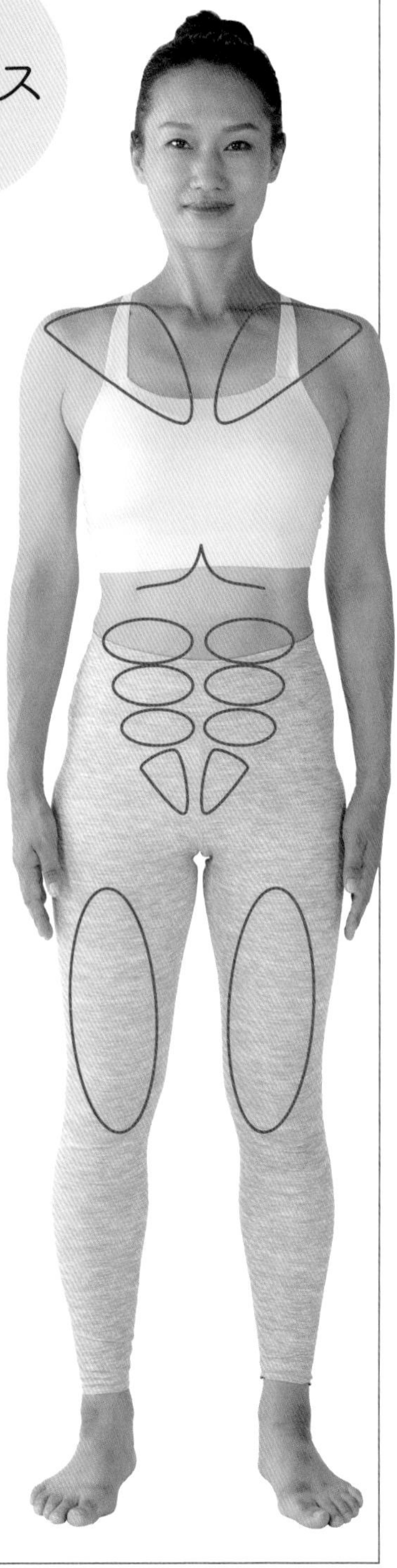

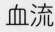

老化や不調を招くのは、運動不足と日頃の姿勢の悪さです。
左右のバランスがとれているか、筋力が保たれているか、血流はいいか、
関節はきちんと動くかがポイント。ストレッチで体を整えましょう。



## 柔軟性

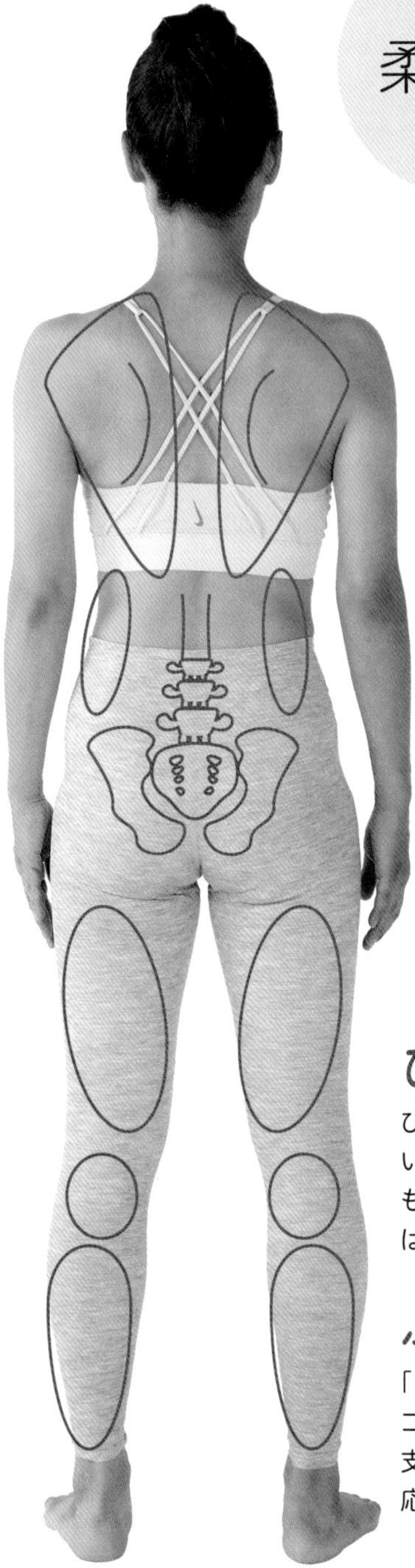

### 肩甲骨がよく動く

肩甲骨は腕の動きの支点。動きにくくなるのは、骨の周りの筋肉が硬くなっているから。肩の伸展の相棒である胸筋の柔軟性も重要。

### 背筋に力がある

体は前傾させることは多いけれど、後ろに倒すことは少ない。背筋が弱いと、背筋をのばせない。背中にも筋力と柔軟性が必要。

### 骨盤が立っている

体の中心にあり、骨格の起点になる重要な骨。前後左右、どちらに傾いても不調の原因に。まっすぐに立っていることが重要。

### ひざ裏がのびている

ひざ裏には足の筋肉が集中している。どの筋肉が硬くなっていてもひざ裏がのばせない。ひざをのばせば、全身のゆがみがとれる。

### ふくらはぎの筋力がある

「立つ」「歩く」という動きを直接コントロールする筋肉で、姿勢を支える基本。重力に逆らう血流を応援する重要な臓器でもある。

## 可動性

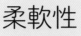

# 寝たままストレッチなら何歳でも誰でもできる理由

痛い、つらいという症状のほとんどは体をのばすことで改善します。でも不調がある人は姿勢が悪く、筋力がない人が多いのです。ストレッチをするのが不安という人でも、寝たままなら安心です。

続かないのは

## ストレッチ中に転びそう

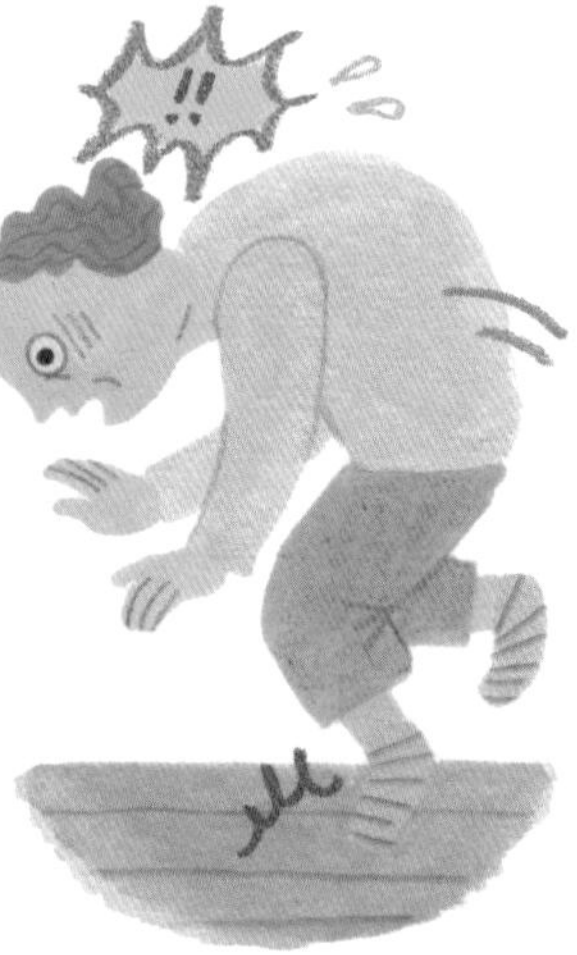

筋力がない、バランスが悪いという人はストレッチ中に転ぶ危険性がある。支える力がないと、ケガにつながることも。

## 壁や広い場所がない

壁を使ったストレッチをしたくても、適当な場所がない家も。寝たままストレッチならベッドや布団でできる。

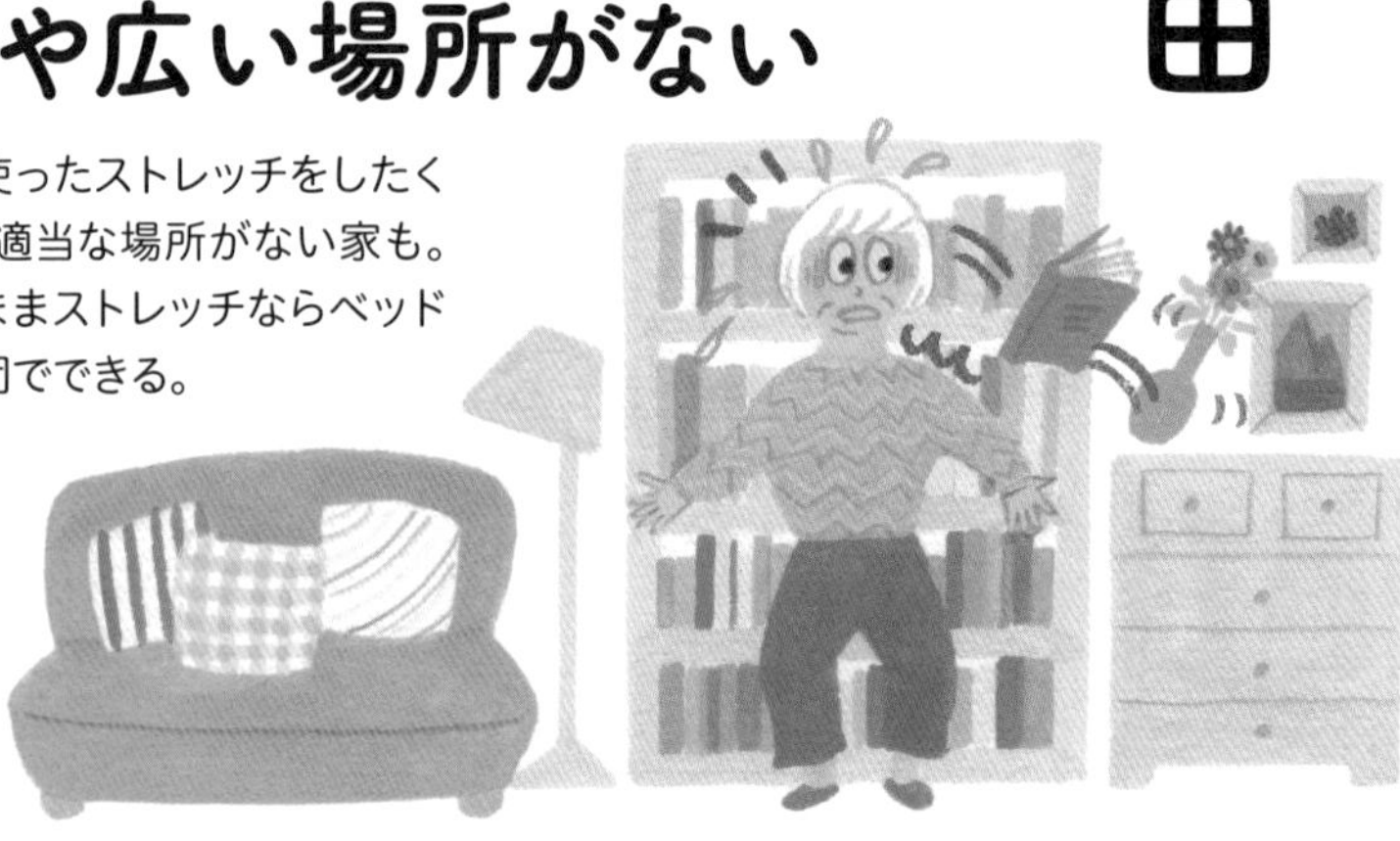

寝たままなら続く

# 寝ていると安定してできる

横になって行うストレッチは筋力がなくても、腰やひざが曲がっていても、転ぶ心配がない。高齢でも安心して行える。

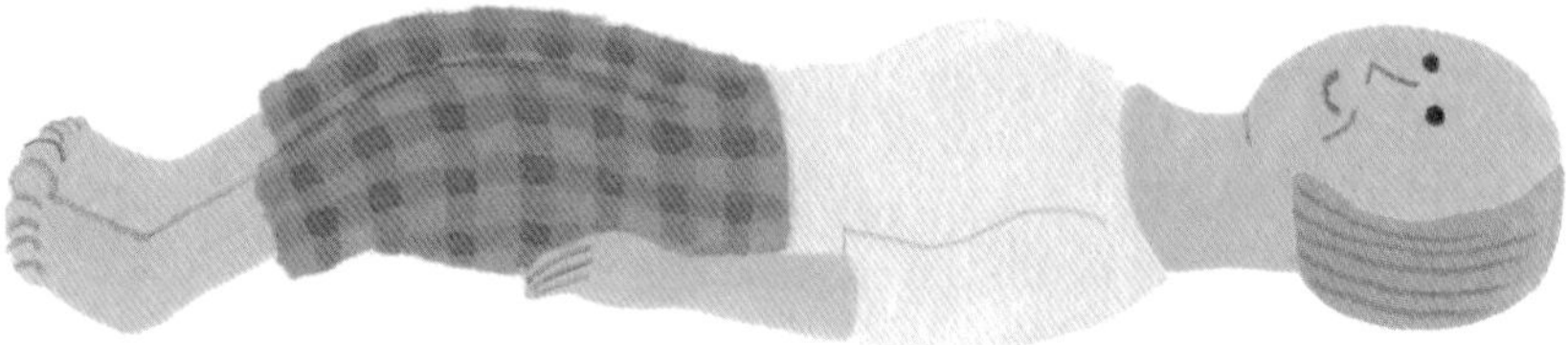

# のばしたいところに集中できる

転ぶ心配がないので、のばしたいところ、効かせたいところに意識を集中することができ、効果がアップ。目をつぶってもOK。

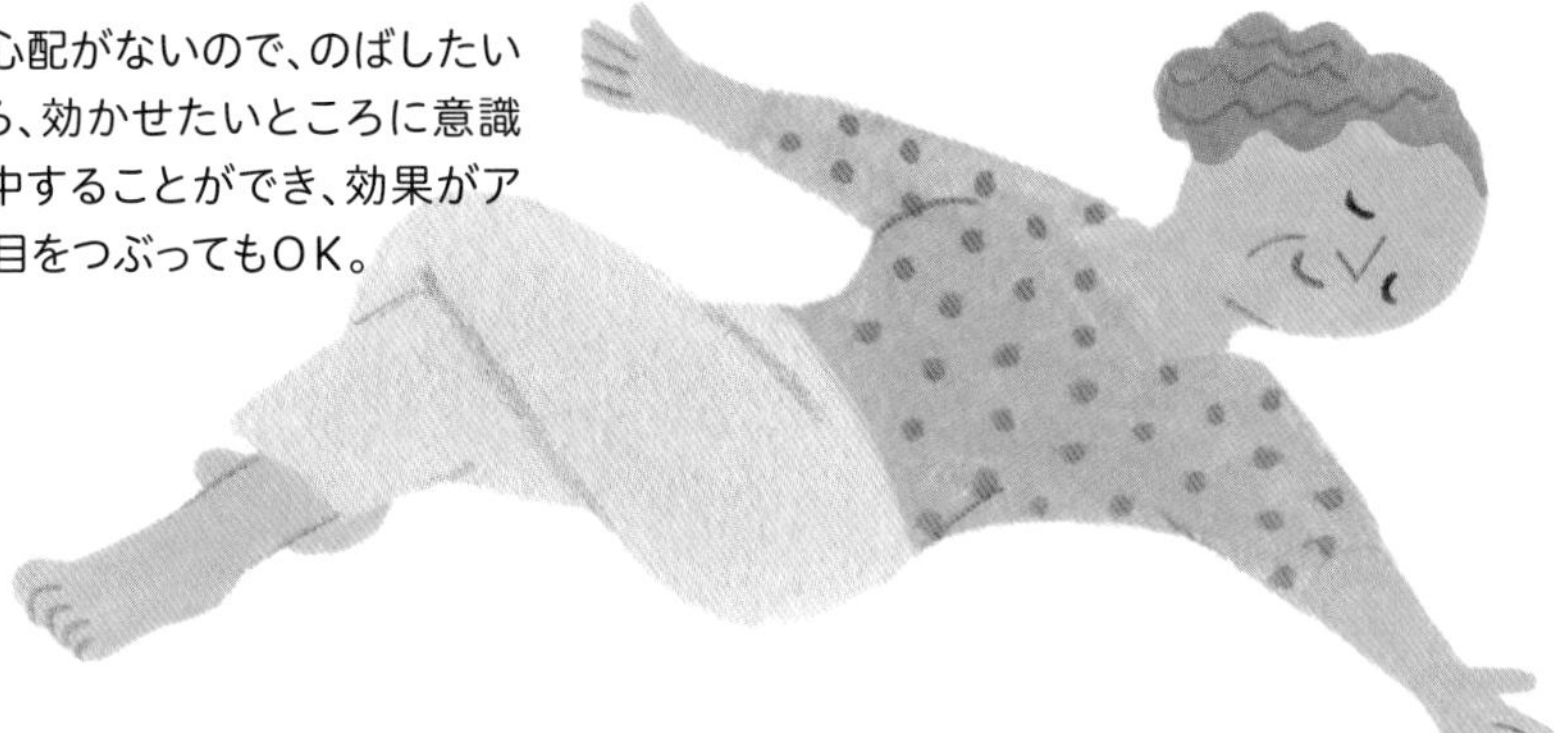

# 調子の悪いところがあってもできる

背骨や関節に体重がかからないので、腰やひざが痛くても大丈夫。腰が曲がっていても転ぶことはない。

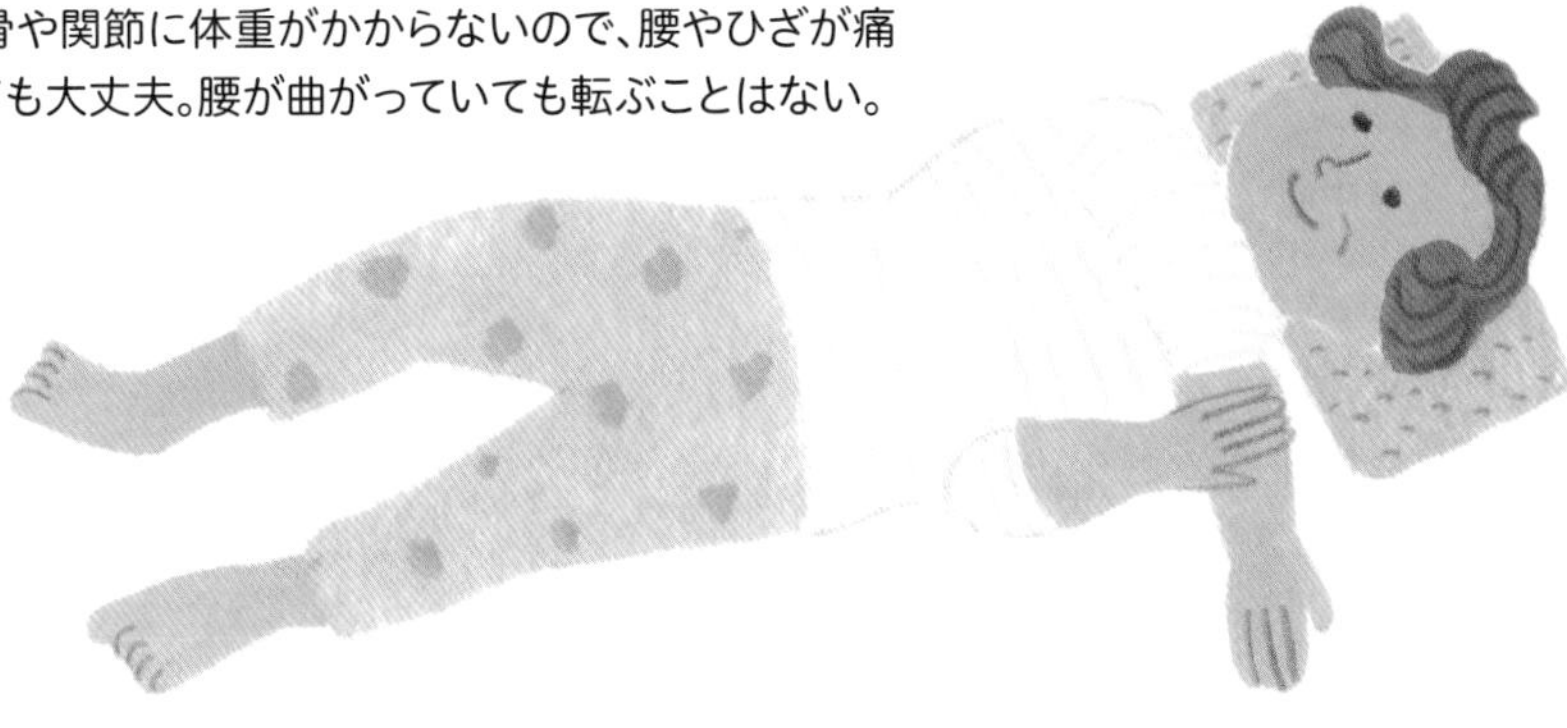

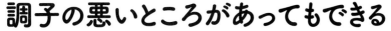

# 始めよう！　1分ストレッチで朝晩寝たまま健康になる

## 朝は活動モードにし、しっかり動ける生活を

睡眠中はあまり動かないので、体が固まっています。朝起きた時に足首やひざが動きにくい人が多いのはそのせい。立つ、歩くという活動モードに切り替えることが大切です。ひざ裏をのばし、体をひねることで全身の筋肉を動くようにするのがポイントです。

## 夜はゆがみや緊張をとり、良質な眠りへと導く

1日立って活動すると、筋肉が固まり、前かがみになっていることが多いものです。そのまま眠ると自律神経が切り替わらず、血流も悪いため、睡眠中に体を休めることができません。緊張と弛緩で体をほぐしたり、首や背中のゆがみを正すことでよい睡眠を。

# 起きた時、寝る前の基本ストレッチ

**朝1分**

**目が覚めたらまず大きく呼吸をし、全身をのばしてから2つのストレッチを実践。**

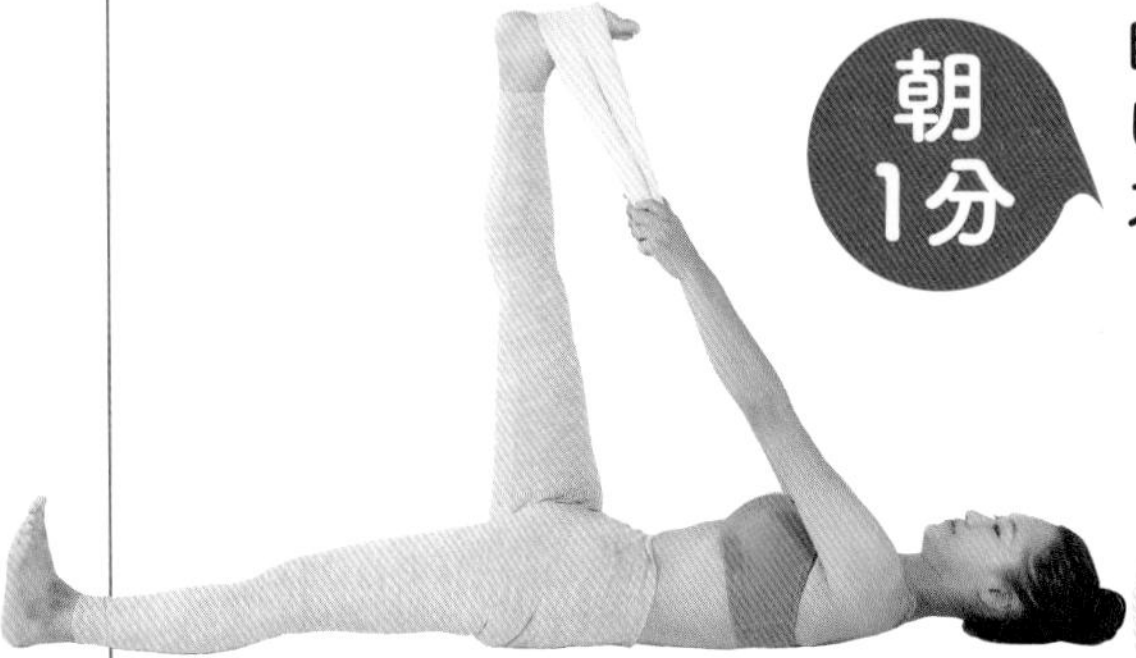

## 寝たままひざ裏のばし

最も重要なひざ裏を安定した姿勢でのばし、足首や足裏、股関節も柔軟に。

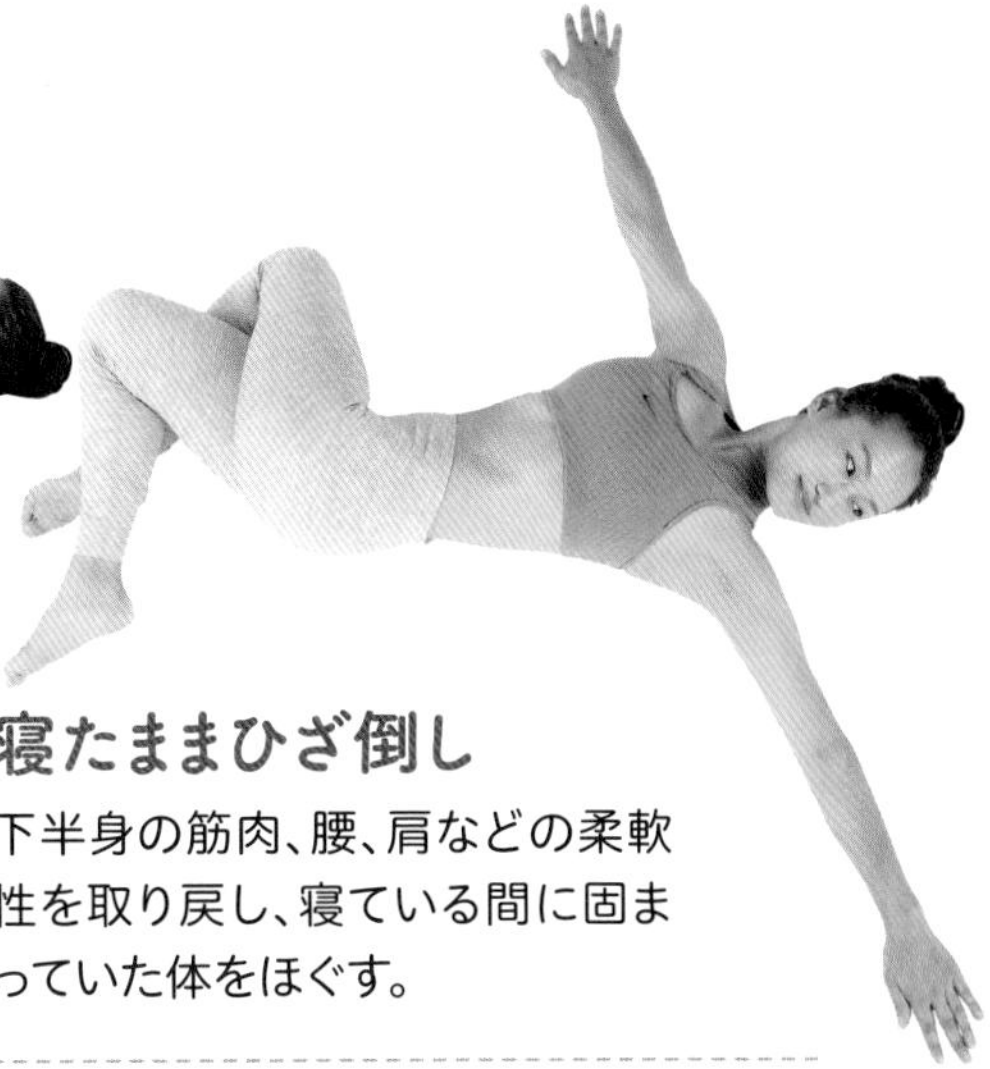

## 寝たままひざ倒し

下半身の筋肉、腰、肩などの柔軟性を取り戻し、寝ている間に固まっていた体をほぐす。

**夜1分**

**寝る前か入浴後の体が温かい状態で、疲れをとる2つのストレッチと深い呼吸を。**

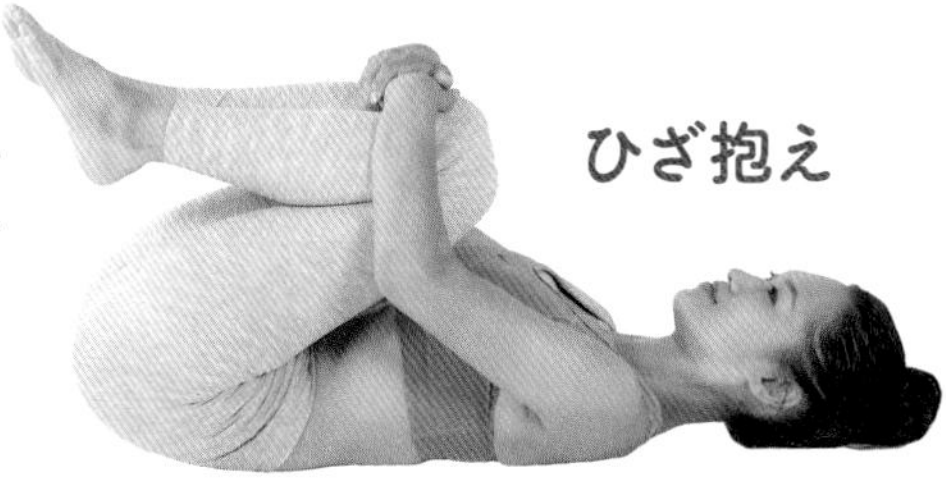

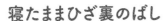

## ひざ抱え

重力で負担がかかった体をリセット。腹筋や内臓をギュッとちぢめてからのばす。緊張と弛緩をセットで行うと、血流がよくなるので、よい睡眠がとりやすくなる。

## 肩すぼめ胸そらし

日常生活でゆがんだり固まった体をリセット。胸筋が硬くちぢこまり、肩が前に倒れる巻き肩や、前傾した首を開放し、内臓を刺激して血流も改善。

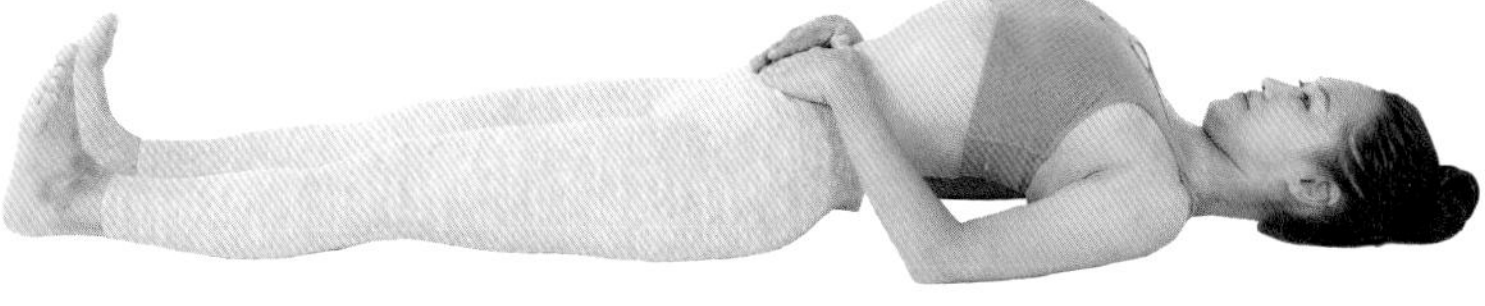

ステップ0

# あお向けに寝て腹式呼吸

## 横隔膜の運動と内臓のストレッチに

横隔膜を動かす深い呼吸で、酸素をたっぷり取り込む腹式呼吸。逆腹式呼吸は横隔膜はあまり動かさず、お腹を膨らますことで腹圧が上がり、内臓の緊張と弛緩を促す体内ストレッチ。

1 お腹を膨らませながらゆっくり息を吸う

2 お腹をへこませながらゆっくり息を吐く

1 お腹をへこませながらゆっくり息を吸う

2 お腹を膨らませながらゆっくり息を吐く

## 寝たまま腹式呼吸

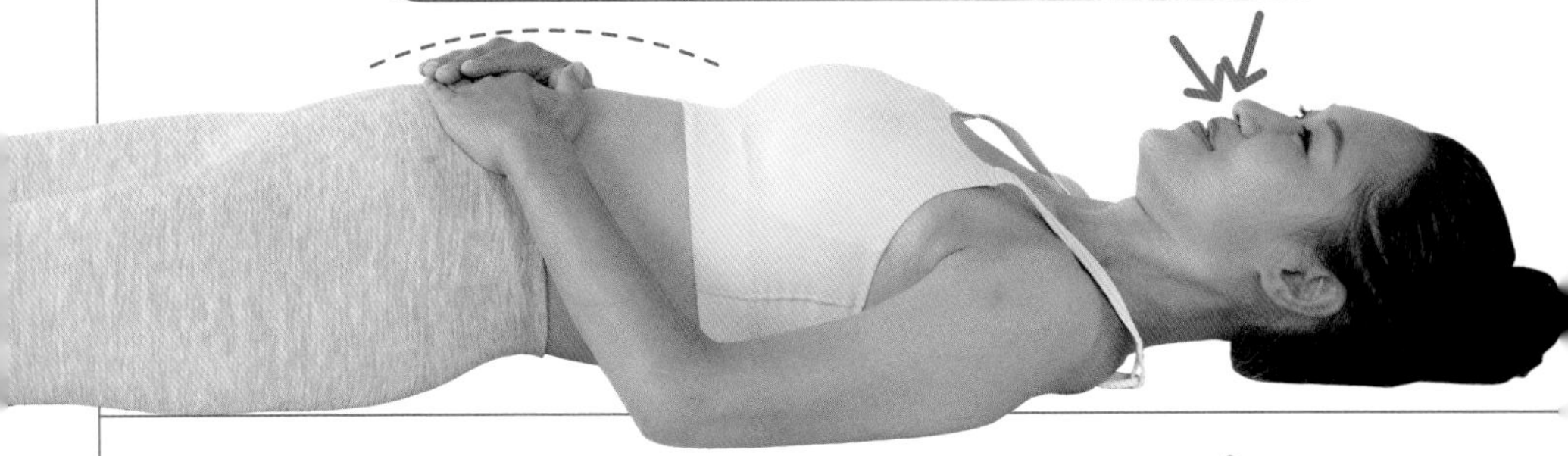

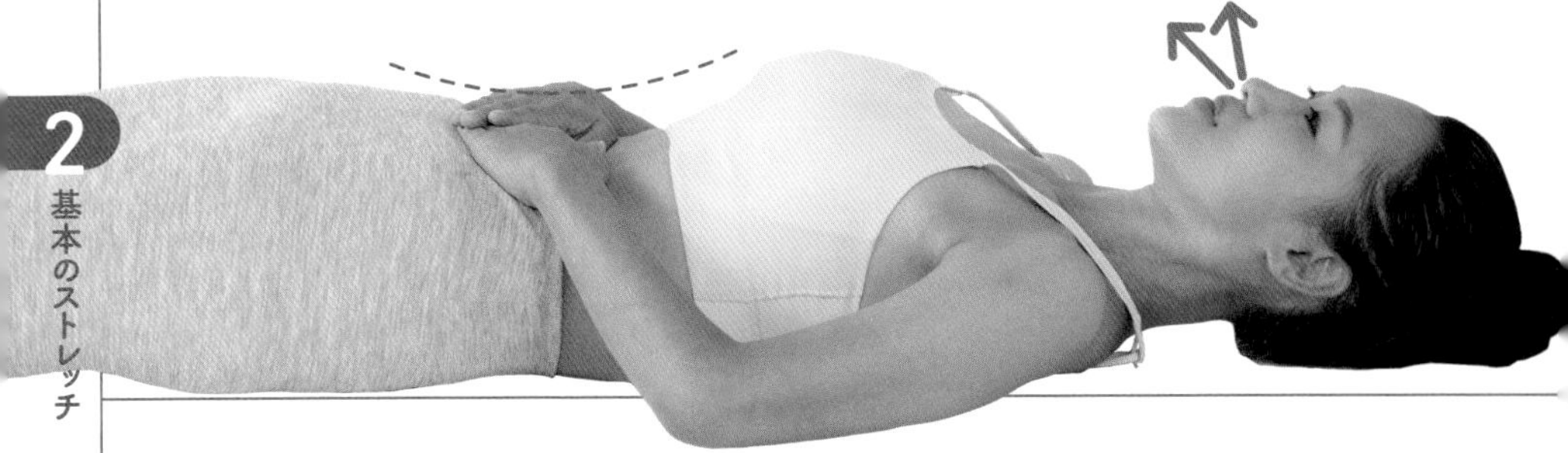

## 寝たまま「逆」腹式呼吸

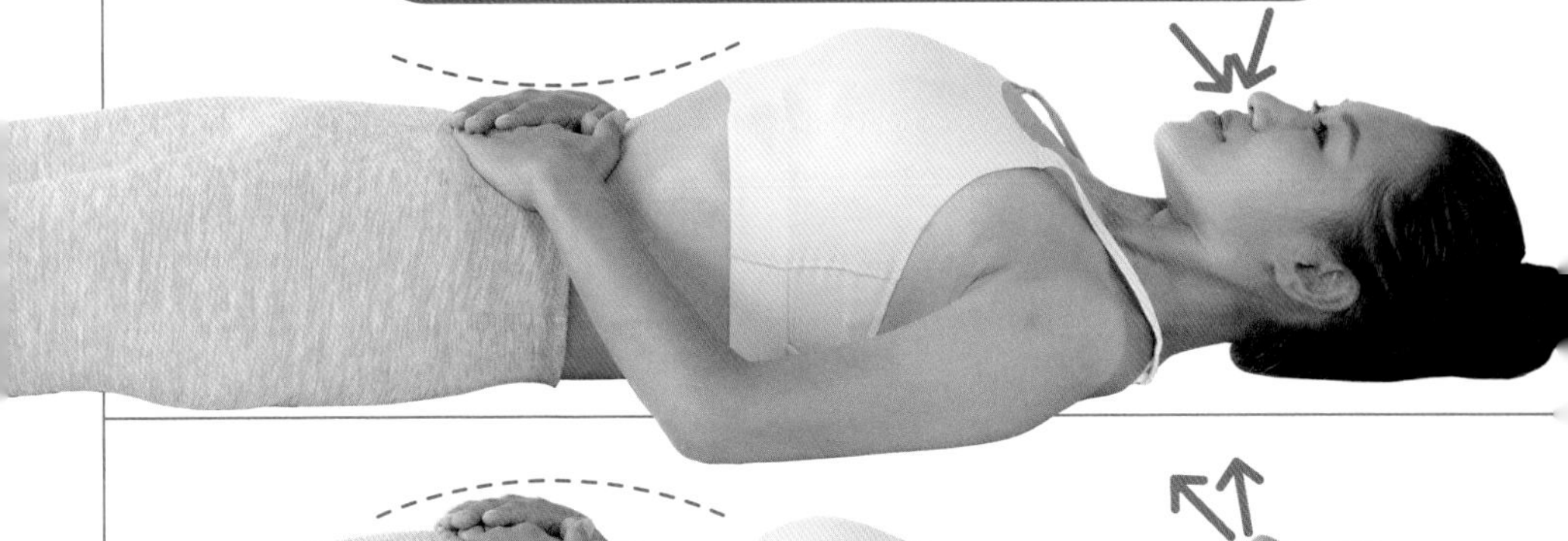

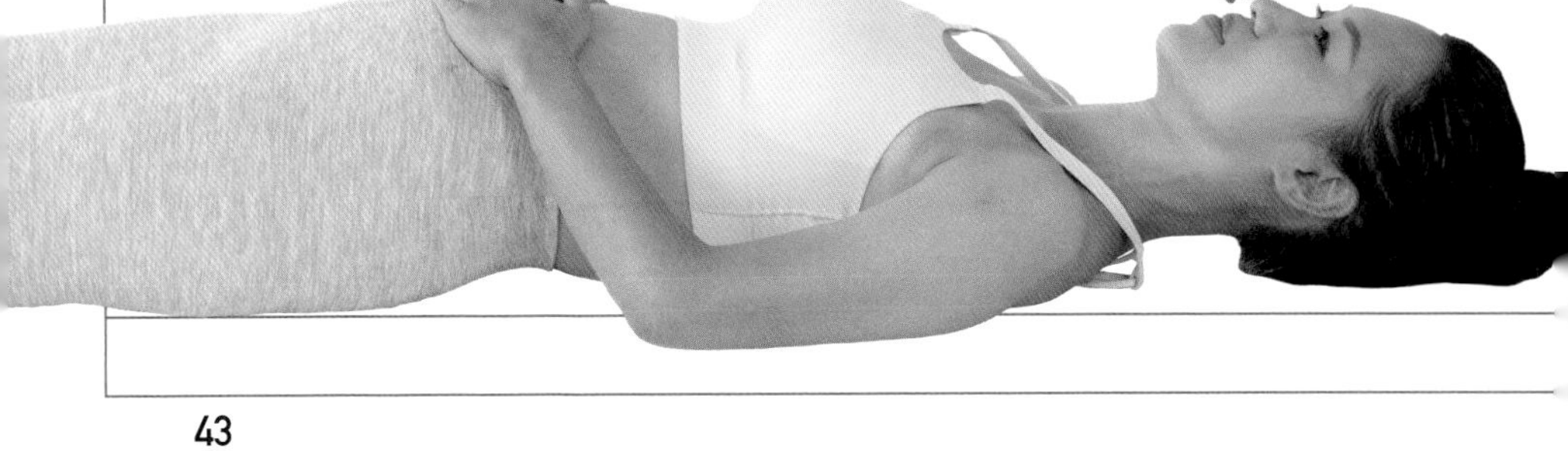

ステップ0

# 逆腹式呼吸は内臓のストレッチ

## 横隔膜は最大の内臓筋
## 動かせば体が活性化

川村式ストレッチのベースとなっているAKヨガでは、呼吸がすべての基本。深く息を吸って肺を膨らませると横隔膜が下がり、息を吐ききって肺がしぼむと横隔膜が上がります。内臓の中で最も大きな筋肉である横隔膜をしっかり動かすことは内臓筋のストレッチになります。たっぷりと酸素を取り込める深い呼吸が身につき、自律神経のバランスが整うので、次第に体調がよくなる効果もあります。

逆腹式呼吸では、息を吸って横隔膜が下がった時にお腹もへこませて内臓をギュッと圧迫します。次に息を吐いて横隔膜が上がる時にお腹を膨らませると内臓の圧が下がって血流がよくなります。緊張と弛緩を繰り返すことが内臓のマッサージになり、機能アップにつながります。

# 横隔膜の動きを意識

**吸った時にお腹をへこませ、吐いた時にお腹を膨らますことで、内臓のスペースをちぢめたり広げたりして刺激する。**

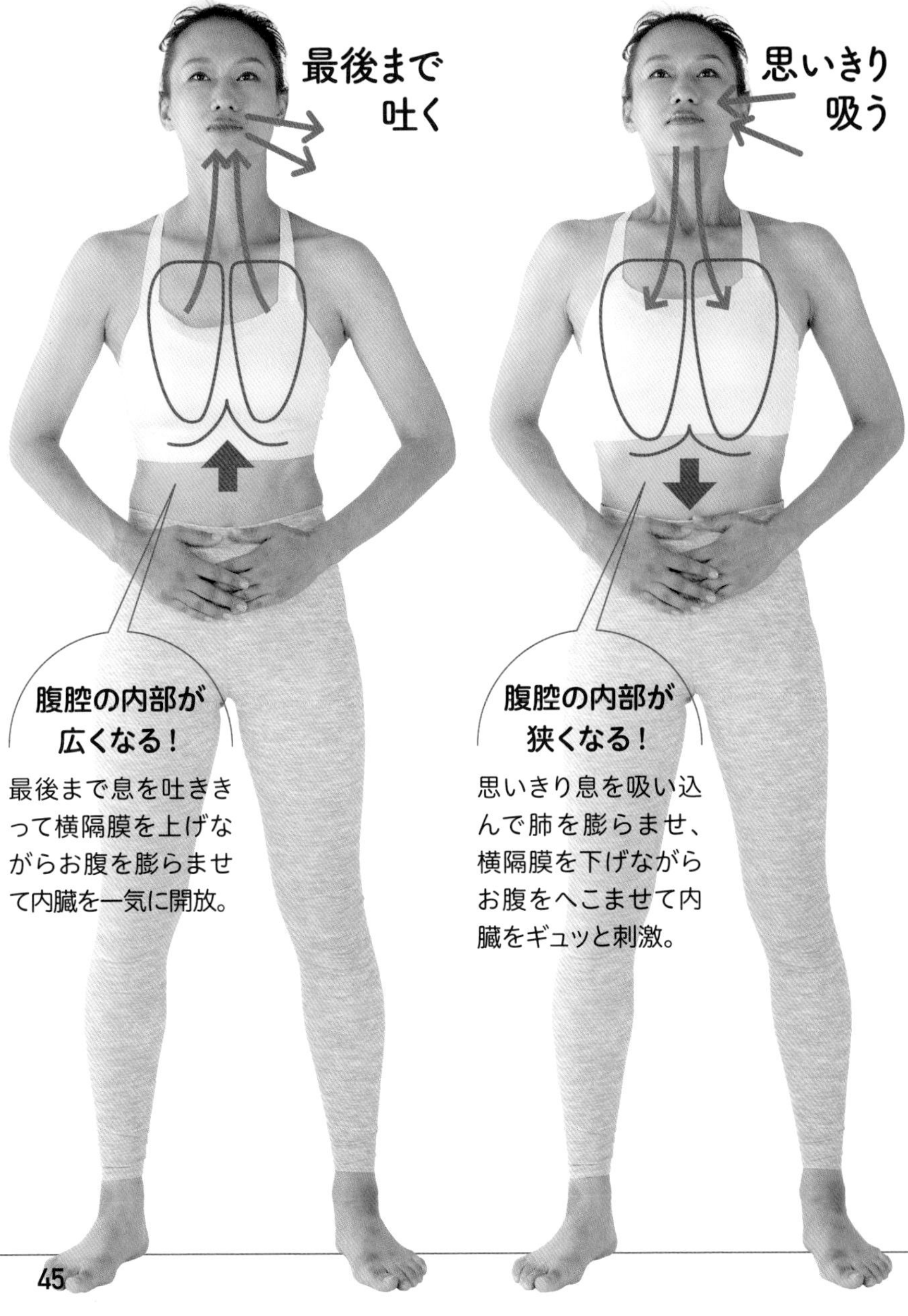


**腹腔の内部が広くなる！**

最後まで息を吐ききって横隔膜を上げながらお腹を膨らませて内臓を一気に開放。

**腹腔の内部が狭くなる！**

思いきり息を吸い込んで肺を膨らませ、横隔膜を下げながらお腹をへこませて内臓をギュッと刺激。

ステップ0

# 寝たまま全身のばし

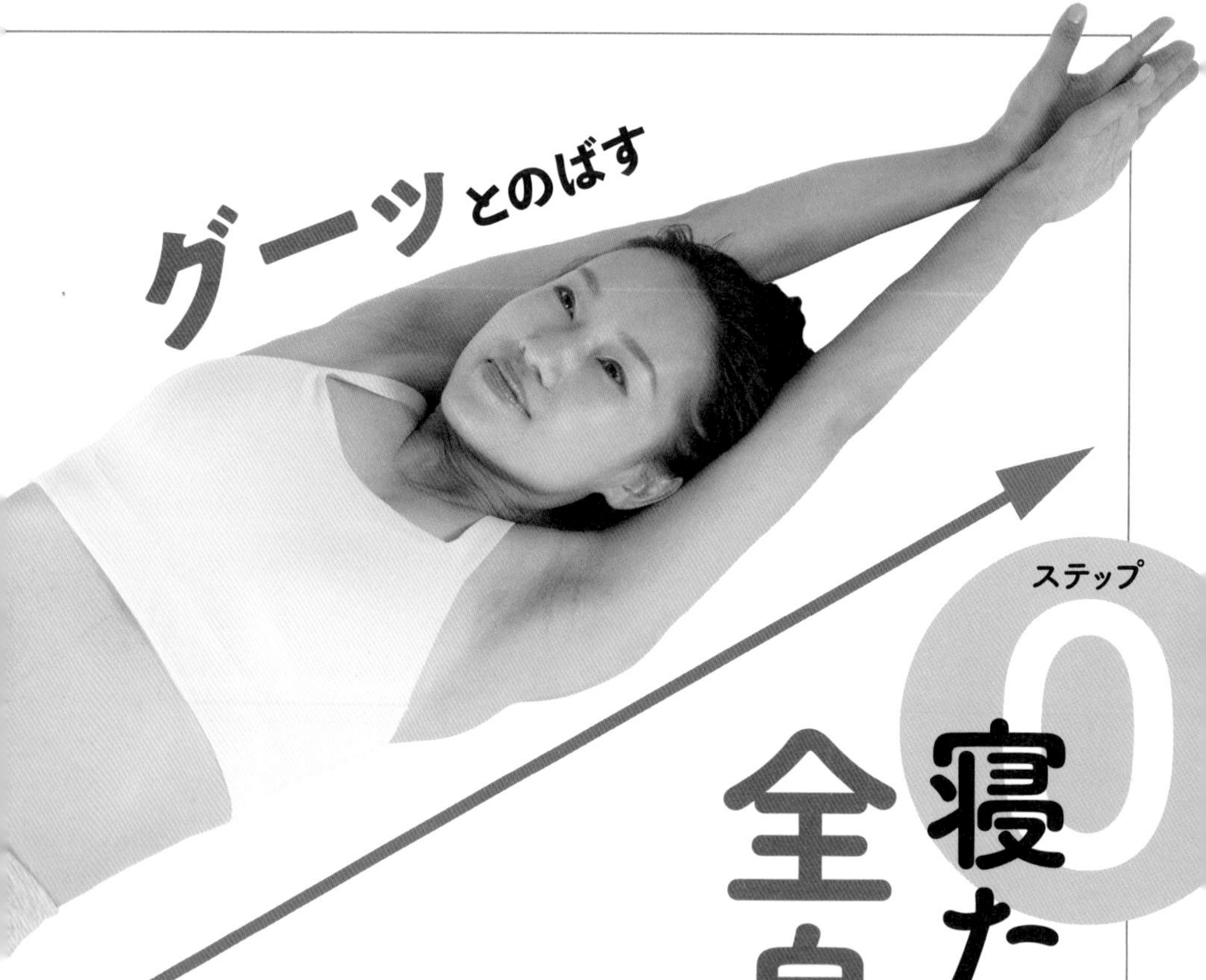

## グーッとのばす

朝は寝ている間に
固まっていた筋肉を
動かして活動モードに。

夜は重力でゆがんだり、
負担がかかっていた
筋肉や関節を正す。

# 固まった筋肉や関節を思いきりのばしてリセット

ストレッチを始める時に、
まずグーッと上下にのばして、
体をのばすモードにするのが全身のばし。
簡単な背のびのように見えるけれど、
床から腕や足を離さずに、
腕も足ものばしきれる人は多くありません。
大きく息を吸いながらゆっくりと体をのばし、
いったん静止し、息を吐きながら元に戻す……。
これだけで全身に酸素がいきわたります。

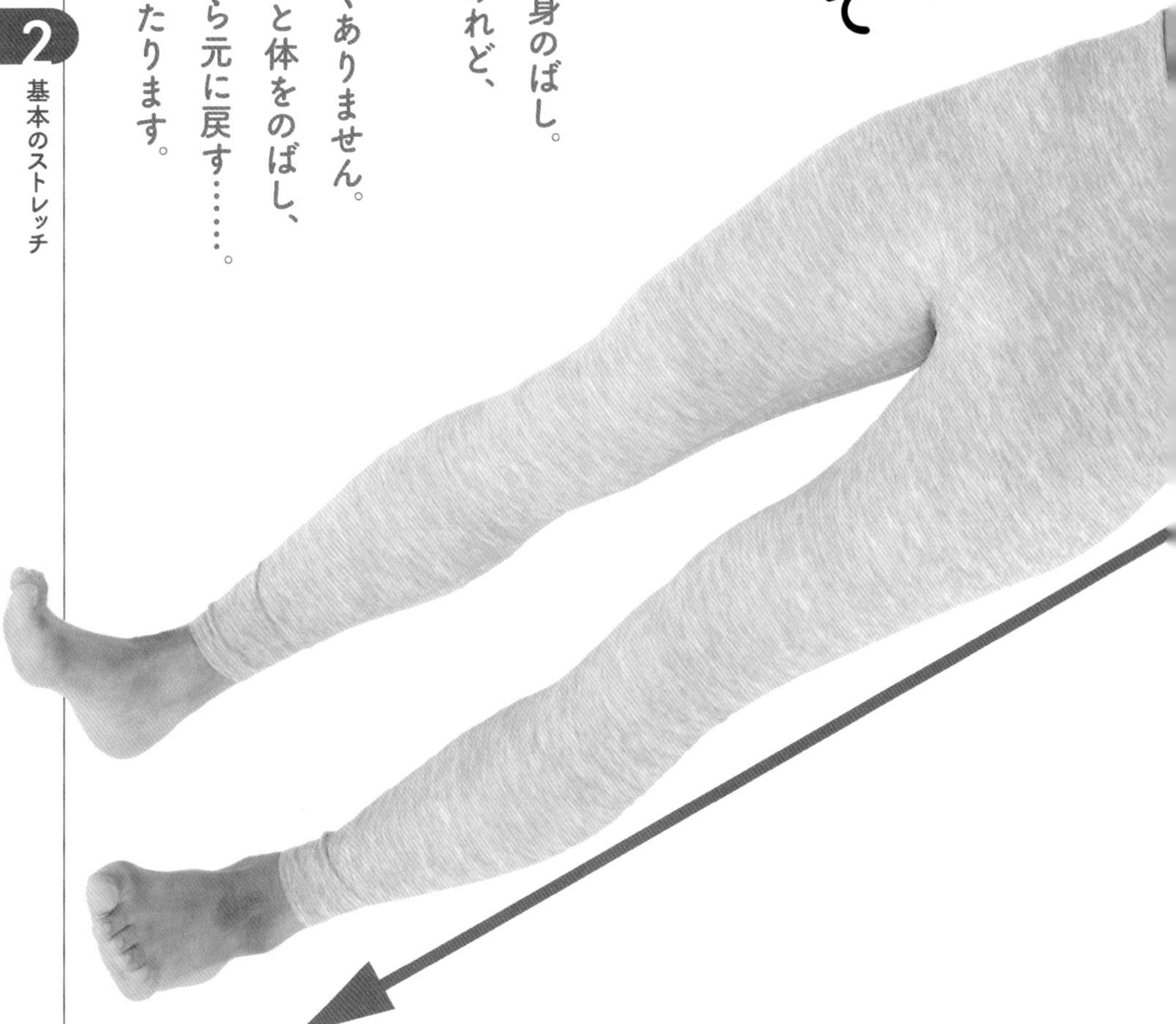

ステップ0

# 全身のばしをやってみる

のばすのはむずかしい
体をリセットするつもりで

体の動きに関わるのは、足首、ひざ、股関節、腰、背骨、肩の周囲、肩周り、ひじ、腕、首などの骨や関節です。それぞれを動かすための筋肉の状態で、姿勢や体にかかる負担が変わります。ストレッチは硬くなった筋肉をのばすことで、その筋肉が支えている関節を正しい状態に戻す運動。1つの動きで全部をのばすことはできませんが、最初にやりたいの

## 2 手の甲を合わせてのびる

息を吸いながら腕を頭の上に向けて、バンザイをするようにのばして手の甲を合わせる。

5秒静止

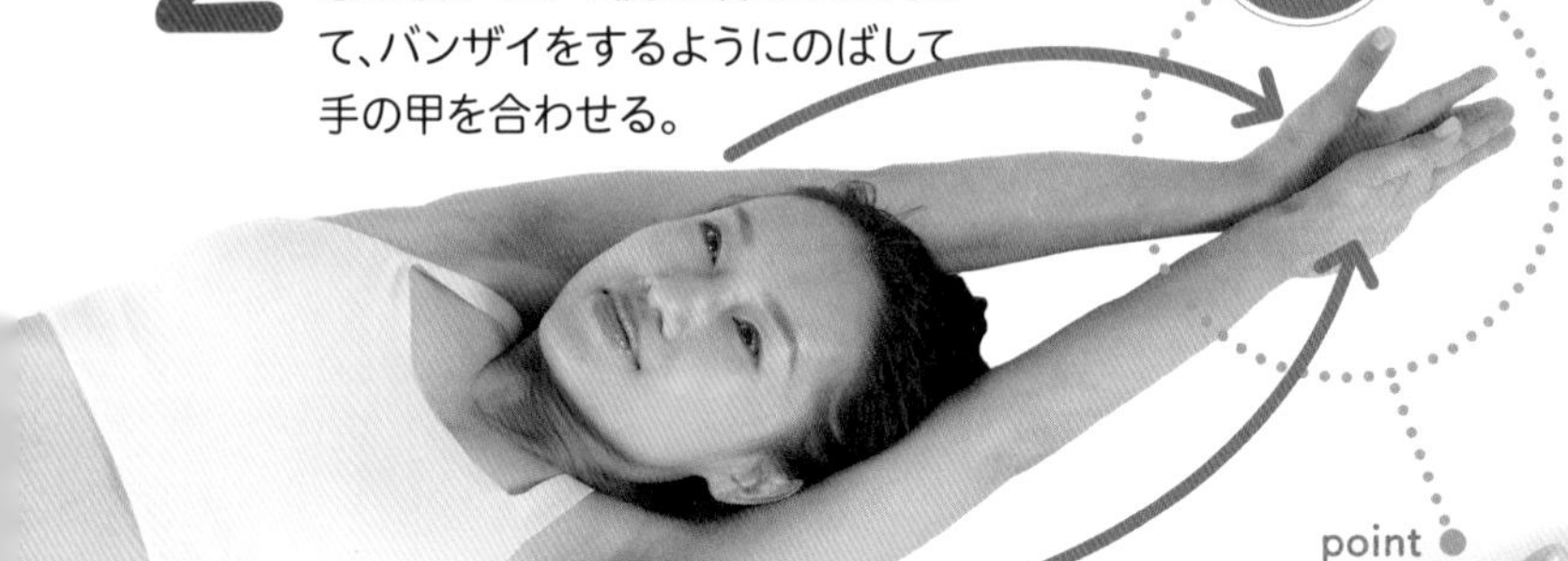

point

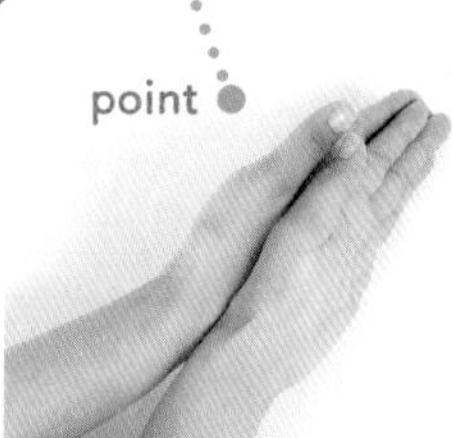

手は甲と甲を合わせるようにするとより腕の筋肉がのびる。

## 3 息を吐きながらゆっくり元に戻す

1回
3セット

が、「さあ体をのばそう」というモードに切り替える全身のばしです。

## 1 両腕を左右にのばす

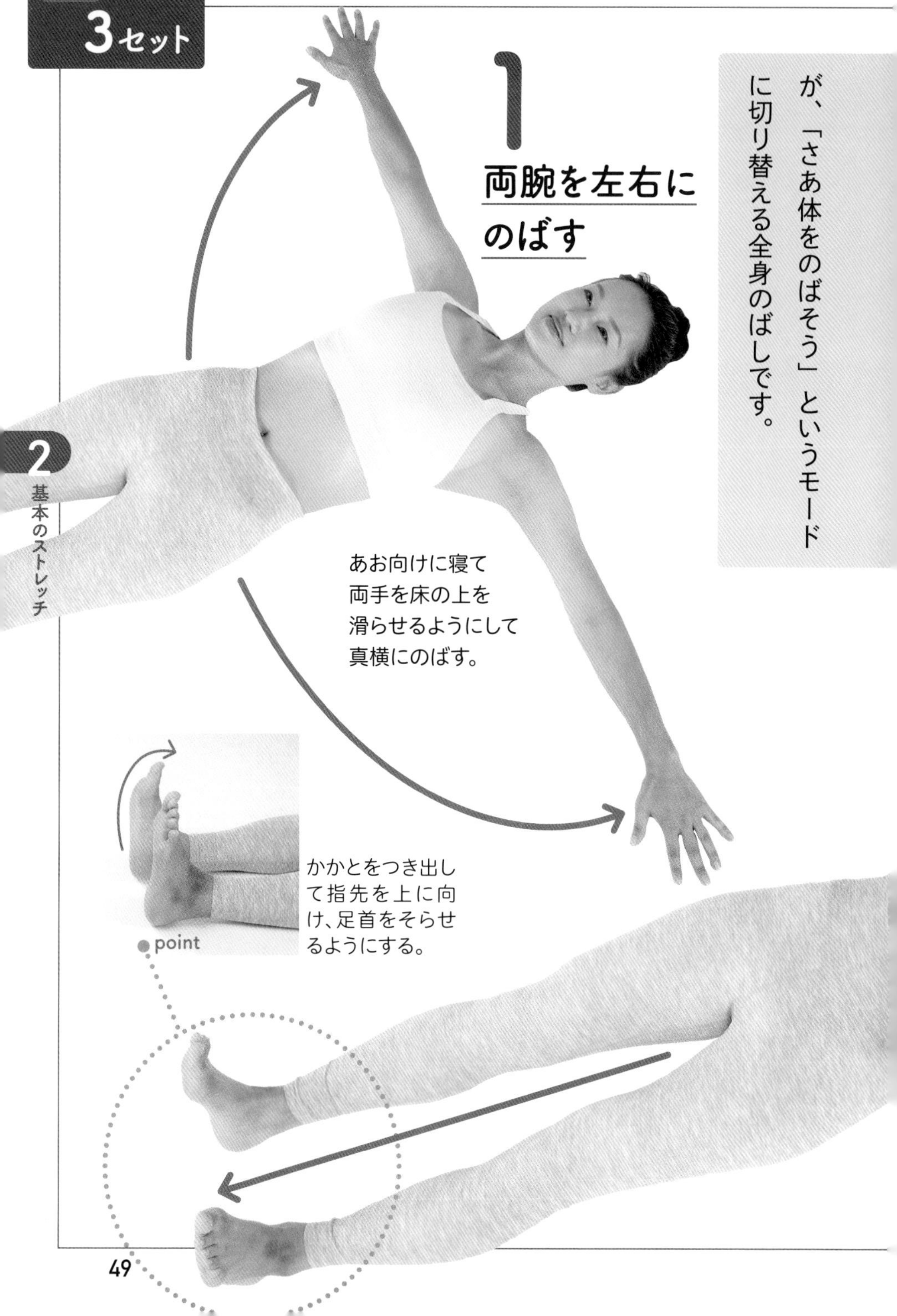

あお向けに寝て
両手を床の上を
滑らせるようにして
真横にのばす。

point

かかとをつき出して指先を上に向け、足首をそらせるようにする。

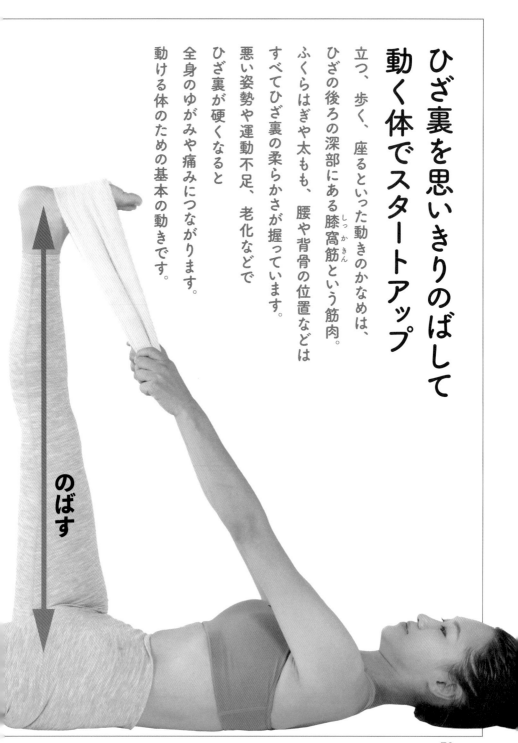

# ひざ裏を思いきりのばして動く体でスタートアップ

立つ、歩く、座るといった動きのかなめは、ひざの後ろの深部にある膝窩筋《しっかきん》という筋肉。ふくらはぎや太もも、腰や背骨の位置などはすべてひざ裏の柔らかさが握っています。悪い姿勢や運動不足、老化などでひざ裏が硬くなると全身のゆがみや痛みにつながります。動ける体のための基本の動きです。

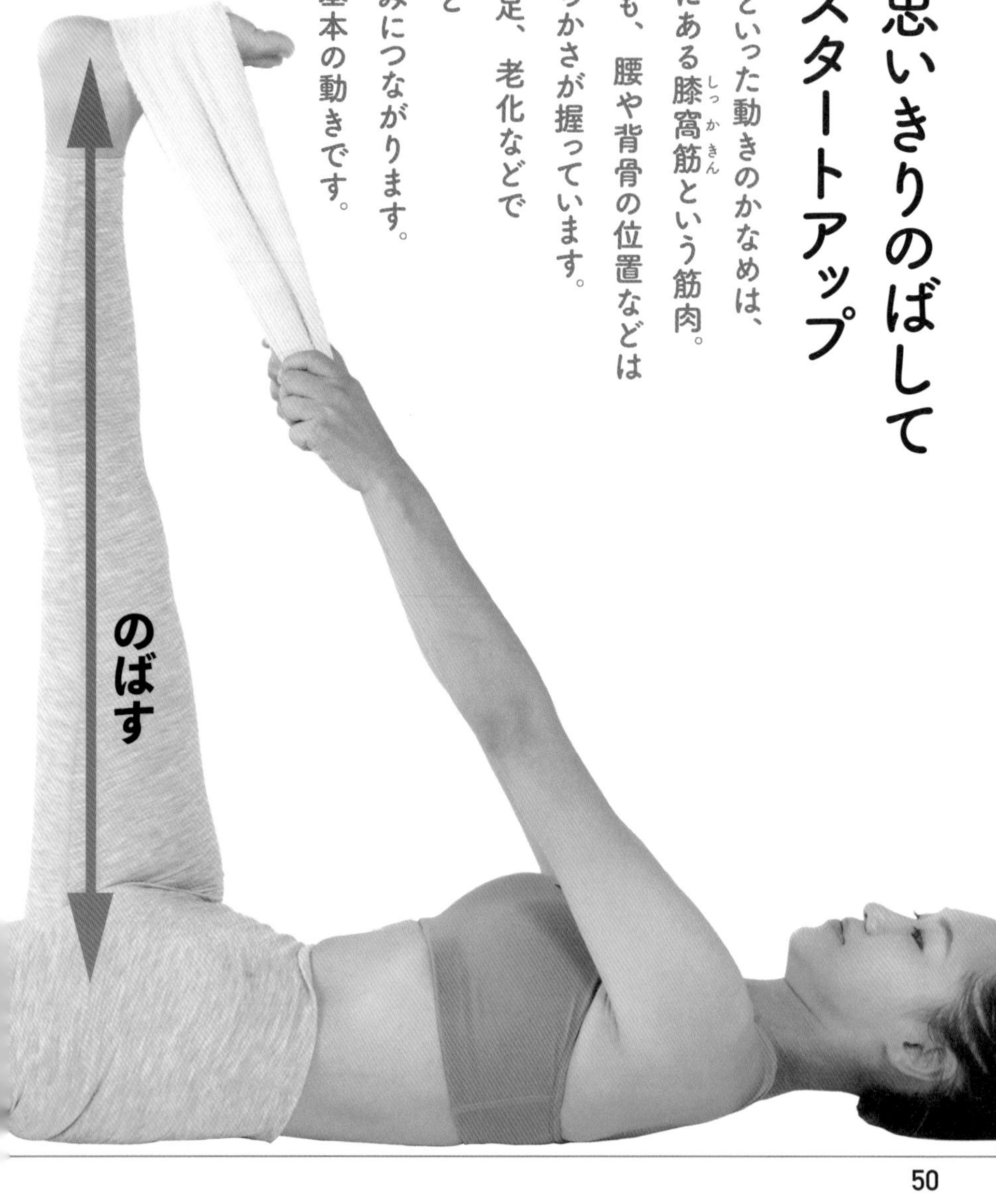

朝 1

# 寝たまま ひざ裏のばし



効果

ひざ裏をのばす基本の動き。睡眠中に動かさなかった筋肉や関節を動かし、ちぢんでいた足裏やふくらはぎものばして、動きをよくし、転びにくくする効果がある。

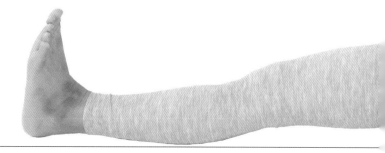

朝 1

# ひざ裏のばしをやってみる

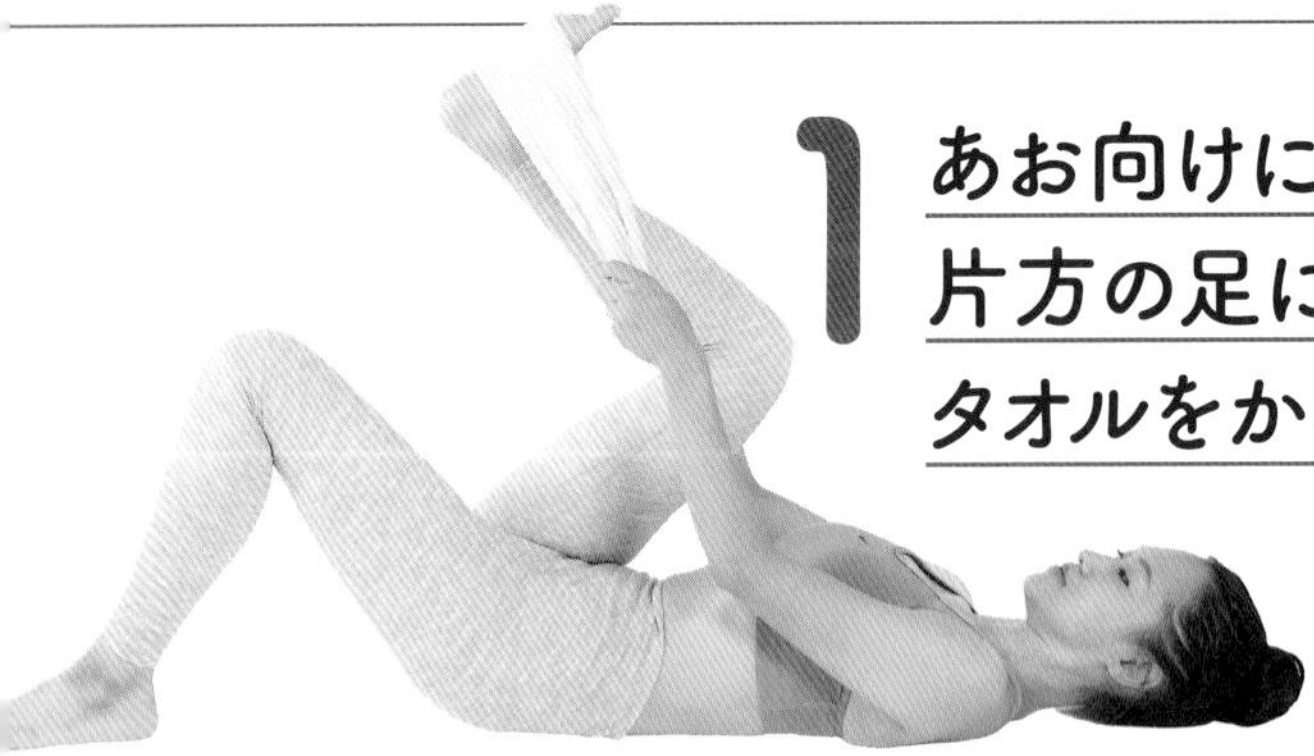

## 1 あお向けに寝て、片方の足にタオルをかける

あお向けに寝てひざを立て、片方の足にタオルをかけて両端を手で持つ。

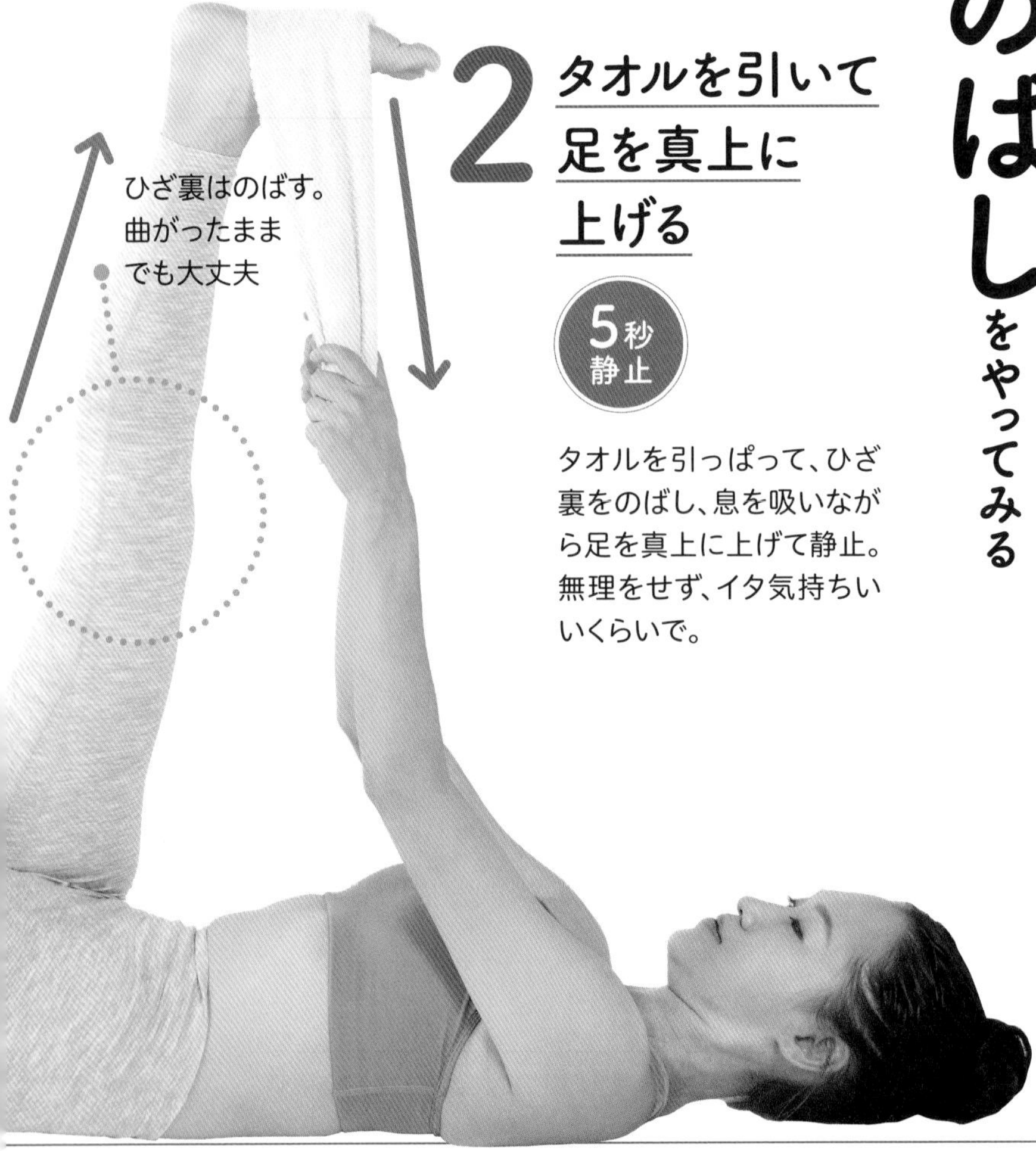


## 2 タオルを引いて足を真上に上げる

5秒静止

タオルを引っぱって、ひざ裏をのばし、息を吸いながら足を真上に上げて静止。無理をせず、イタ気持ちいいくらいで。

1回 左右交互に

**3セット**

## ひざ裏がグーッとのびて、下半身が一気に目覚める

朝はもちろん、いつでも行いたい基本のストレッチ。寝たままなので、自分のペースでゆっくり行え、タオルを使うので体の硬い人にもできます。できる範囲で始めて、垂直を目標に。ひざ裏が柔らかくなると、足をおでこに近づけることも。

反対側の足をのばしてかかとをつき出すと、両足が同時にのばせます。

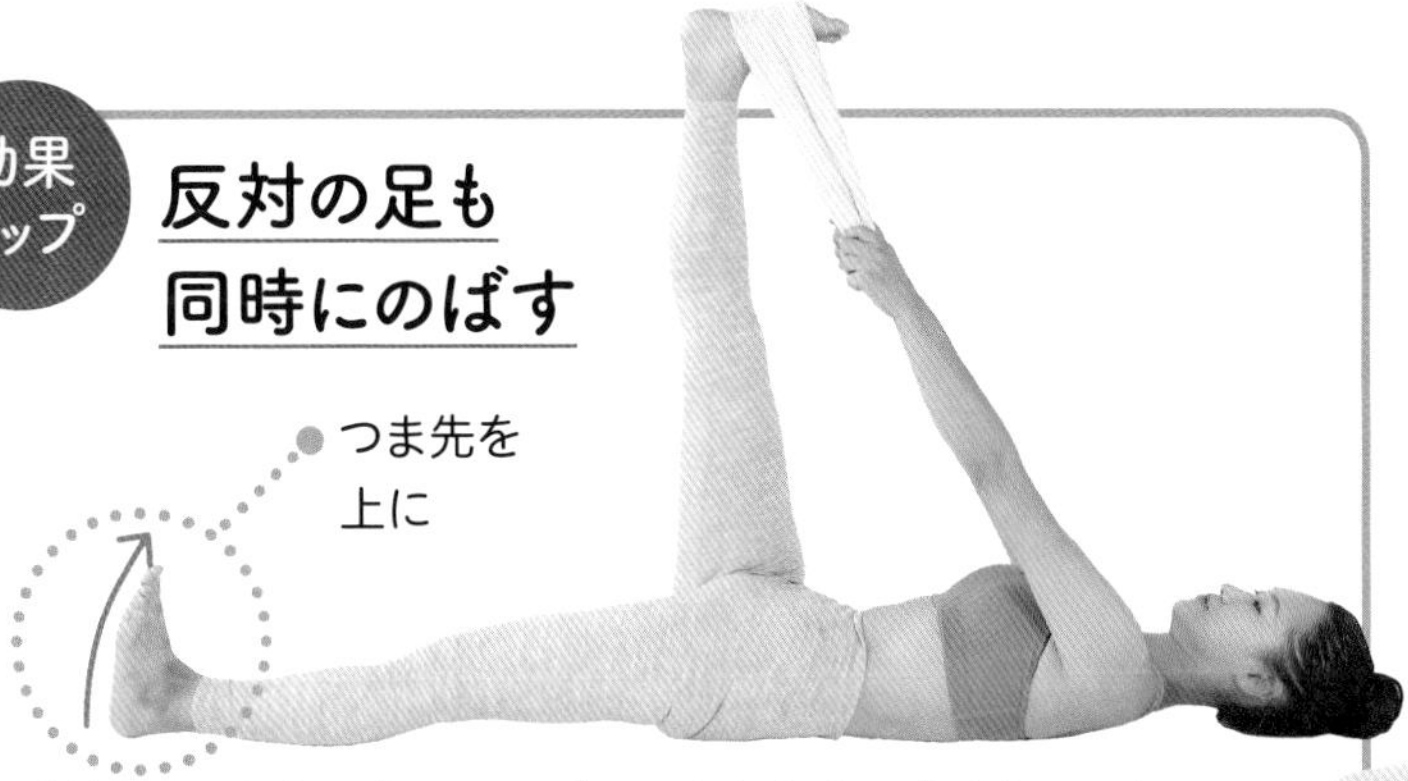


効果アップ

### 反対の足も同時にのばす

反対側の足もまっすぐにのばしてかかとをつき出し、つま先を上に向けてぐっと力を入れると、こちらの足のひざ裏ものびてさらに効果的。

## 3 息を吐きながらゆっくり元に戻す。反対側も同様に行う

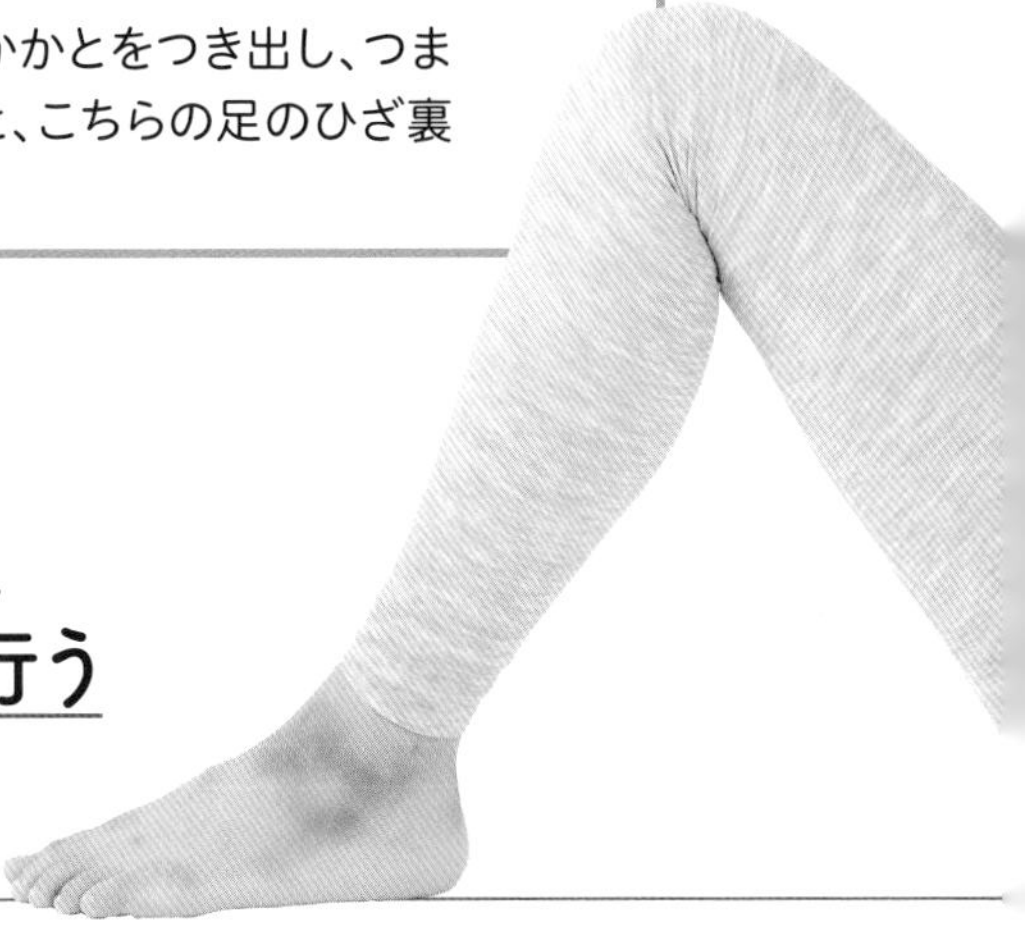

# 朝 2 寝たままひざ倒し

ひざをクロスして足を押し、股関節、わき腹ものばす

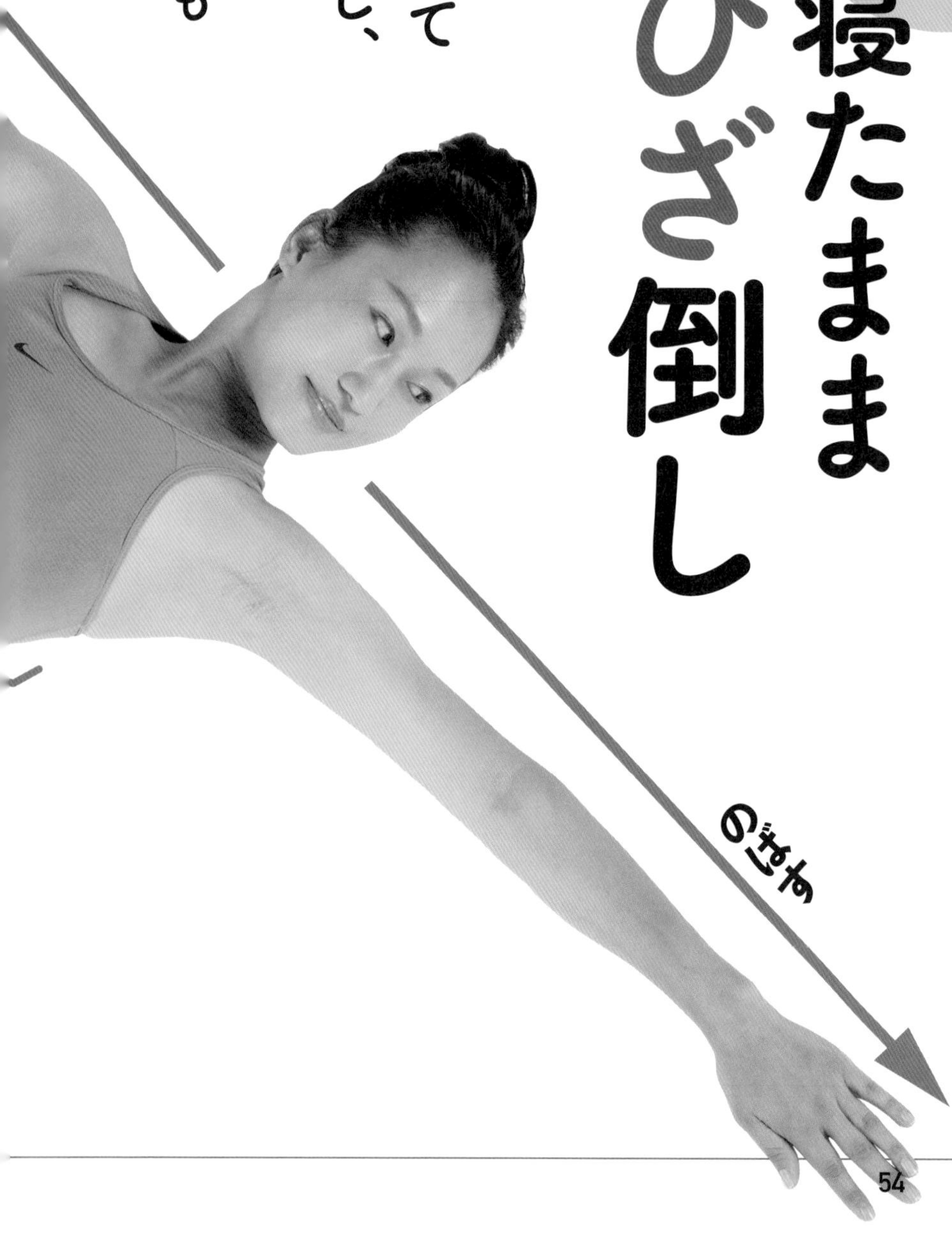

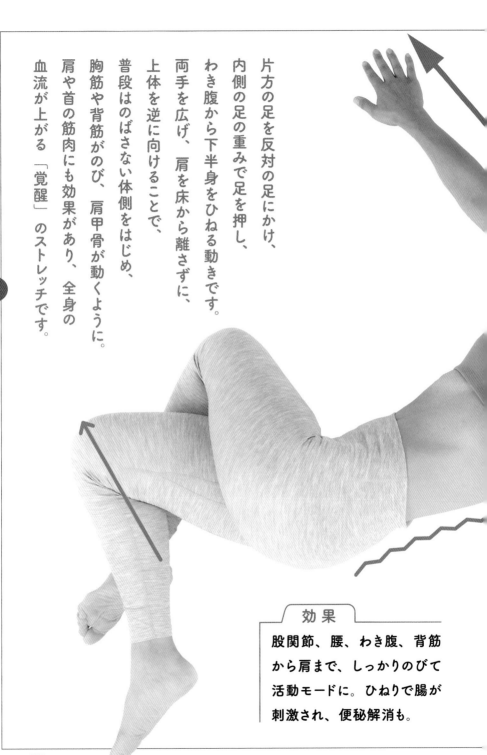

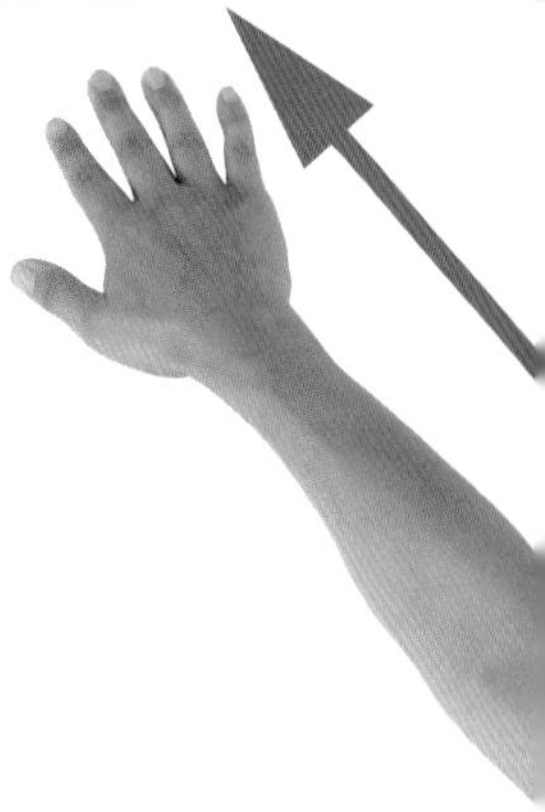

片方の足を反対の足にかけ、
内側の足の重みで足を押し、
わき腹から下半身をひねる動きです。
両手を広げ、肩を床から離さずに、
上体を逆に向けることで、
普段はのばさない体側をはじめ、
胸筋や背筋がのび、肩甲骨が動くように。
肩や首の筋肉にも効果があり、全身の
血流が上がる「覚醒」のストレッチです。

効果

股関節、腰、わき腹、背筋から肩まで、しっかりのびて活動モードに。ひねりで腸が刺激され、便秘解消も。

朝

# 2 ひざ倒しをやってみる

## クロスした足の力を借りて腹筋、わき腹、腸も刺激

足を交差させ、足の重みを利用して、適度な負荷をかけるストレッチ。股関節に加え、わきから背中、上腕までのび、ひねることで腸が刺激され、自然な運動を始めるので快便にもつながります。肩を床につけているのがコツ。意識すると姿勢もよくなっていきます。

### 1 あお向けに寝てひざを立てる

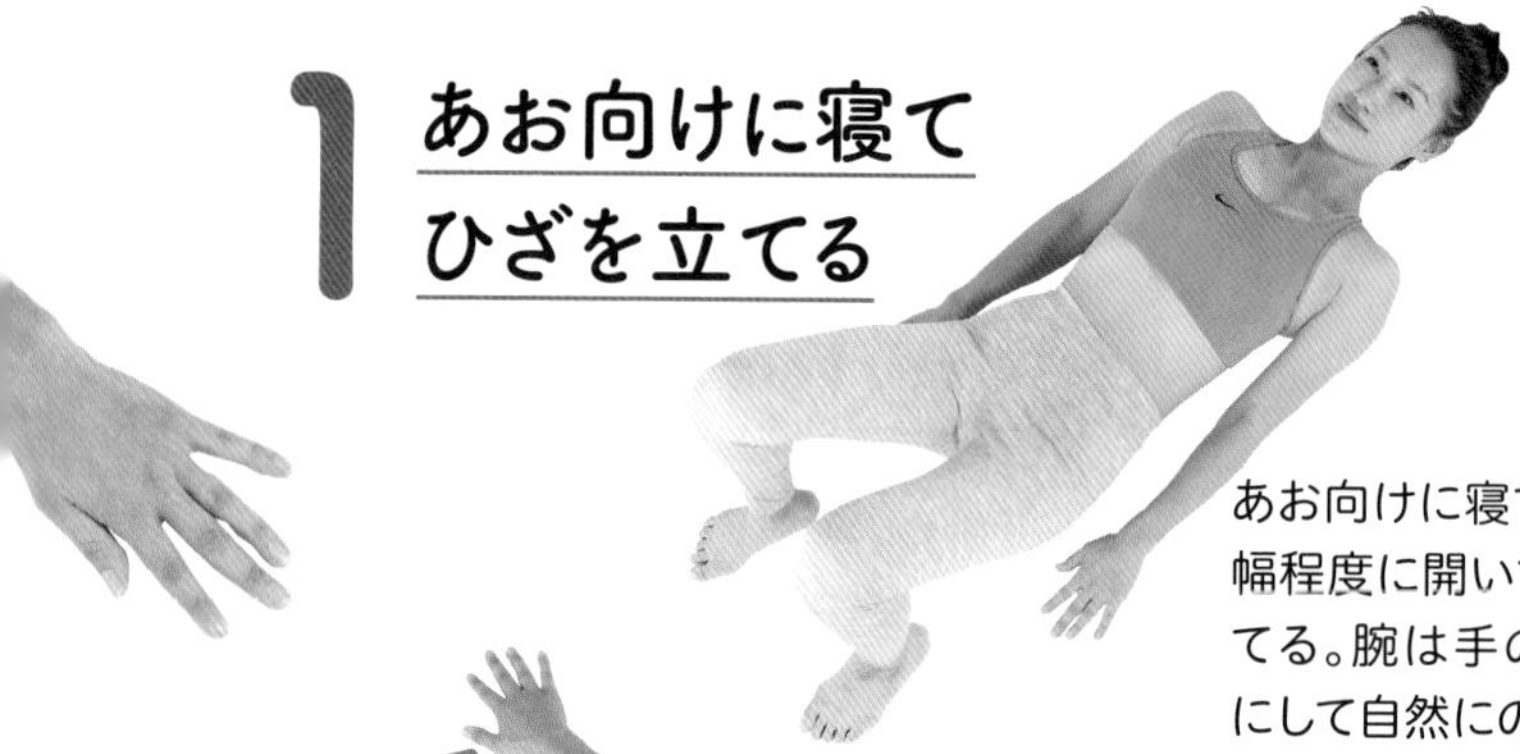

あお向けに寝て足を腰の幅程度に開いてひざを立てる。腕は手のひらを下にして自然にのばす。

### 2 左足を右足にかける

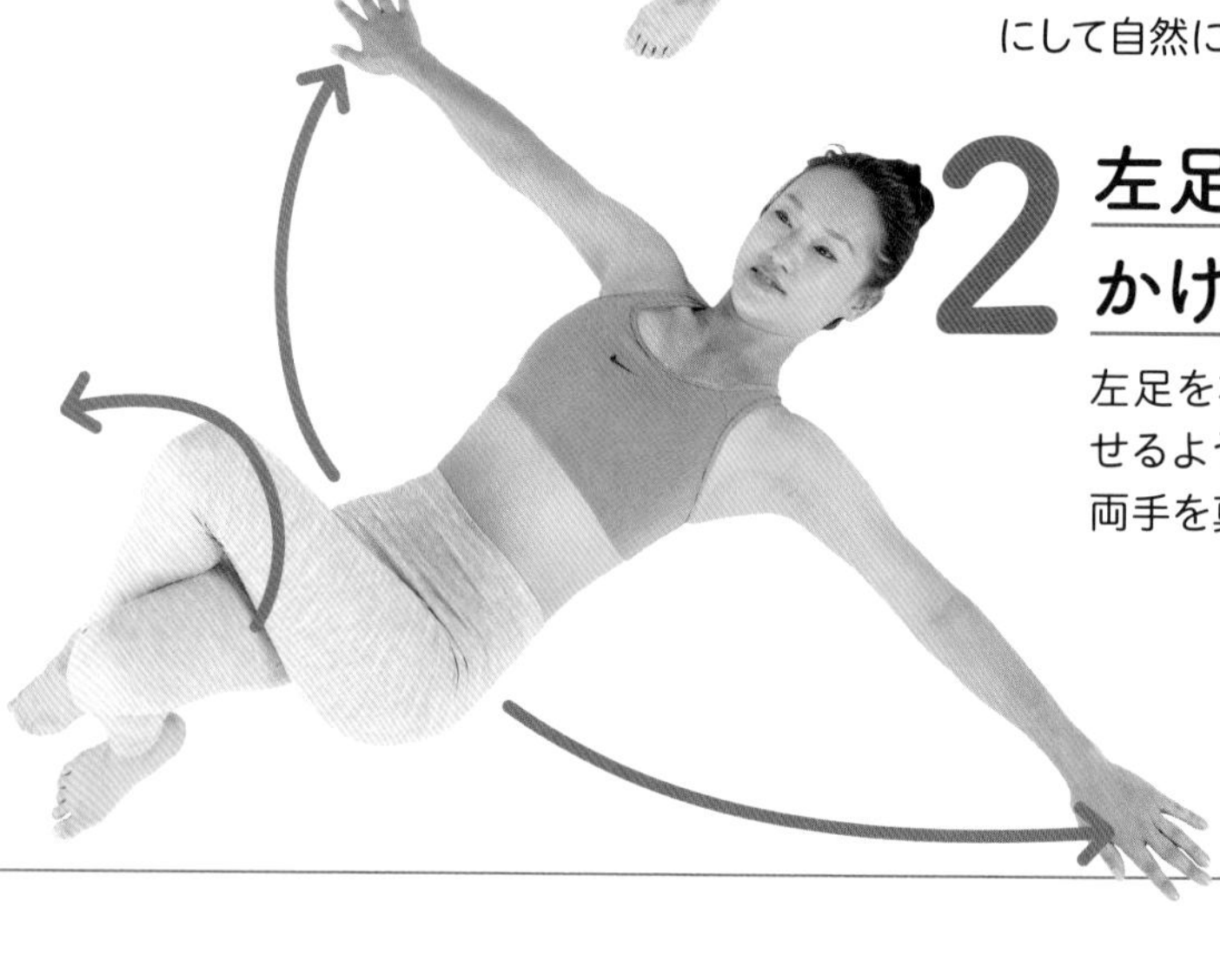

左足を右の太ももに乗せるようにしてかける。両手を真横に広げる。

1回 左右交互に

**3セット**

## 3 左足を右側に押すように倒す

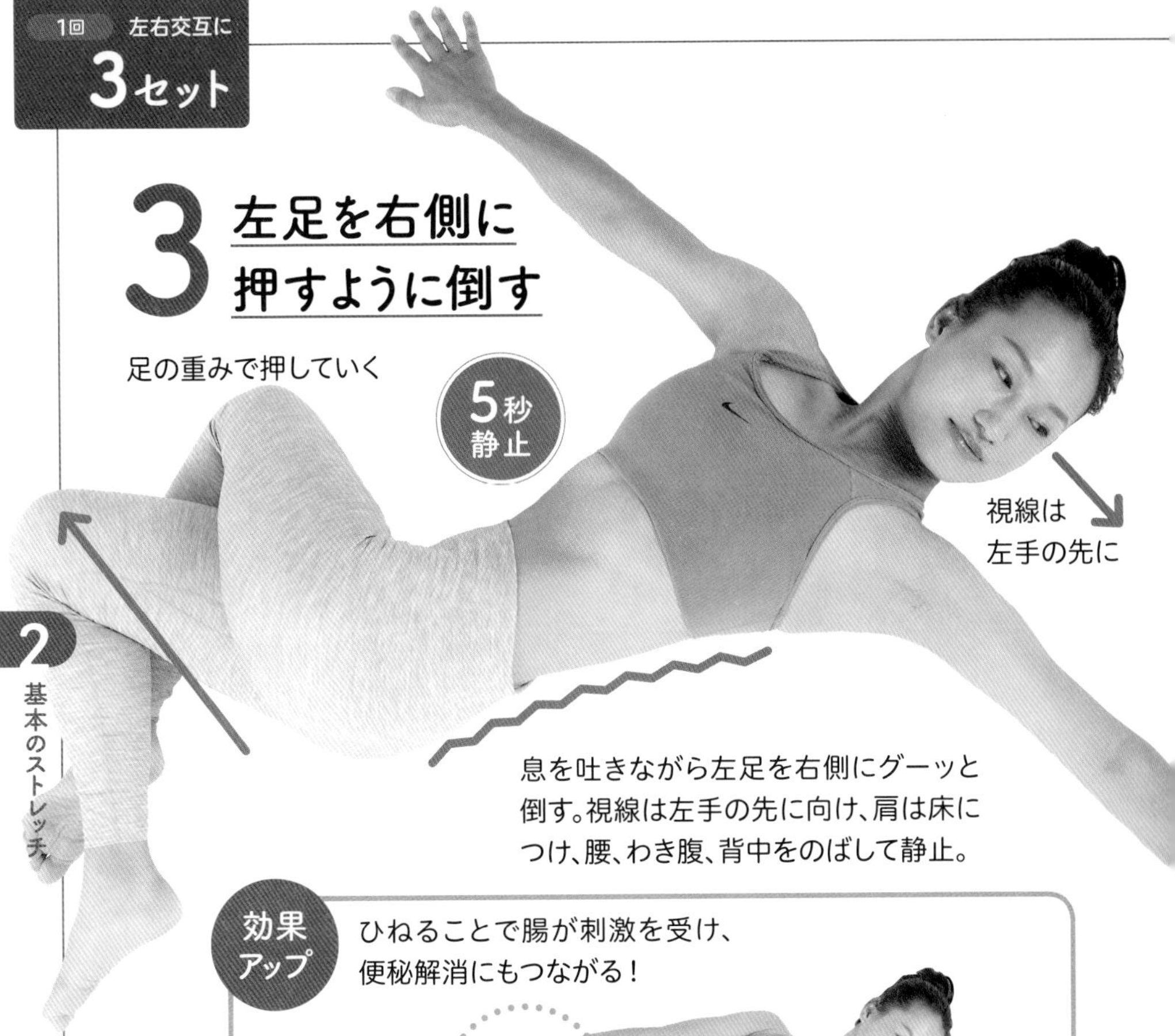

足の重みで押していく
5秒 静止
視線は左手の先に


息を吐きながら左足を右側にグーッと倒す。視線は左手の先に向け、肩は床につけ、腰、わき腹、背中をのばして静止。

**効果アップ** ひねることで腸が刺激を受け、便秘解消にもつながる！

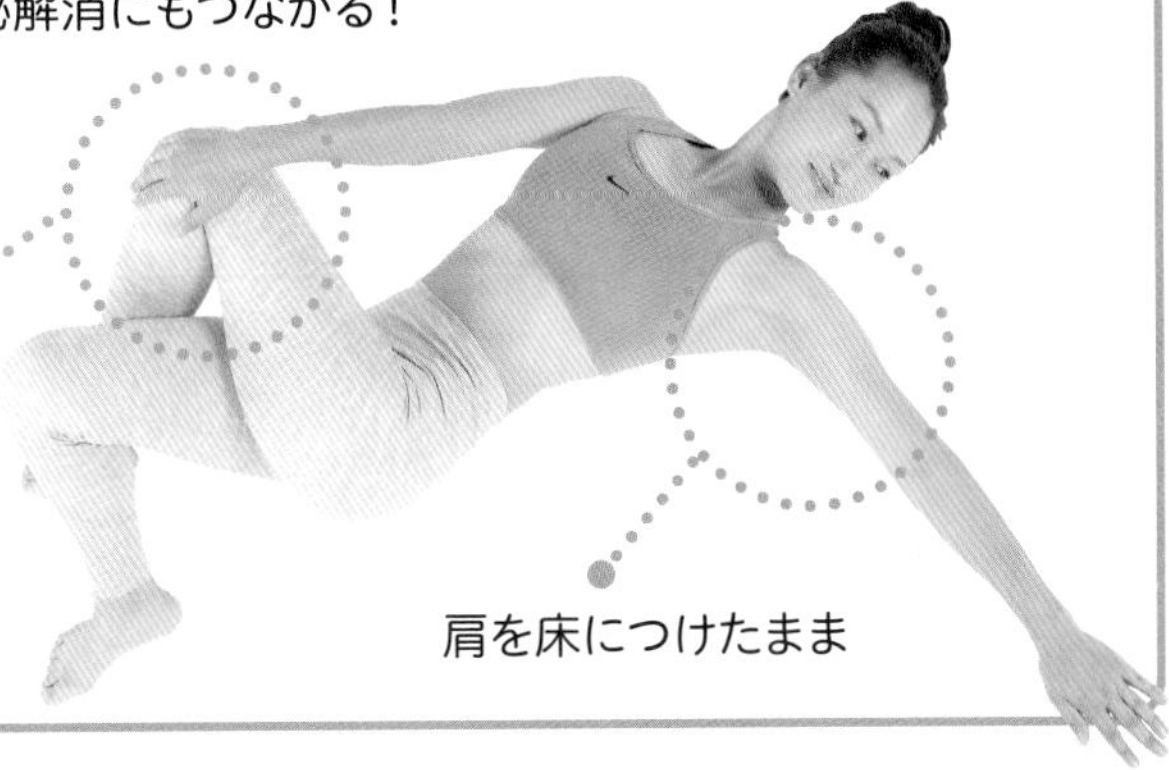

手で軽く押しても
肩を床につけたまま


## 4 息を吸いながらゆっくり元に戻す。反対側も同様に行う

1

夜

# ひざ抱え

## 腹筋と内臓をちぢめて緊張、ゆるめて血流促進を

両手でギュッとひざを抱え、お腹の皮、腹筋、内臓をちぢめた後、息を吸いながら元に戻す動きです。

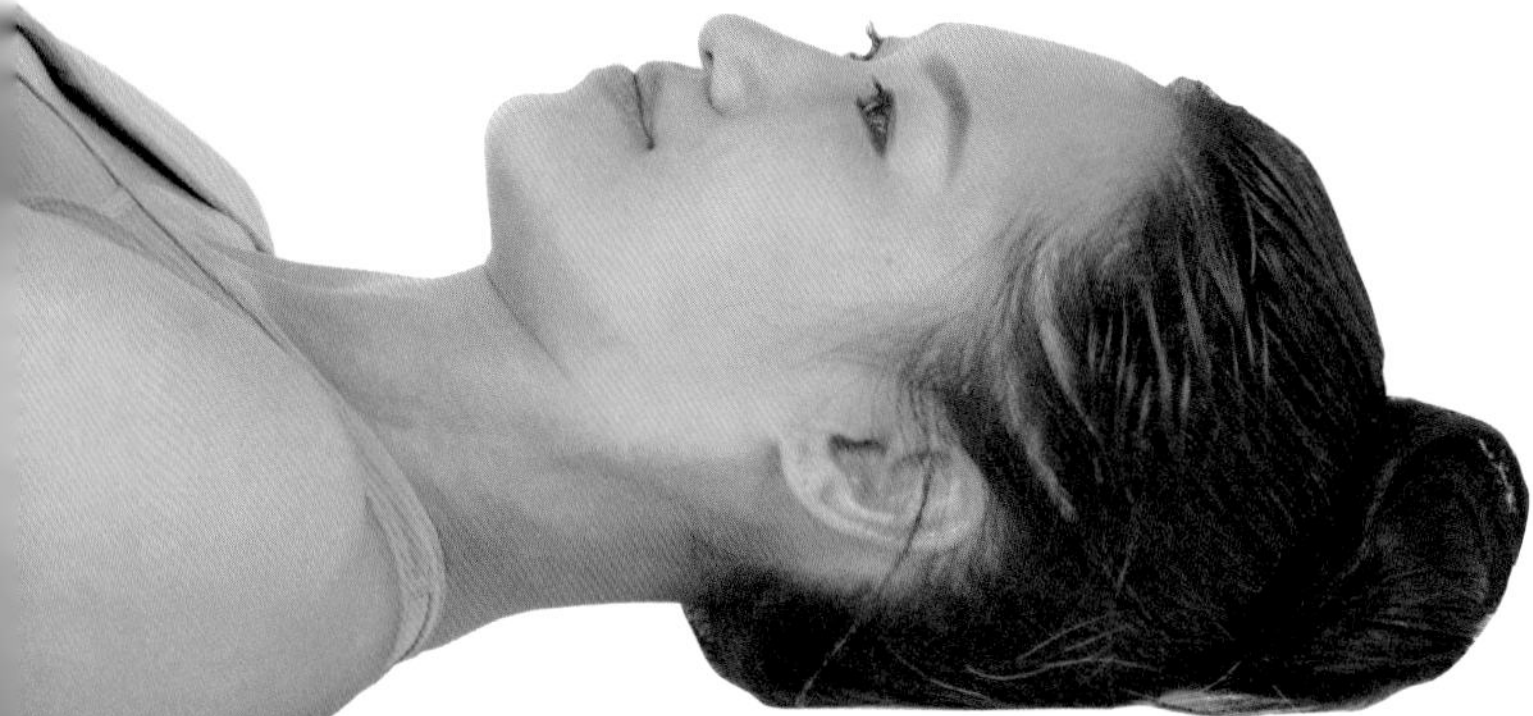

首は上げない

「ちぢめる」と「のばす」は
常にワンセットと覚えましょう。
緊張と弛緩によって、
内臓の血流が上がると
副交感神経に切り替わり、
良質な睡眠へ。
1日中体重がかかっていた
ひざ裏や関節ものばせます。

## 効果

**腹筋と内臓をちぢめた後、すぐにのばすと血流がよくなり眠りの質を上げる。また、受け身が身につき、転んだ時のケガ防止のメリットも！**



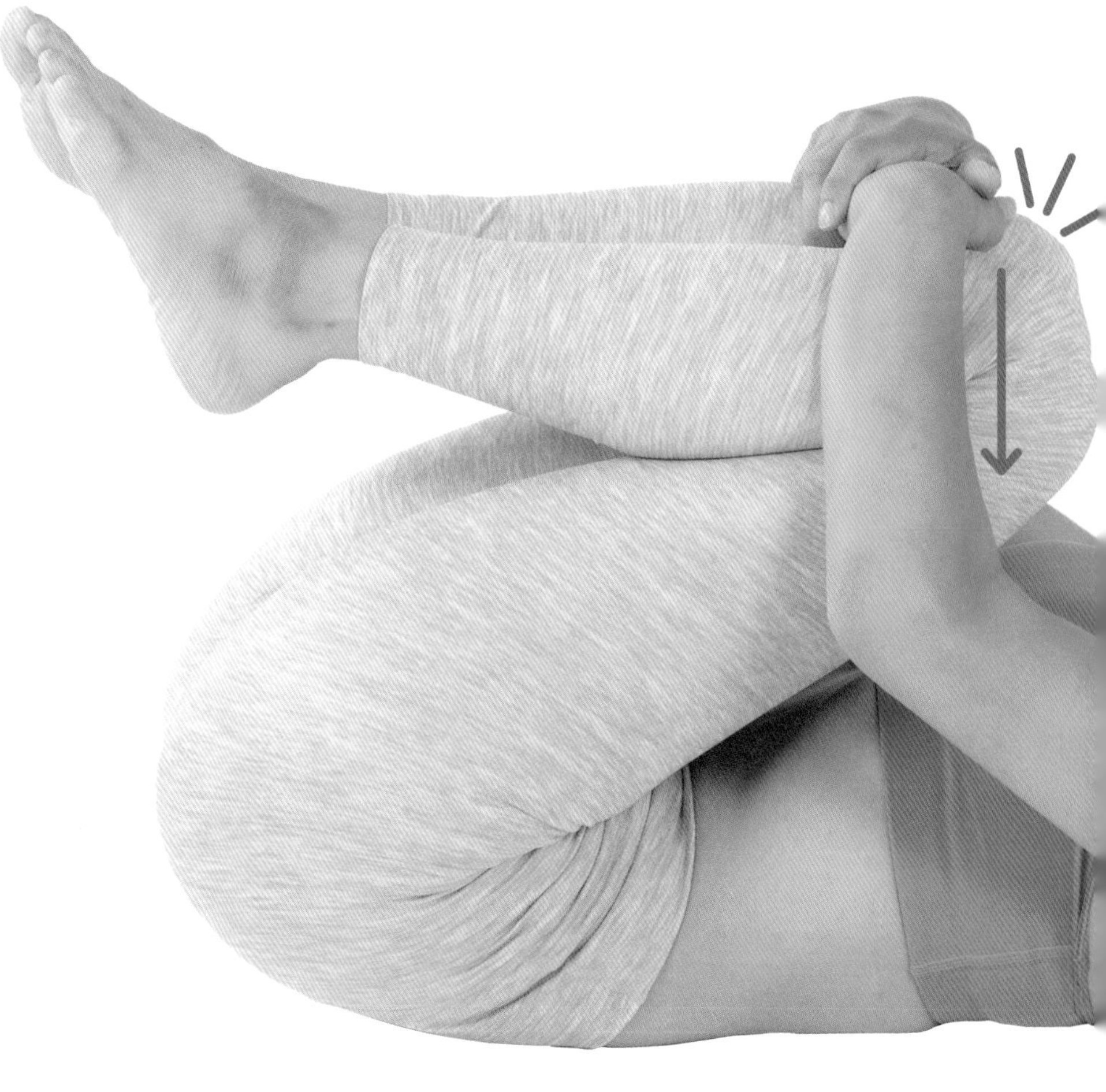

夜 1

# ひざ抱えをやってみる

## 1 あお向けに寝てひざを抱える

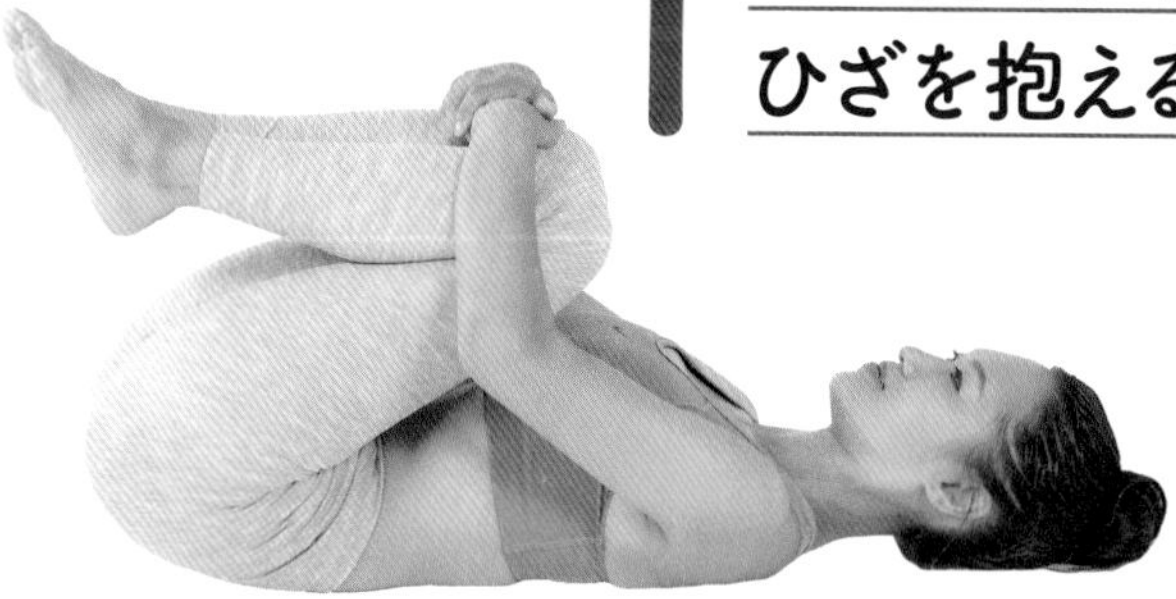

あお向けに寝てひざを曲げ、両腕でしっかり抱える。

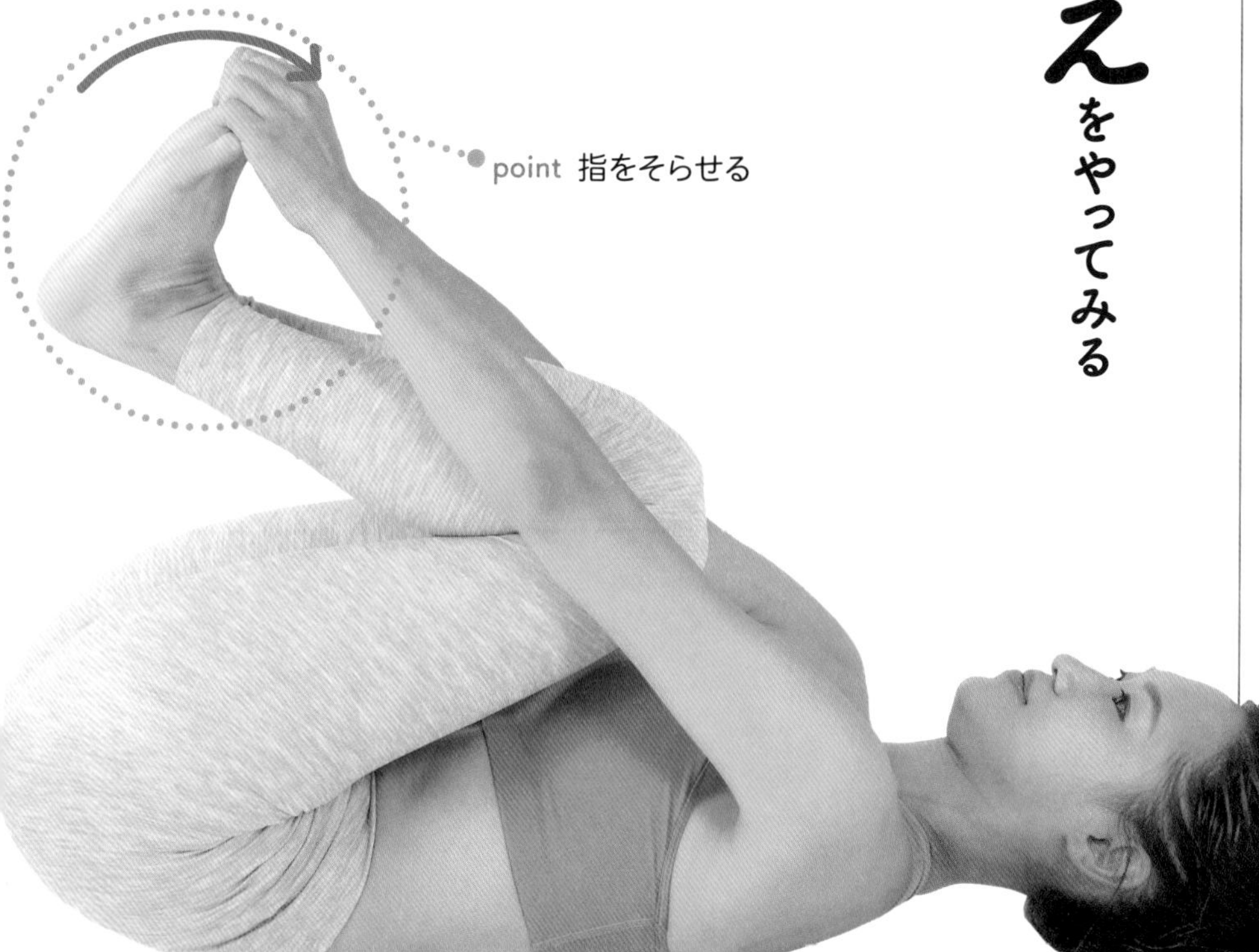


## 2 足先をつかんでぐっと引き寄せる

両足の指先を両手でつかみ、かかとをつき出すようにして足先を引き寄せる
★つかめない人は無理しないで1だけでもいい。

## 緊張と弛緩、収縮と伸展。ちぢめればしっかりのびる

お腹やひざ裏を思いきり収縮させ、その後にのばすと緊張と弛緩によって内臓への血流がアップし、体幹の運動にもなります。ひざ裏をちぢめた後に、指先をつかんで足裏のアーチも刺激し、ひざ裏ののばしと組み合わせることで、体がほぐれ、自律神経が安定して良質な眠りへ導かれます。



## 3 かかとを上げて ひざ裏をのばす

5秒 静止

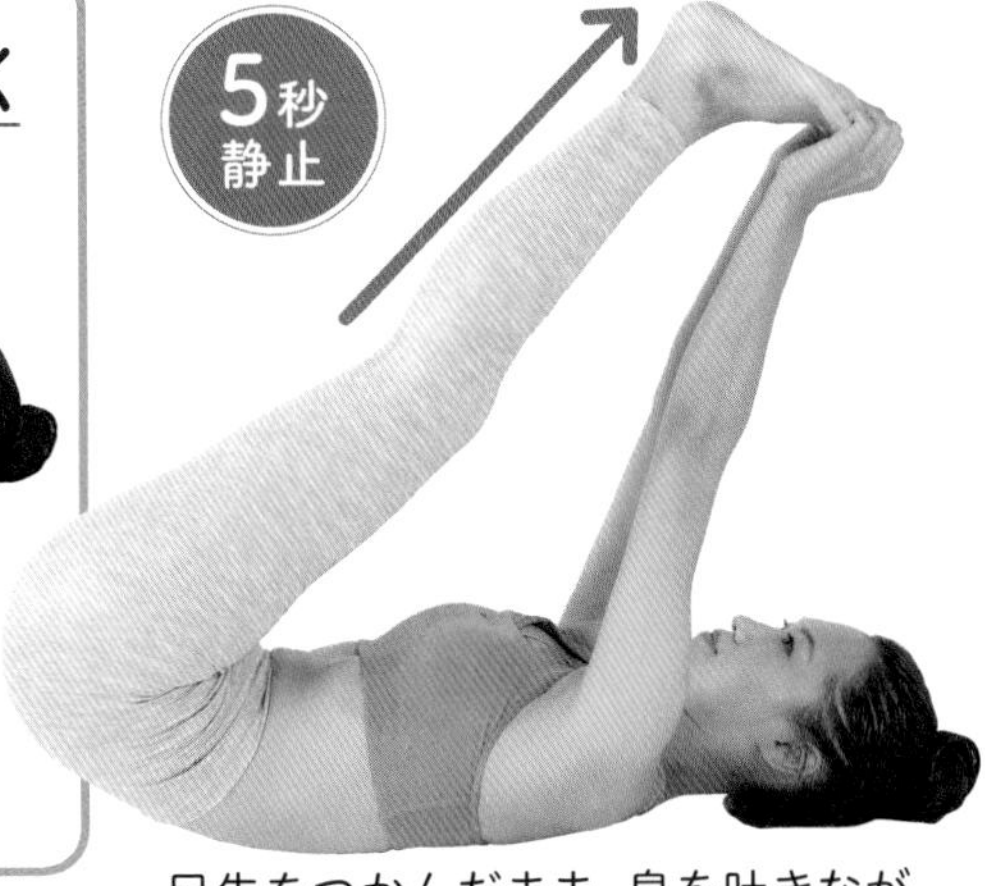

足先をつかんだまま、息を吐きながら足を上げ、ひざ裏をのばして静止。

## 4 息を吸いながら ゆっくり元に戻す

慣れてきたら

### 両足を開く

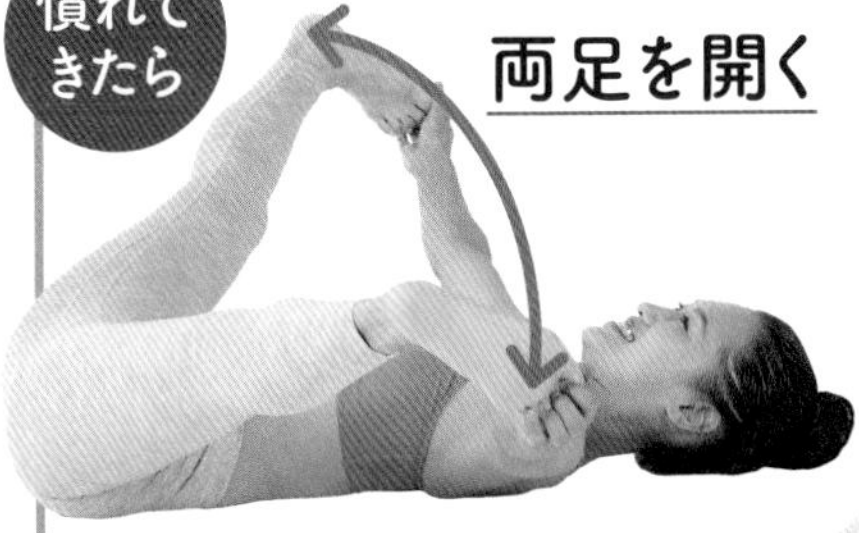

そのまま左右に足を開くと、股関節の可動域を広げることができる。無理のない範囲で行うこと。

2

夜

# 肩すぼめ胸そらし

仕事や家事でうつむきがちな昼にちぢんだ体をリセット

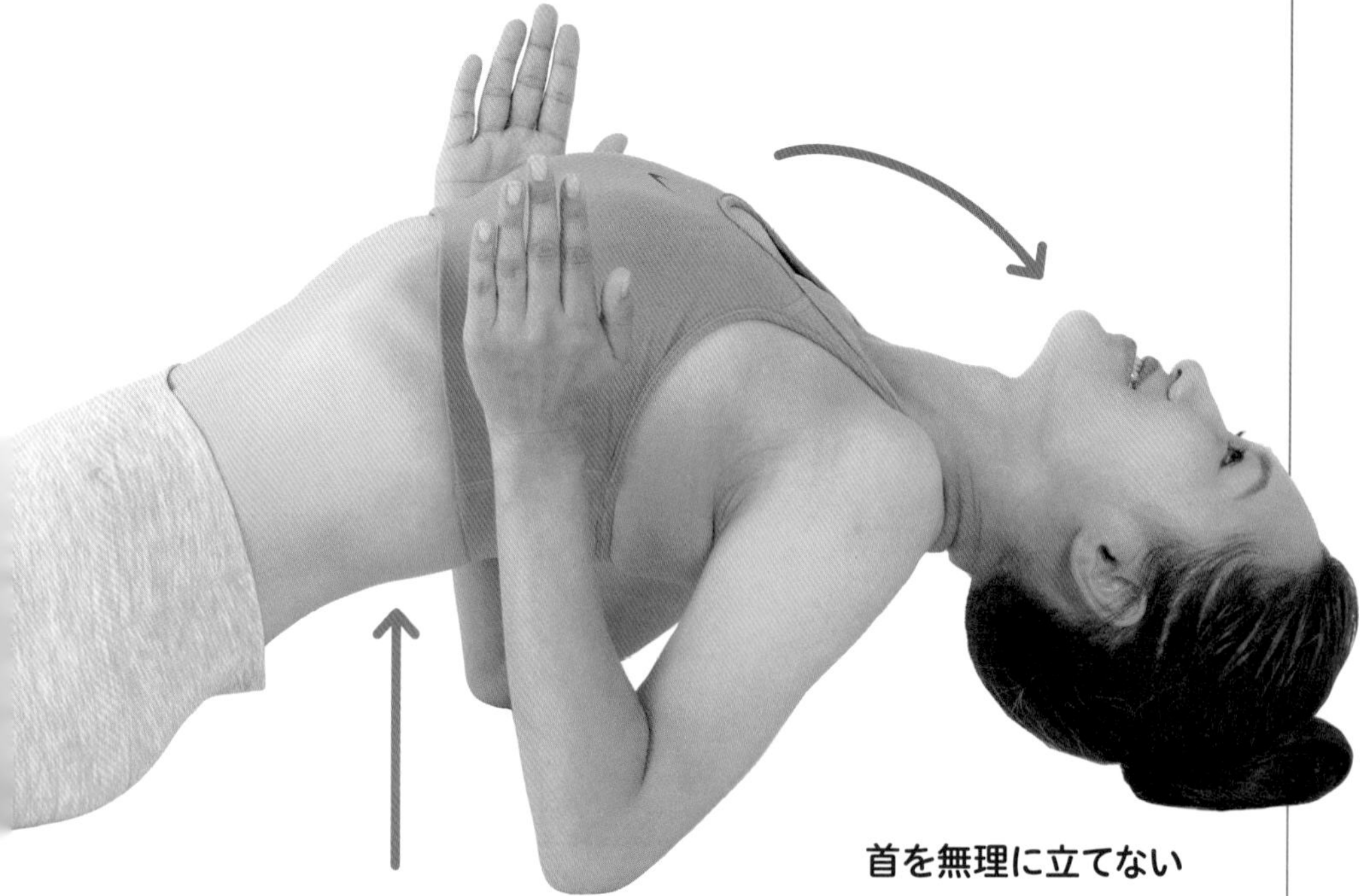

首を無理に立てない

日常生活ではうつむく姿勢が多く、
胸筋がちぢんで肩が前に出ます。
猫背や巻き肩は、肩こりや
首の痛みの原因になるだけでなく、
胸やお腹の中が狭くなり、
呼吸が浅くなったり、
内臓を圧迫するのも不調の原因です。
寝る前に固まった上半身をのばし、
ゆったりと寝て睡眠の質の向上に。

### 効果

肩甲骨を動かし、胸筋をのばして猫背の原因を解消。よい姿勢で眠ることができる。腹筋がのびて体幹が鍛えられる効果も。

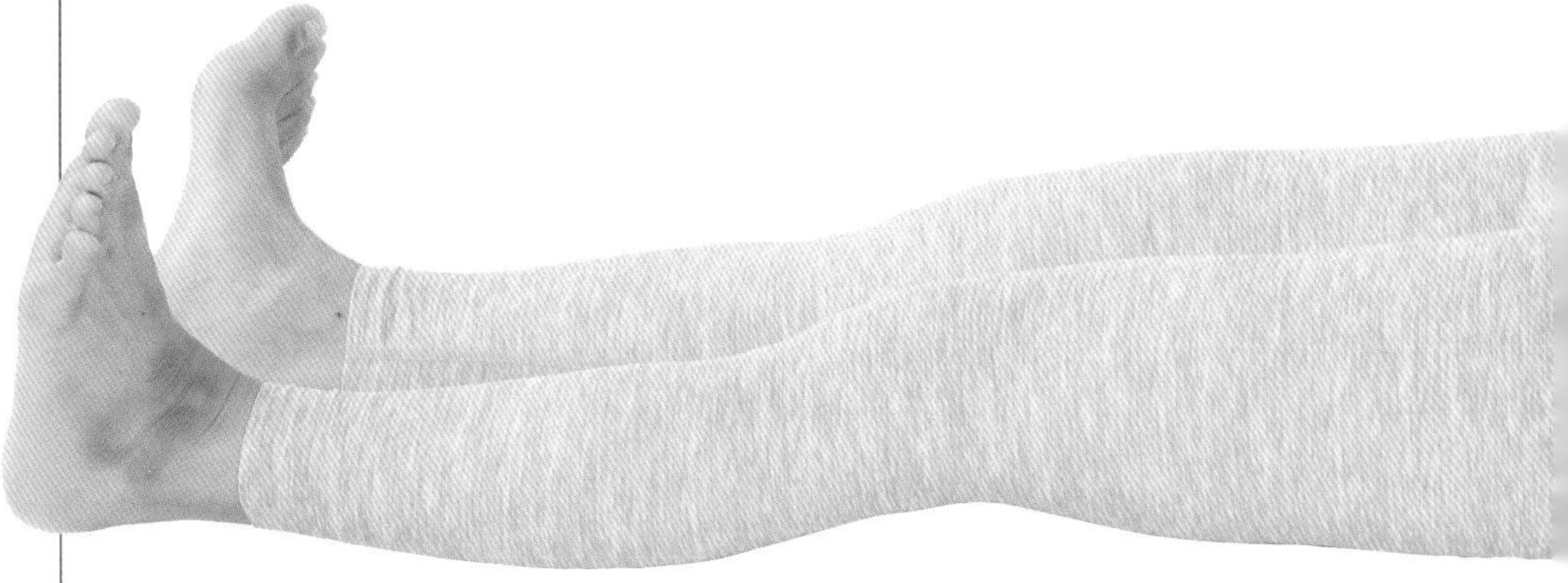

夜 2

# 肩すぼめ胸そらしをやってみる

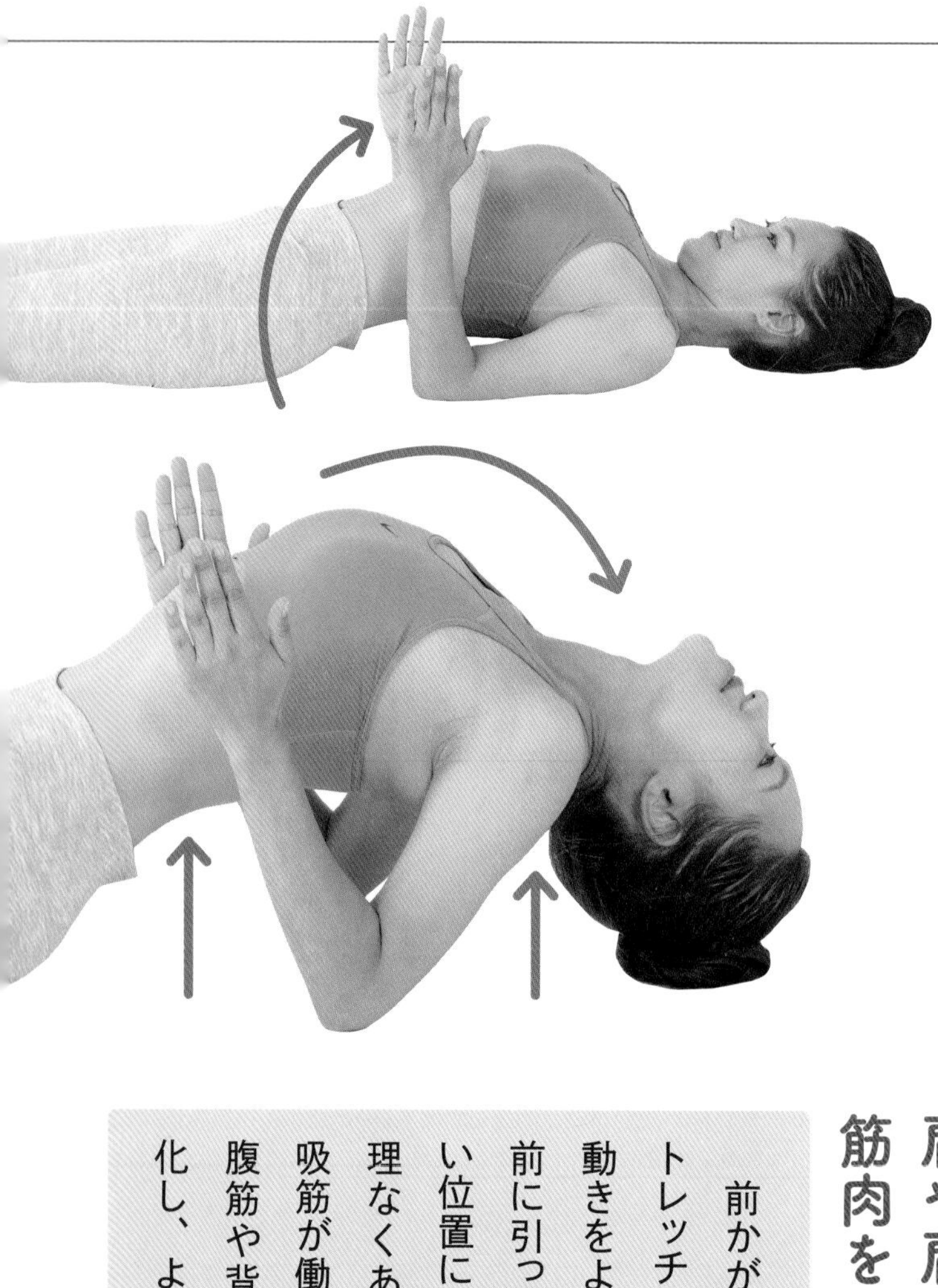

## 肩や肩甲骨の周囲の筋肉を動かして姿勢矯正

前かがみの姿勢をリセットするストレッチです。肩甲骨や肩の周囲の動きをよくし、胸筋がのびるので、前に引っ張られている肩や首が正しい位置に戻ります。これにより、無理なくあお向けに寝られ、より呼吸筋が働いて深い呼吸ができます。腹筋や背筋も使うので、体幹も強化し、よい姿勢を保てる体に。

## 1 肩甲骨を寄せて肩をすぼめる

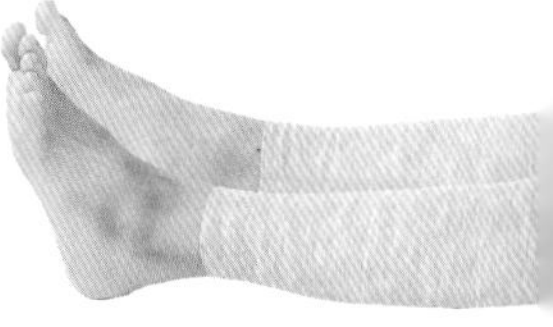

あお向けに寝て両手の先を上に向け、肩甲骨を寄せるようにして肩をすぼめ、背中を床から浮かせる。

## 2 肩を上げ、胸をそらす

かかとをつき出してつま先を上げ、ひざの裏をのばす。息を吸いながら背中をそらせて肩甲骨を寄せ、背筋をのばし、肩を上げて胸筋を開く。

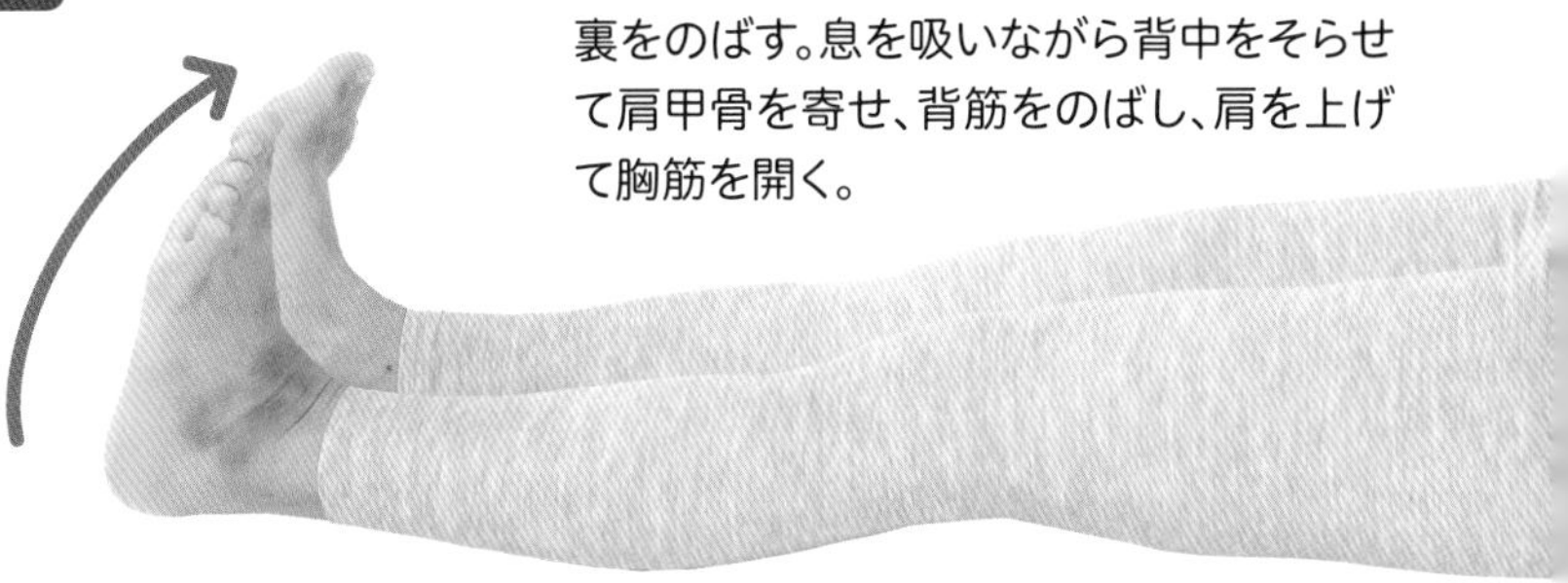

## 3 手をお腹に当てる

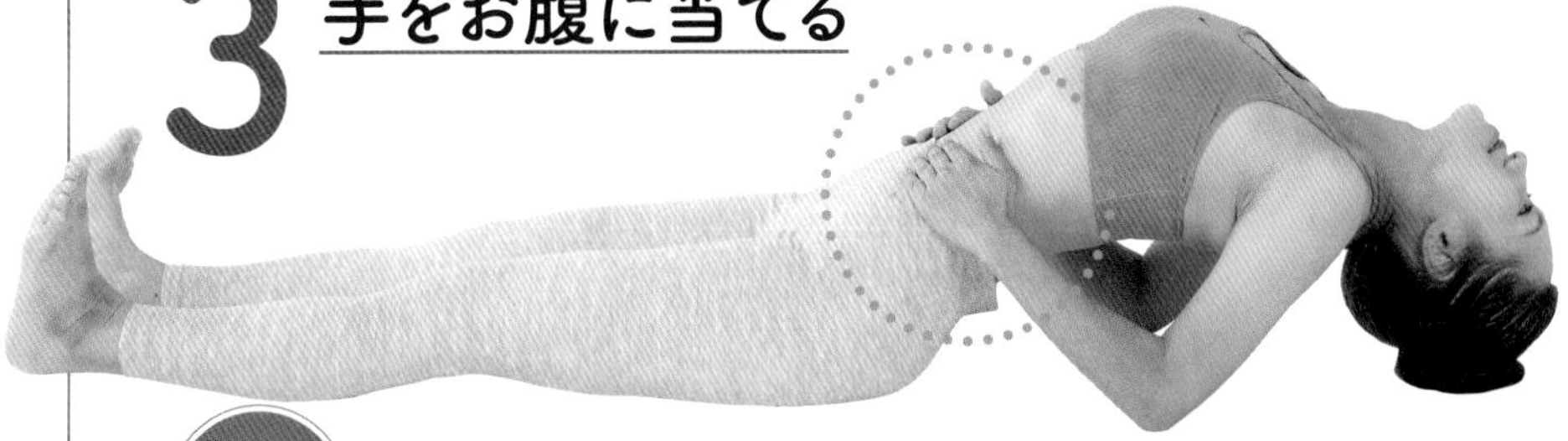

5秒静止

手のひらをお腹に当て、呼吸を確認して静止する。

これだけで十分!

最初はあお向けの姿勢で肩甲骨を寄せ、背中をそらすだけでOK。首に不安がある人は無理をしないこと。

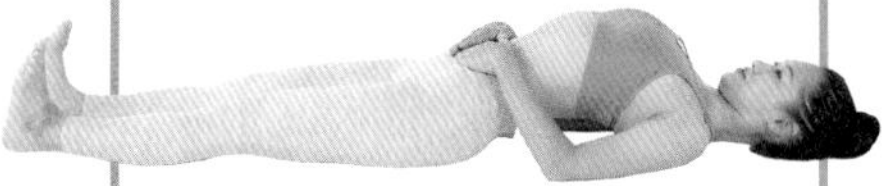

## 4 息を吐きながらゆっくりと元に戻す

check

# 基本のチェック！
# あお向けに寝られる？

あお向けに寝られない人はどこかがゆがんでいる

あお向けに寝て、頭、肩、腰、かかとを床につけられるか、ひざや腕はのばせるかを確認してみましょう。ラクに寝られる人は少ないのです。胸筋や腹筋がちぢこまって固まっている、ひざ裏がのびない、首や肩が前傾しているといったゆがみや、筋肉が硬いところがわかります。

## あお向け寝チェック

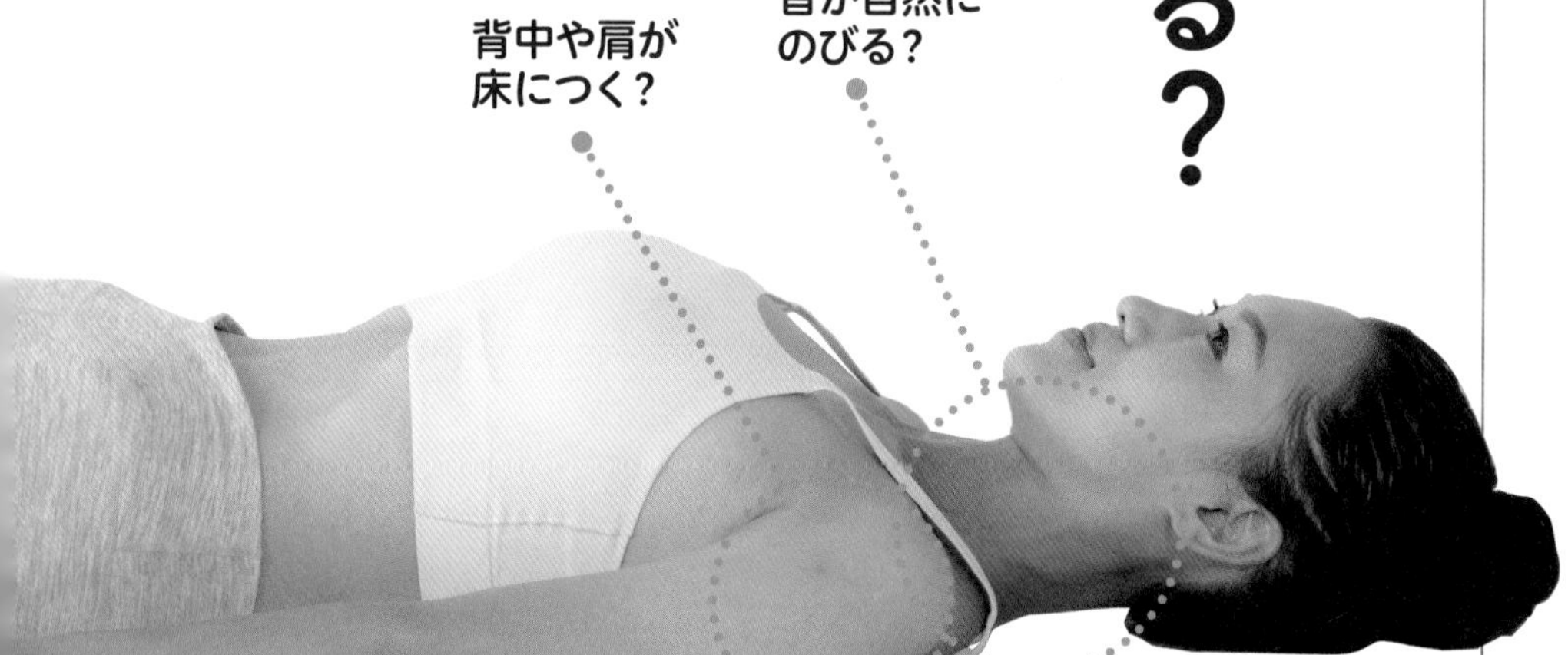

## × あお向けに寝られない

あお向けになろうとすると苦しい、痛いところがあるという人は
要注意。横向きで丸くなって寝ている人は
睡眠中、内臓の血流が弱い。

## △ 無理を感じる!

まっすぐに寝ようとすれば寝られるが、痛むところがある。
体が緊張している、ひざをまっすぐのばせないなどは要注意。

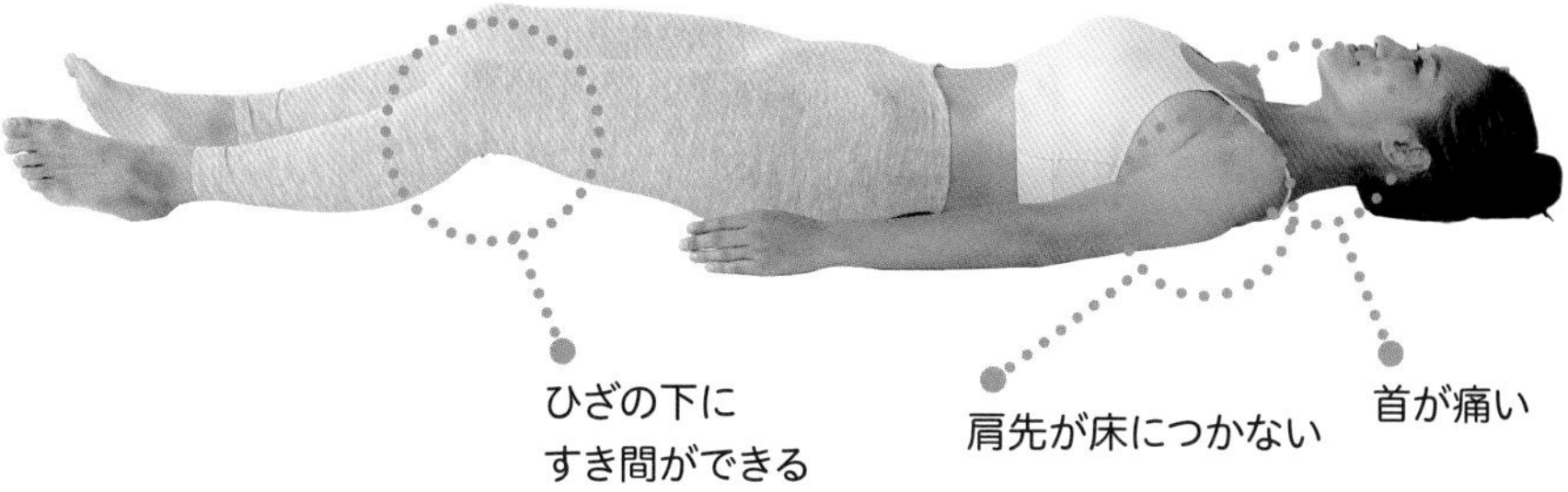
ひざの下に
すき間ができる
肩先が床につかない
首が痛い

## ◎ 無理なくあお向けに寝られる

かかと、ふくらはぎ、お尻、背中、肩を床につけられればOK。

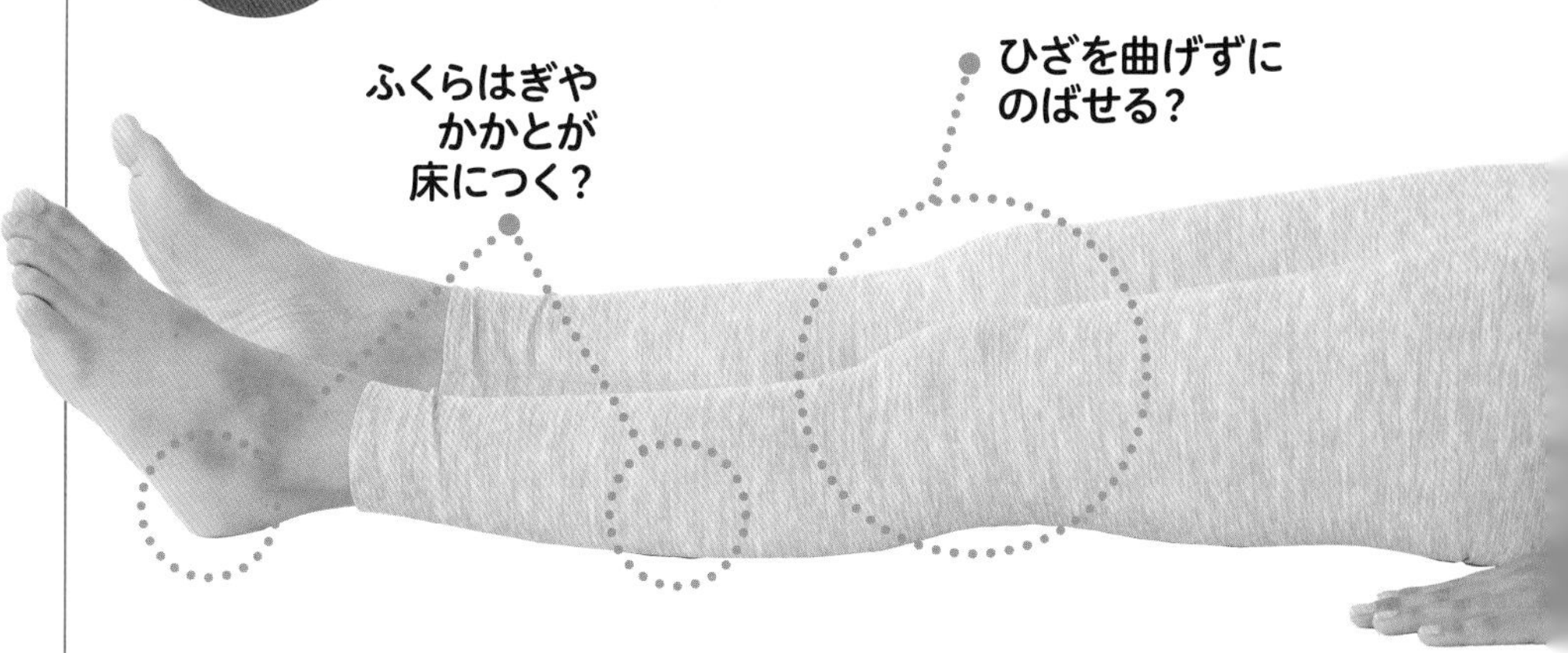
ふくらはぎや
かかとが
床につく?
ひざを曲げずに
のばせる?

check

# ひざ裏の柔軟性

## ひざ裏の硬さとのびはすべての不調のかなめ

ひざ裏は、ふくらはぎの筋肉群と太もも裏側の筋肉群が集まっている下半身の動きの要所です。ひざ裏をのばせないと、きちんと立つこと

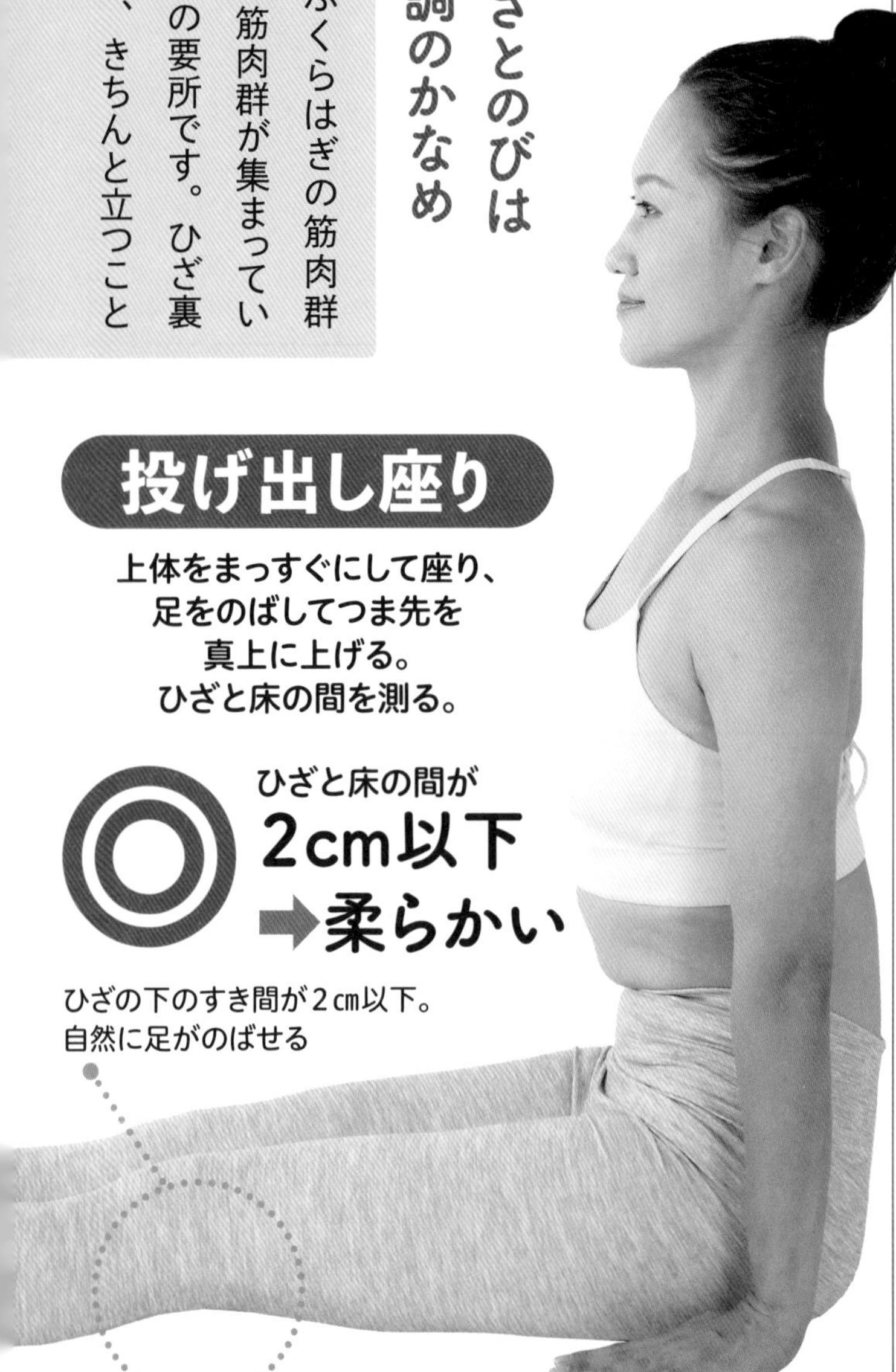

### 投げ出し座り

上体をまっすぐにして座り、
足をのばしてつま先を
真上に上げる。
ひざと床の間を測る。

◎ ひざと床の間が
**2cm以下**
**➡柔らかい**

ひざの下のすき間が２㎝以下。
自然に足がのばせる

上体がまっすぐに立てられれば体幹も合格

ができず、体のゆがみや不調につながります。ひざは姿勢の基盤といえるでしょう。のばせているつもりでも曲がっている人が多いので確認を。

ひざと床の間が
## 2～5cm
## ➡要注意 △

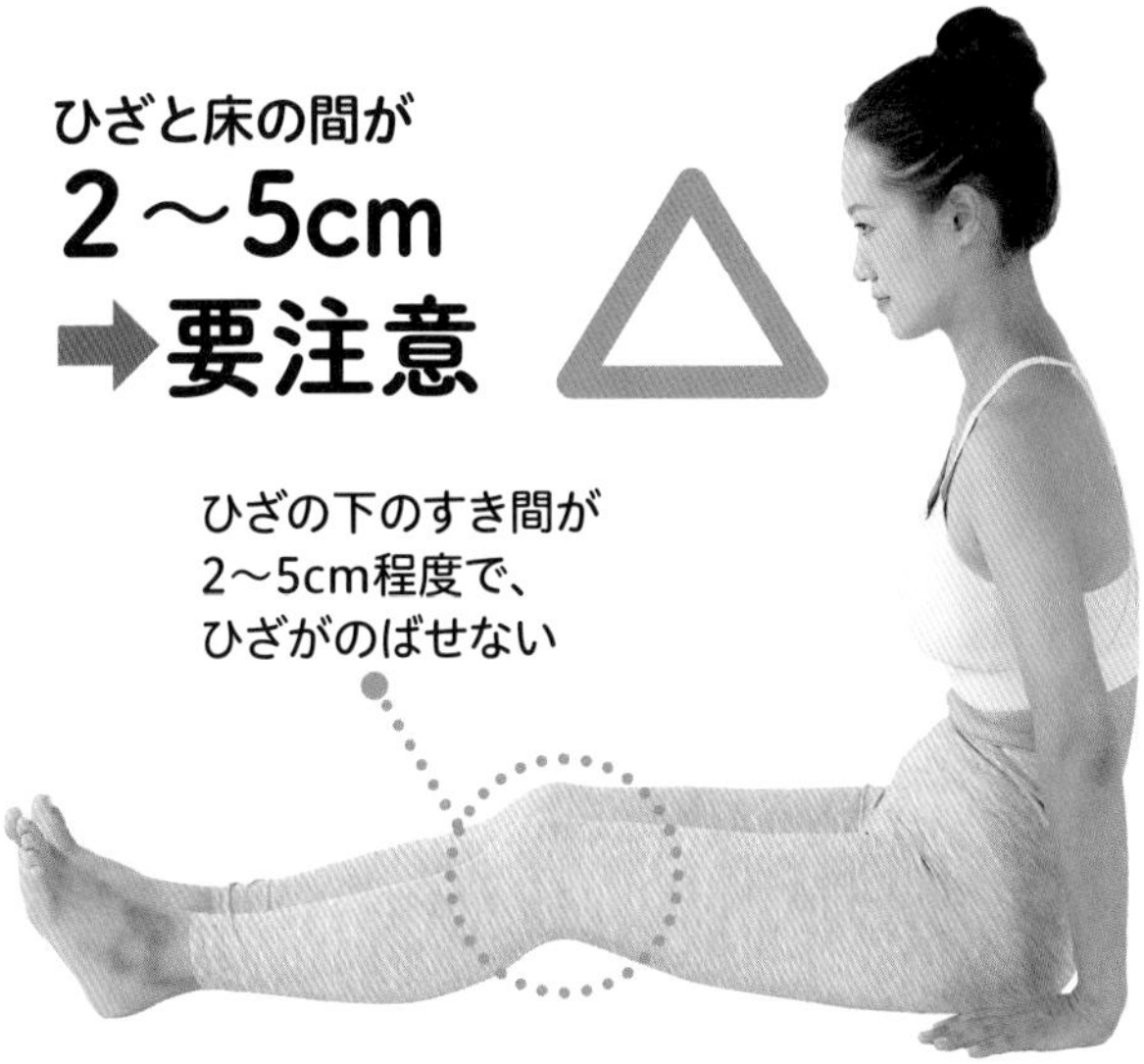

ひざの下のすき間が
2～5cm程度で、
ひざがのばせない

ひざと床の間が
## 5cm以上
## ➡かなり重症 ×

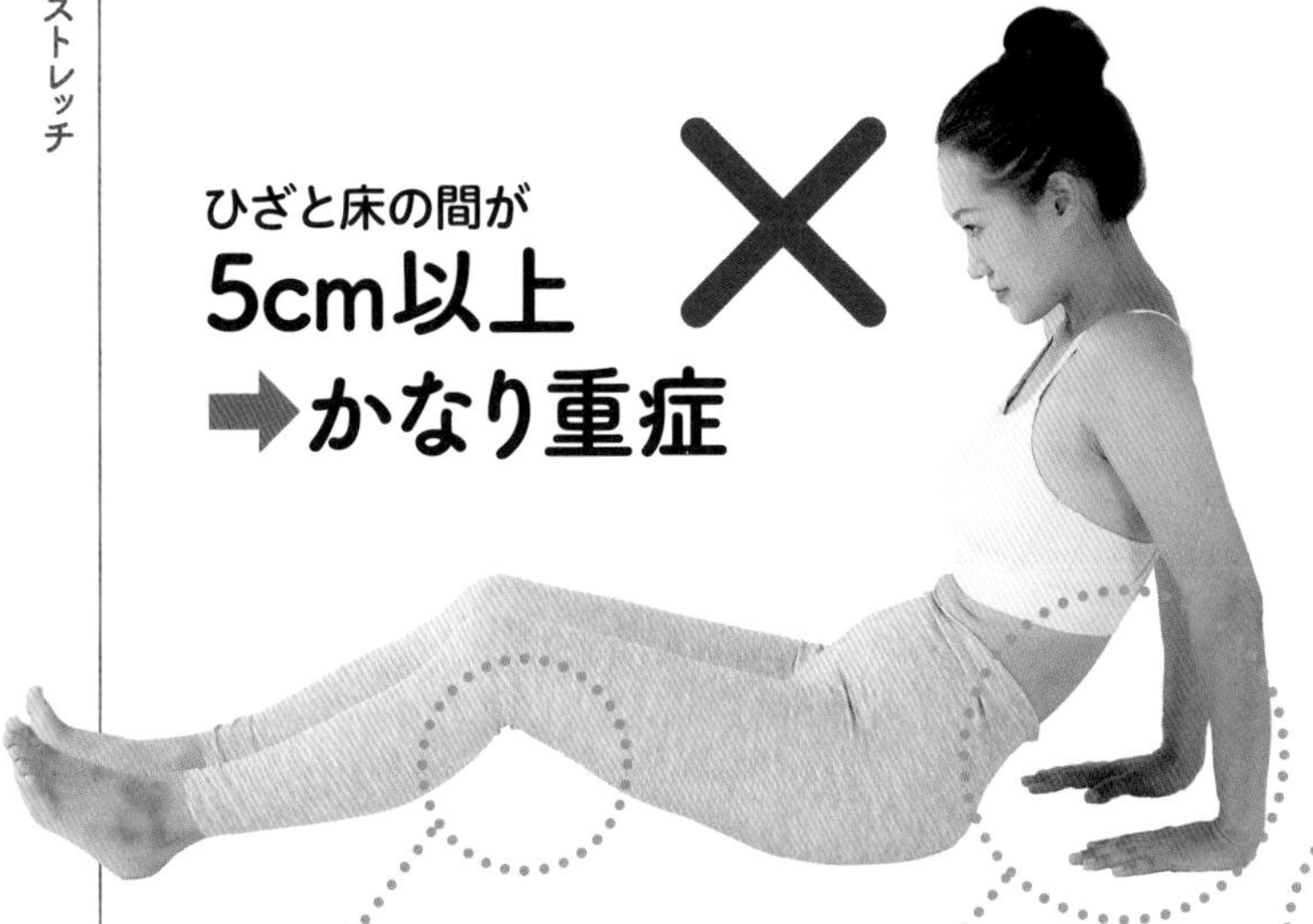

ひざの下のすき間が
5cm以上で、
ひざがのばせない

足を投げ出すためには
後ろに手をつかないと
バランスがとれない

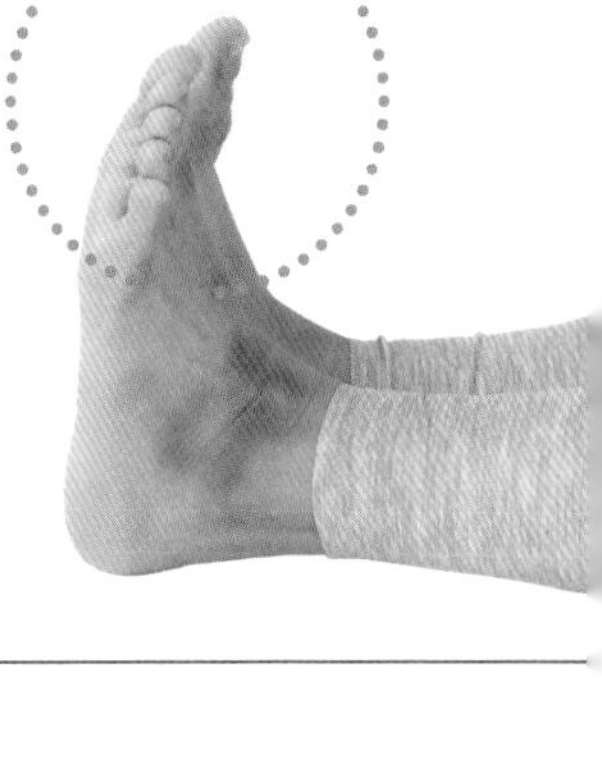

つま先を真上に
向けられるといい

check

# 姿勢を確認

## まっすぐ立っているはずが背中や腰が曲がっている？

関節や筋肉に負担がかからない立ち姿勢は、頭のてっぺんから肩、骨盤、足の裏までが一直線に結べる状態です。ひざや腰が曲がっていると、他の部分に負担がかかり、痛みやコリを生じたり、姿勢が悪くなったりします。壁に背をつけて立ち、まっすぐに立てているか確認しましょう。

### 伸展力の低下と、圧迫骨折がある

ほとんどどこも
壁につけられないなら、
背骨の圧迫骨折の疑いも。

頭や肩がつかないなら
ひざ裏や背中が硬いか、
腹筋や胸筋がちぢこまっている。

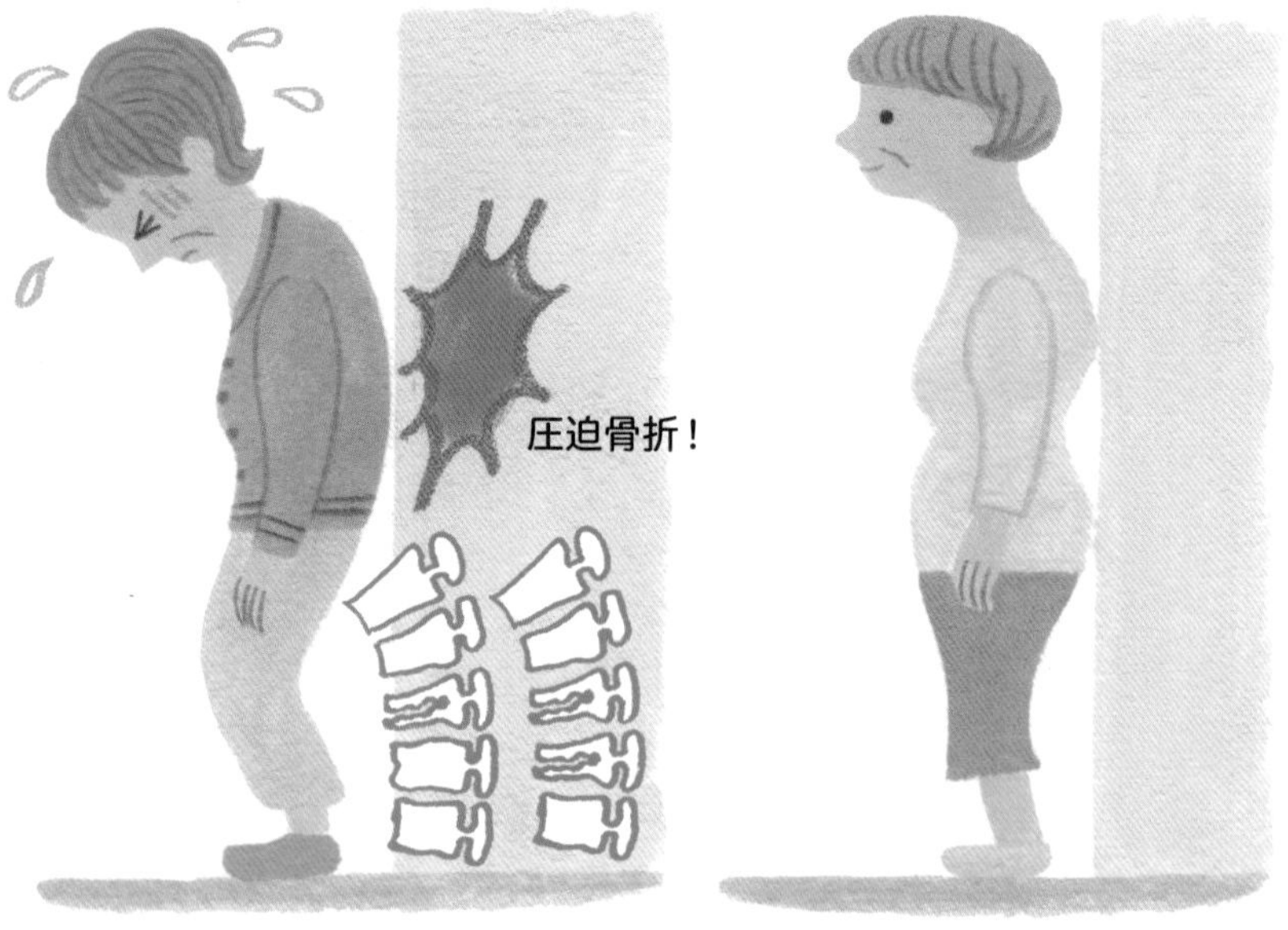

## 壁ピタテスト

壁を背にしてあごを軽く引き、
かかとを壁につけて立ち、
頭、肩、お尻、かかとの4点を
壁につける。

◎

**4点すべてつく**
**➡姿勢バッチリ**

△

**2〜3点つく**
**➡前かがみ予備軍**

×

**1点しかつかない**
**➡すでに**
**腰が曲がっている。**
**骨の検査も！**

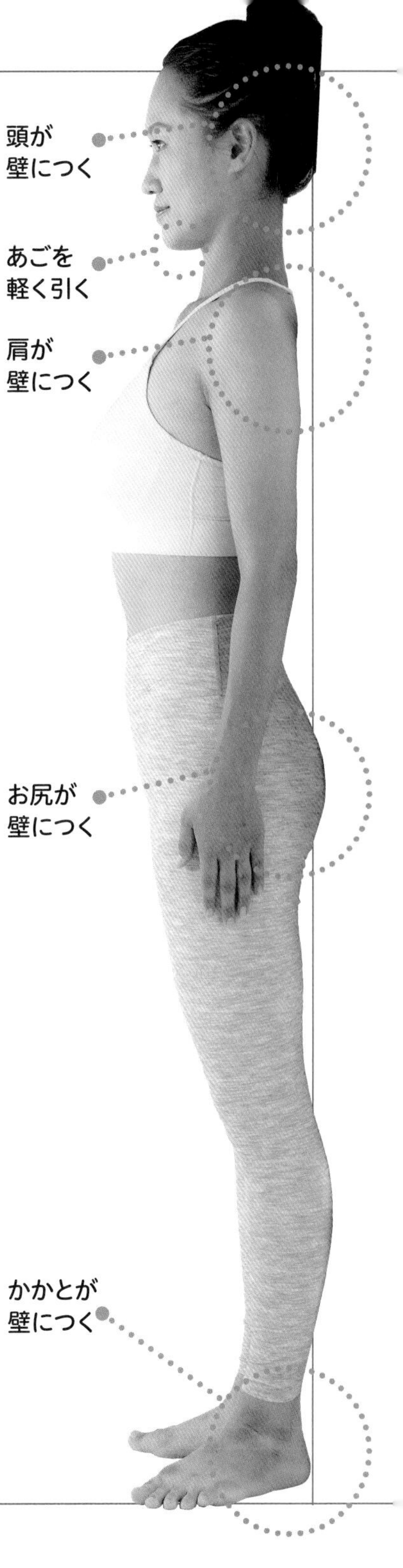
頭が
壁につく
あごを
軽く引く
肩が
壁につく
お尻が
壁につく
かかとが
壁につく

check

# 肩や背中の柔軟性

## 肩甲骨がどれだけ動く？日常動作と肩こりの目安

肩こりや猫背の原因は肩の周囲や背中の筋肉に加え、胸筋のちぢこまりも原因です。肩の動きが悪いと前かがみになりがちで、骨盤の前傾や首のS字カーブがなくなるストレートネックなど、他の部分にも悪影響を及ぼします。利き手側の動きが悪い人が多いのが特徴です。

## 肩の柔らかさは健康の目安

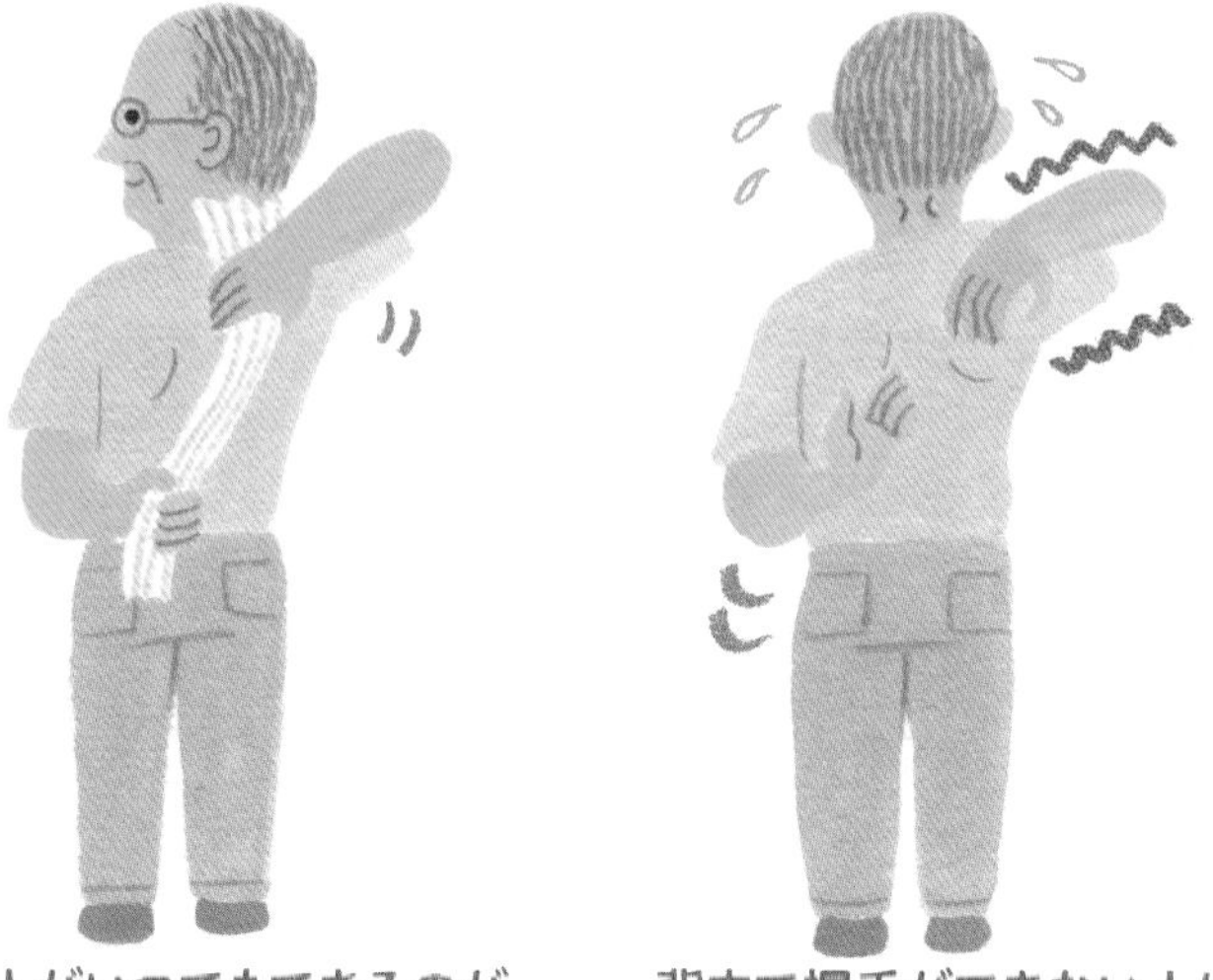

硬い人がいつでもできるのがタオル体操。タオルを持って背中に回し、タオルをたぐるようにして少しずつ手を近づけていく。

背中で握手ができない人は肩甲骨の動きが悪くなっていたり、肩の周囲の筋肉が固くなっている。胸筋が萎縮していることで背中で手をつなげない人も。

# 背中握手テスト

まっすぐに立ち、
背中で
手をつなごうとしてみる。
左右ともに試してみる。

◎

## 握手できる
## ➡柔軟

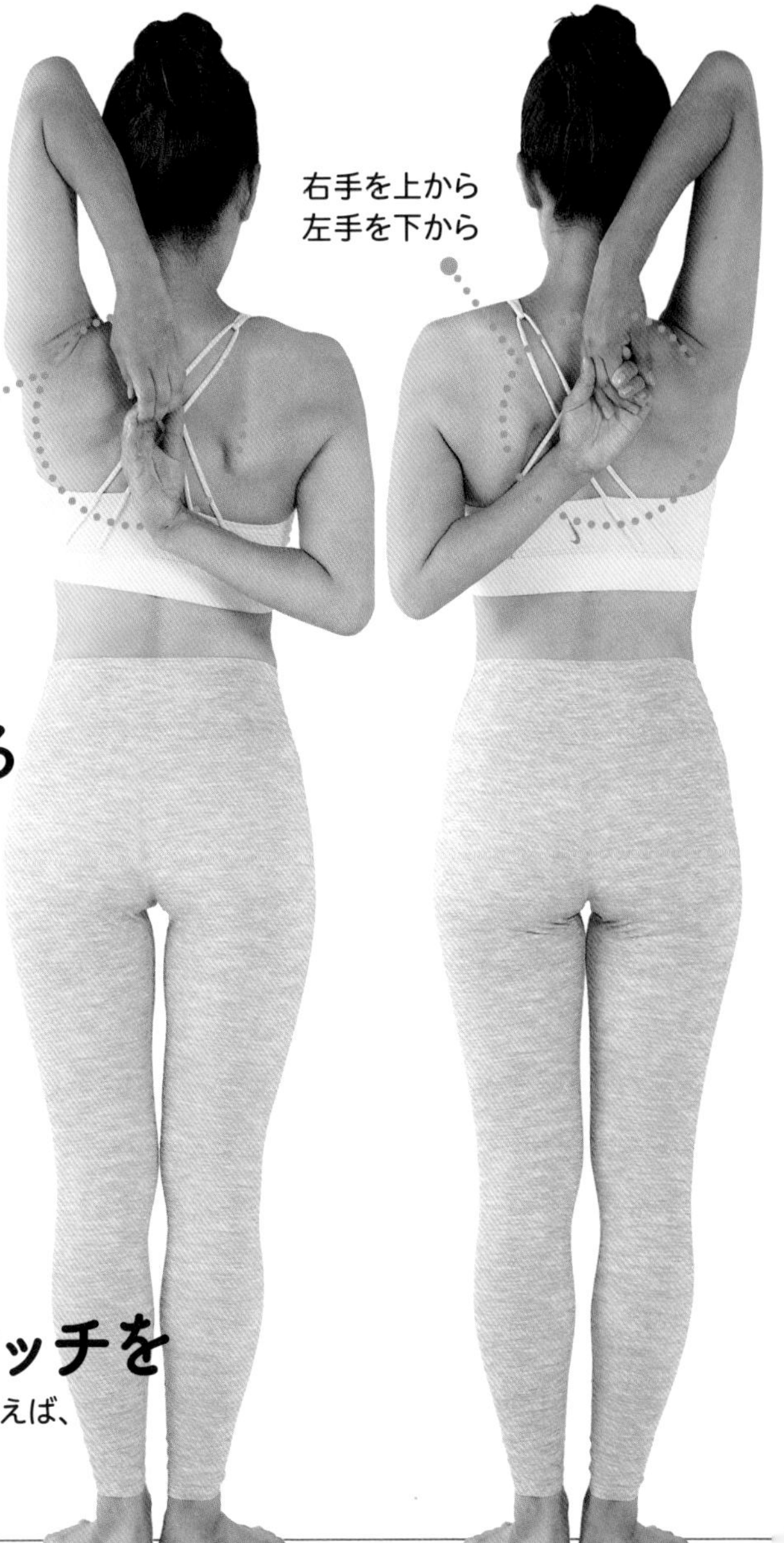
右手を上から
左手を下から
左手を上から
右手を下から

△

## 指先が触れる
## ➡やや硬い

✕

## 届かない
## ➡すぐに
## 肩甲骨ストレッチを

★左右の柔らかさが大きく違えば、
体のゆがみを疑う。

check

# 腹筋の力

## 上体起こしテスト

あお向けに寝て
手は太ももに。

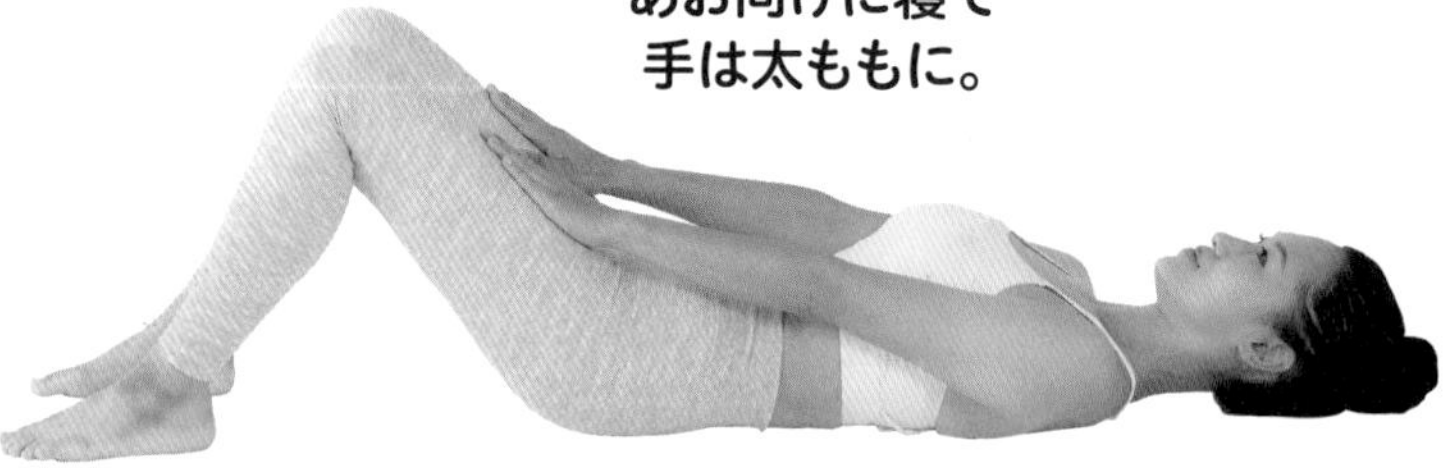

勢いをつけずに
上体を起こし、
手のひらをひざに。

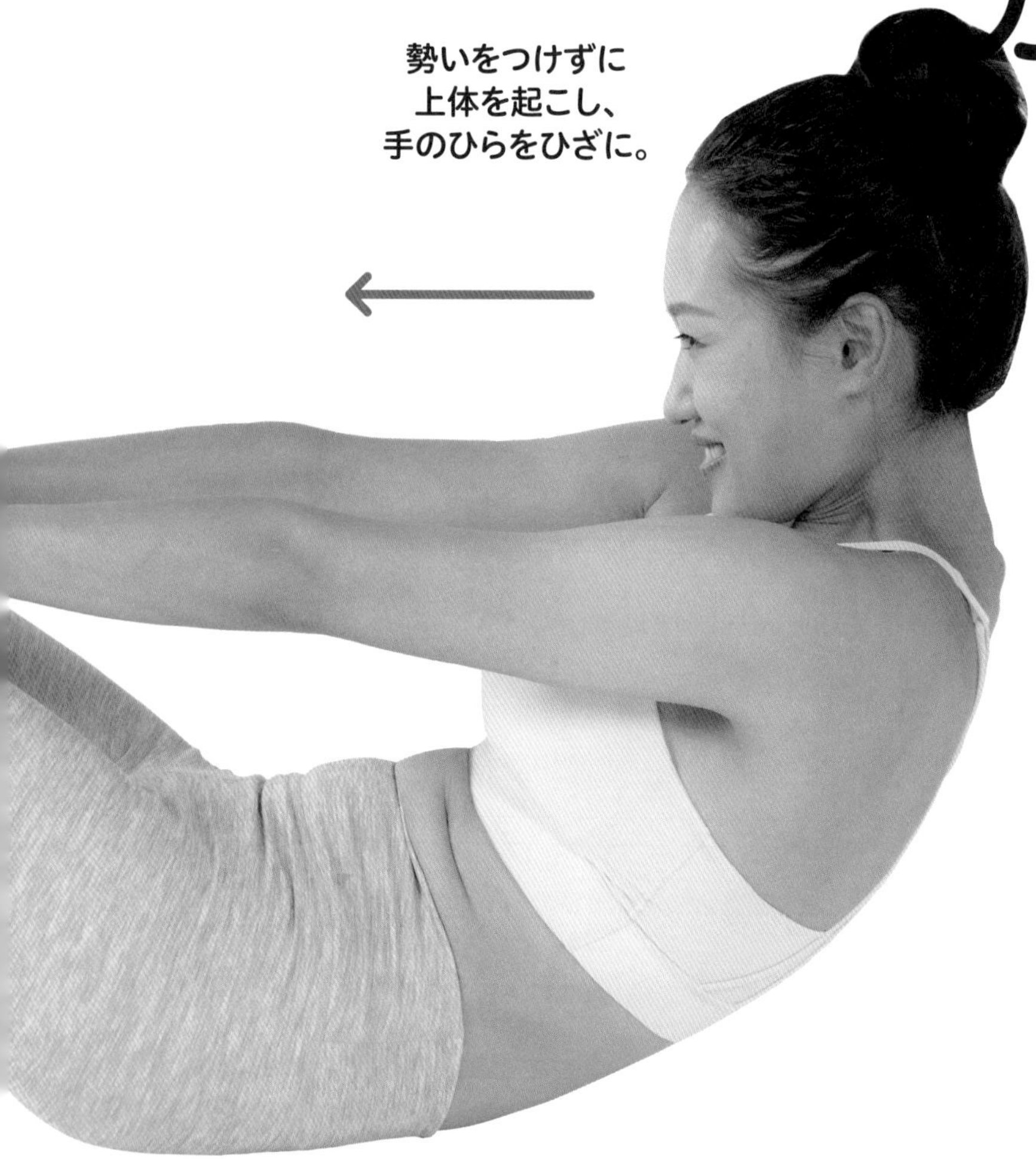

## 腹筋が弱いと前かがみに 体幹が弱いと姿勢が悪化

正しい姿勢を保つ上で最も重要なのが筋肉です。特に腹筋が弱いと、体が前かがみになりがちで、それに伴って骨盤の後傾、股関節やひざの負担が増すなど負の連鎖に。表面の腹筋だけでなく、体幹と呼ばれる内臓や骨盤の近くの筋肉群はさらに重要。姿勢を保つカギとなり、臓器の健康も支えます。

◎ 手のひらが
**ひざに届く**
**➡腹筋あり**

△ 手のひらが
**あと一息**
**➡筋力低下予備軍**

×
**全然起きられない**
**➡筋力不足=サルコペニアかも**

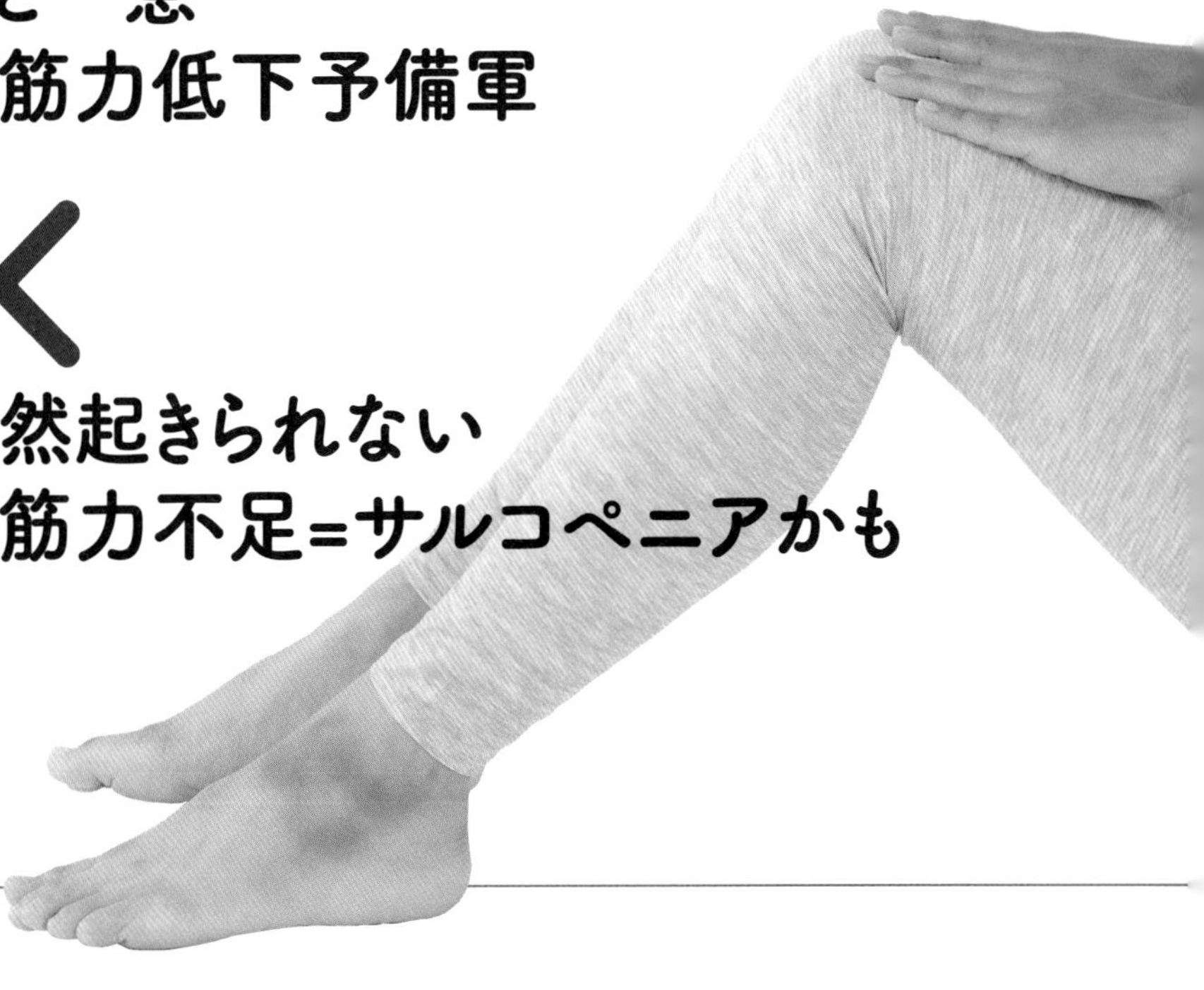

check

# 歩く速さを測る

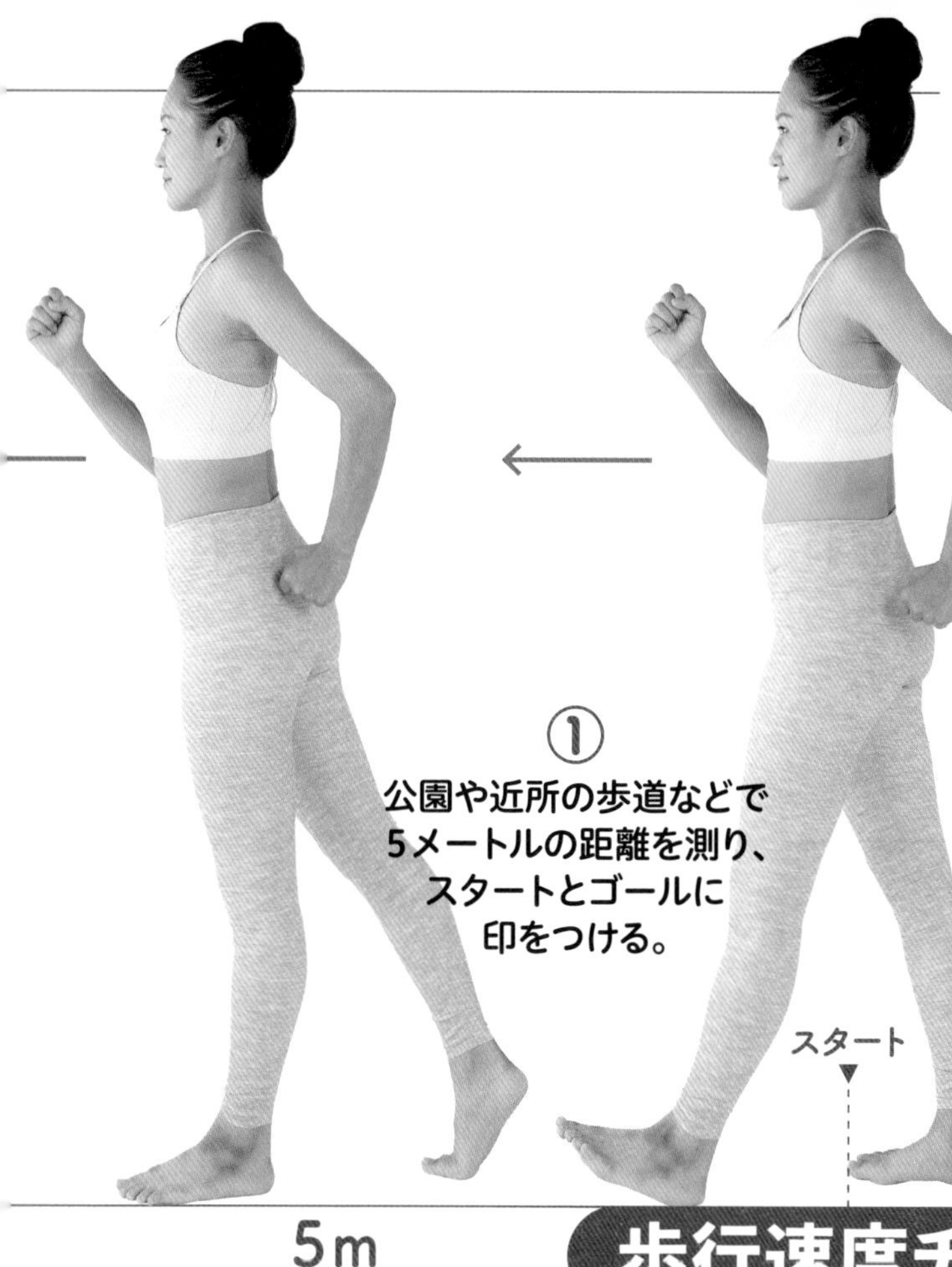


①
公園や近所の歩道などで
5メートルの距離を測り、
スタートとゴールに
印をつける。

## 歩行速度チェック

### 早く歩けないのは老化の第一歩

筋力が低下したり、バランスがとれなくなると歩くスピードが落ちてきます。老化やロコモティブシンドロームの基準でもあります。横断歩道を渡りきれないなど、生活も不自由に。歩くためには、太ももやふくらはぎの筋肉に加え、足裏の柔軟性、蹴り出す足指の力、まっすぐ前を見られる姿勢も必要です。

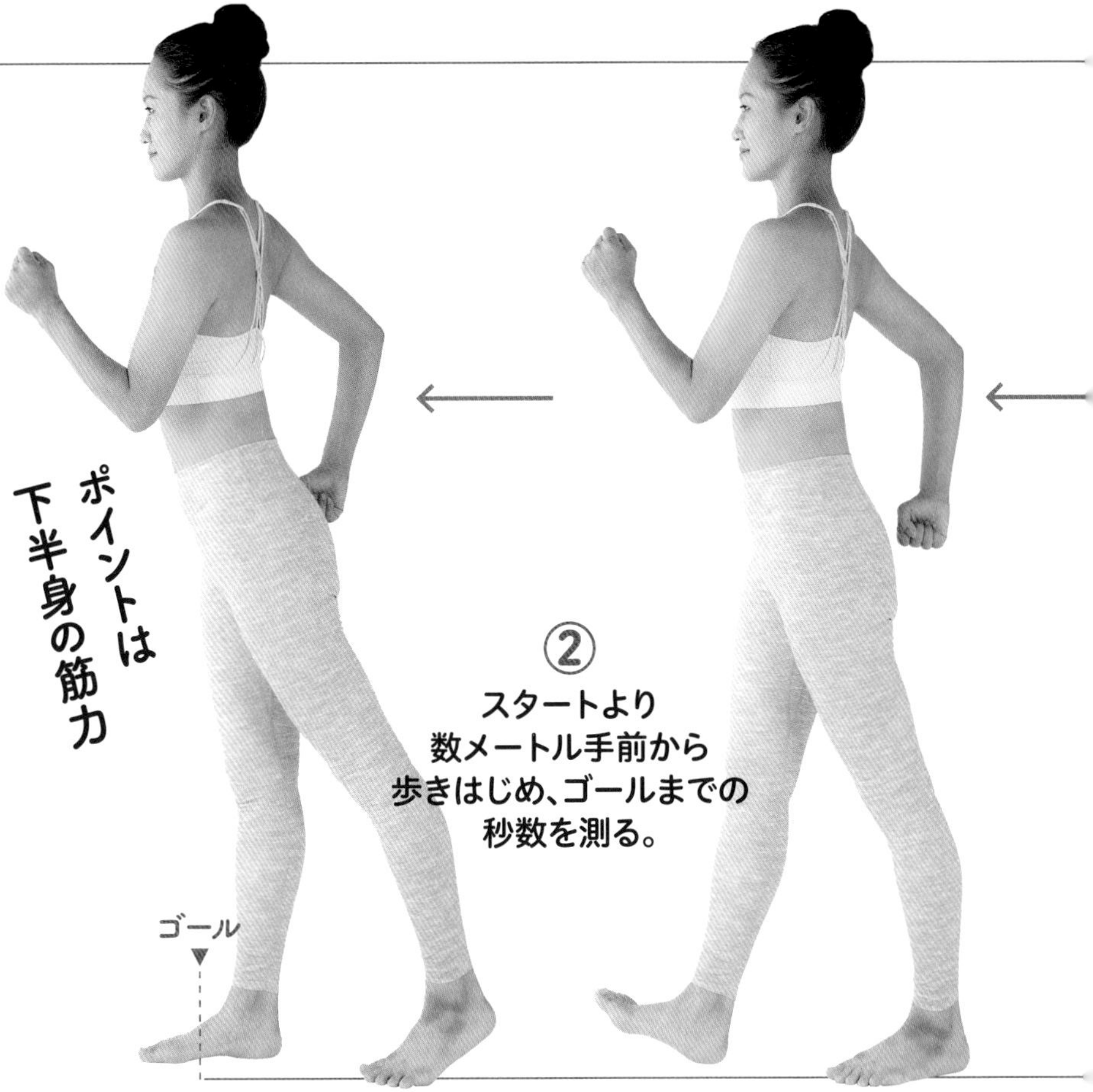


**ポイントは
下半身の筋力**

②
スタートより
数メートル手前から
歩きはじめ、ゴールまでの
秒数を測る。

◎ **5秒以下**
**➡運動力あり**

△ **5～10秒**
**➡筋力低下ぎみ**

✕ **10秒以上**
**➡運動力に問題あり**

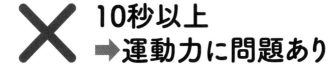

# チェックの結果で動かすべきところがわかる！

## 最初にセルフチェックし、定期的に変化を確認

体の状態を確認してからストレッチをするのが原則です。セルフチェックで最適なストレッチを見つけましょう。

**ひざ裏をのばす**ことと、**深い呼吸**は必須。必ず行ってください。加えて、**あお向けに寝られない、まっすぐに立てない**↓全身のばしから

**ひざ裏が硬い**↓ひざ裏のばし、ひざ抱えなど

**肩や背中が硬い**↓ひざ倒し、パラパラ血流、胸筋のばし、背中そらしなど

**腹筋が弱い人**↓体側のばし、仙骨のばし、V字バランスなど

**歩く速さ**はストレッチで体が整ったら、ウォーキングなどを行うと向上します。

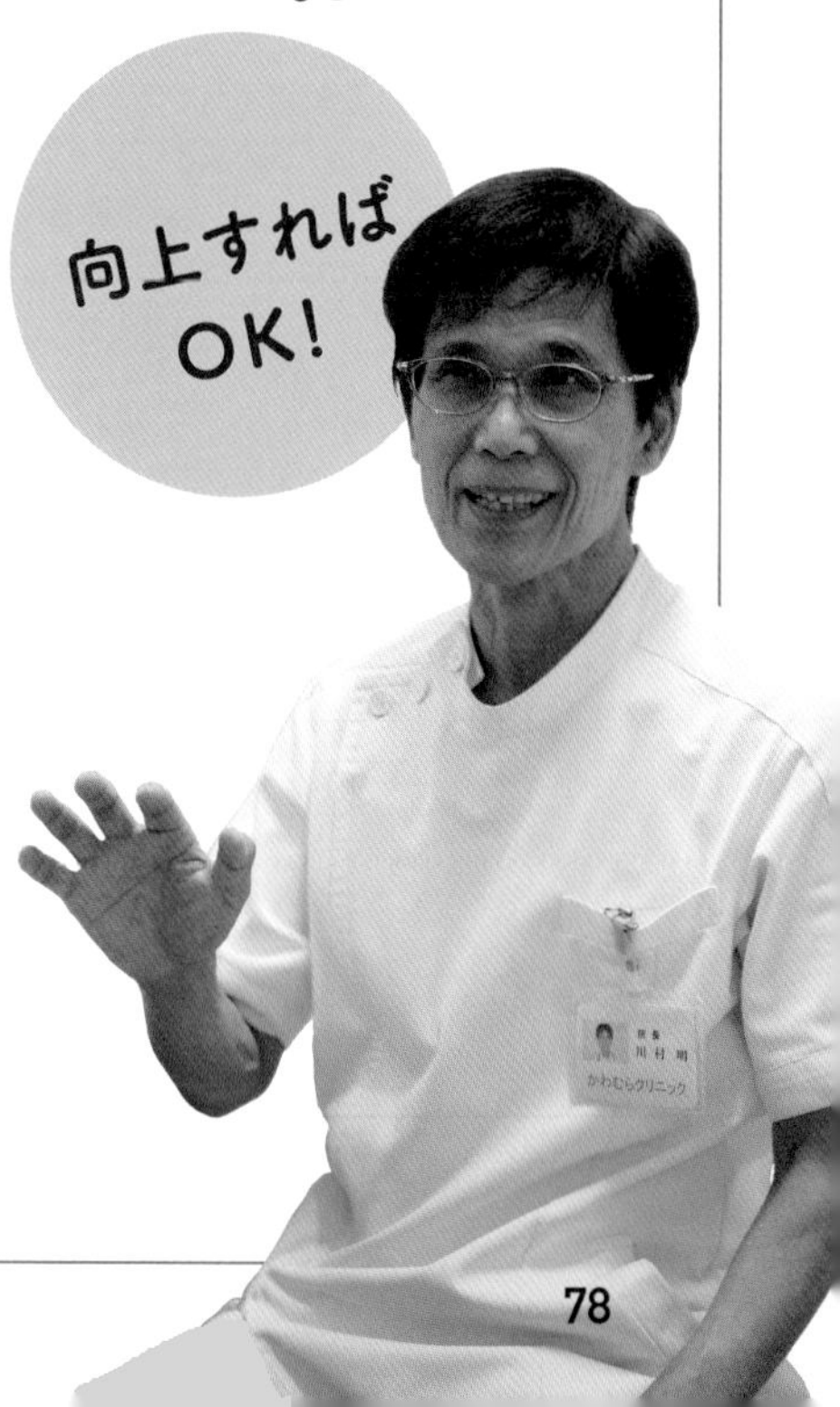

# のび方セルフチェック

| | 月　日 | 月　日 | 月　日 |
|---|---|---|---|
| あお向けに寝られる? >>p66 | ◎ △ ✕ | ◎ △ ✕ | ◎ △ ✕ |
| ひざ裏は柔らかい? >>p68 | ◎ △ ✕ | ◎ △ ✕ | ◎ △ ✕ |
| まっすぐに立てる? >>p70 | ◎ △ ✕ | ◎ △ ✕ | ◎ △ ✕ |
| 肩や背中は柔らかい? >>p72 | ◎ △ ✕ | ◎ △ ✕ | ◎ △ ✕ |
| 腹筋はある? >>p74 | ◎ △ ✕ | ◎ △ ✕ | ◎ △ ✕ |
| 歩く速さは速い? >>p76 | ◎ △ ✕ | ◎ △ ✕ | ◎ △ ✕ |

## 川村式！ 不調を治すストレッチ

# 壁ドン、壁ピタ、ワン・ツー・スリー！

自分の不調が改善したので、患者さんにすすめるために始めたのがAKヨガ。なかでも3つの「ひざ裏のばし」体操が有効でした。80代のおばあちゃんがブリッジができるまでになったことが評判を呼び、本も出版されました。簡単にご紹介しましょう。

## 1 壁ドン

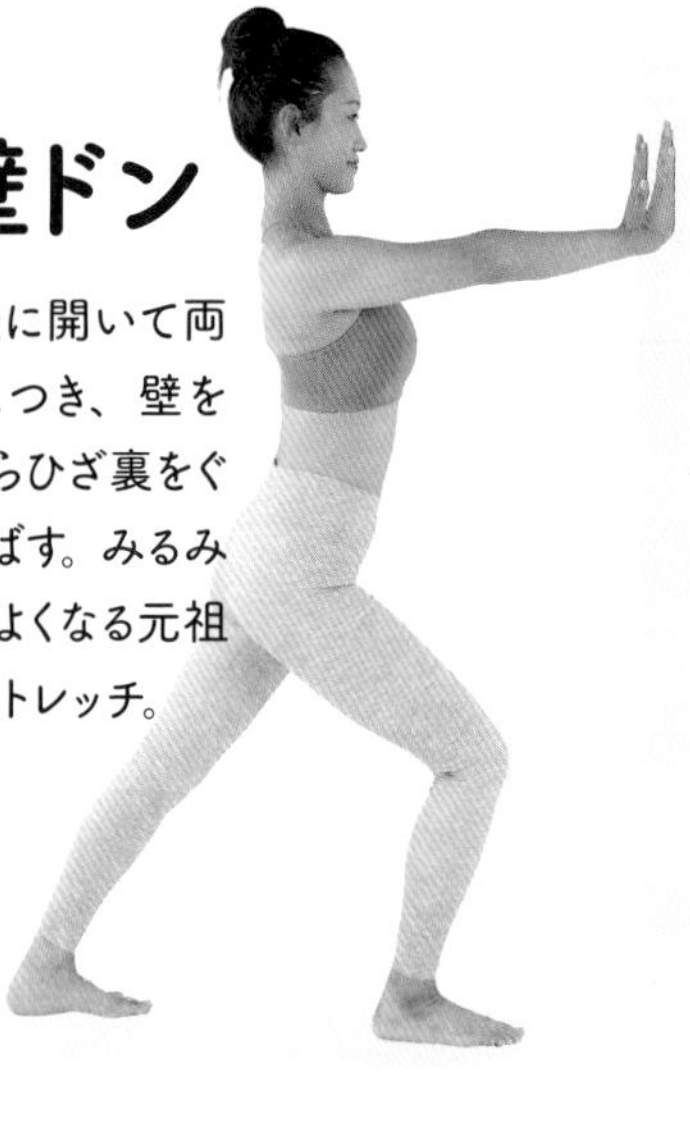

足を前後に開いて両手を壁につき、壁を押しながらひざ裏をぐーんとのばす。みるみる姿勢がよくなる元祖川村流ストレッチ。

## 2 壁ピタ

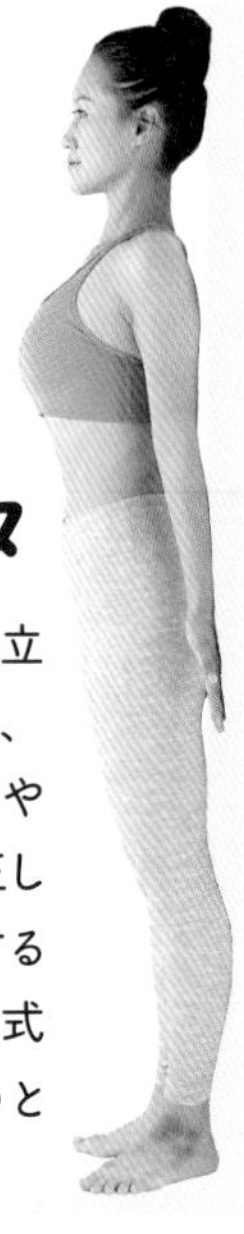

壁を使ってまっすぐに立つ練習をするとともに、お腹を締め、内ももやひざを寄せることで正しい姿勢をマスターする方法。同時に逆腹式呼吸（p44）を行うと体幹も鍛えられる。

## 3 ワン・ツー・スリー

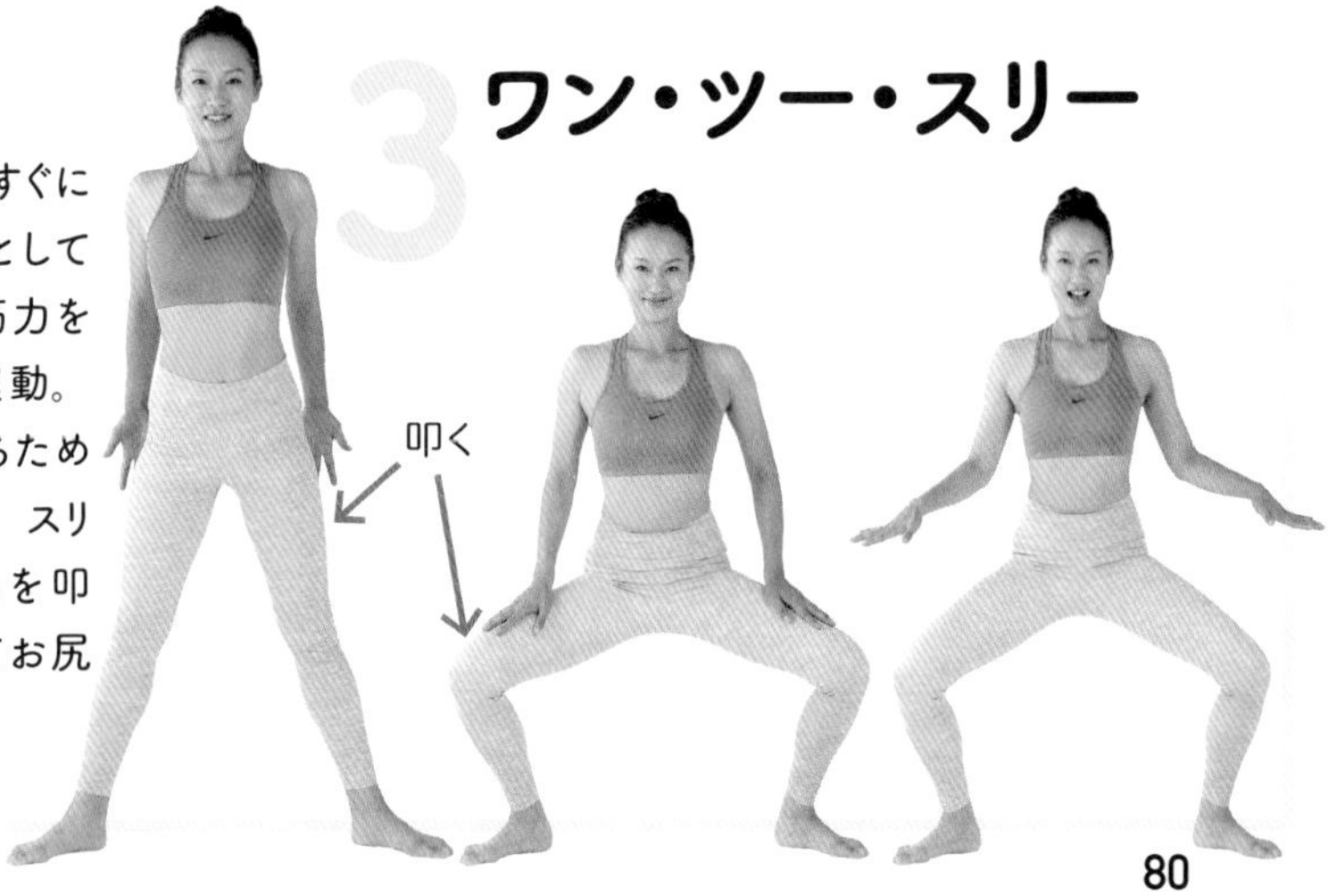


足を開いてまっすぐに立ち、腰を落として骨盤を支える筋力をアップさせる運動。緊張感を高めるために、ワン、ツー、スリーと3回太ももを叩く。腰を上げてお尻も3回叩く。

# PART 3

# 寝たままできる 効果アップストレッチ

朝晩の基本ストレッチに加えて
症状や悩みに合わせて行いたい、
ストレッチのバリエーション。
基本の動作ができるようになると、
もっと試してみたくなるはず。
ペタッと開脚も夢ではありません。

# 股関節開き

## 股関節がよく動くと しっかり歩けて転ばない

骨盤の丸いくぼみに大腿骨《だいたいこつ》の先端がはまっていて、前後左右に動くのが股関節です。太ももの内側の内転筋が硬くなると股関節の動きが悪くなるので、**内転筋をのばし、股関節の周りの筋肉も柔らかく**しましょう。足の動きが格段によくなります。

### 1 足の裏を合わせ、引き寄せる

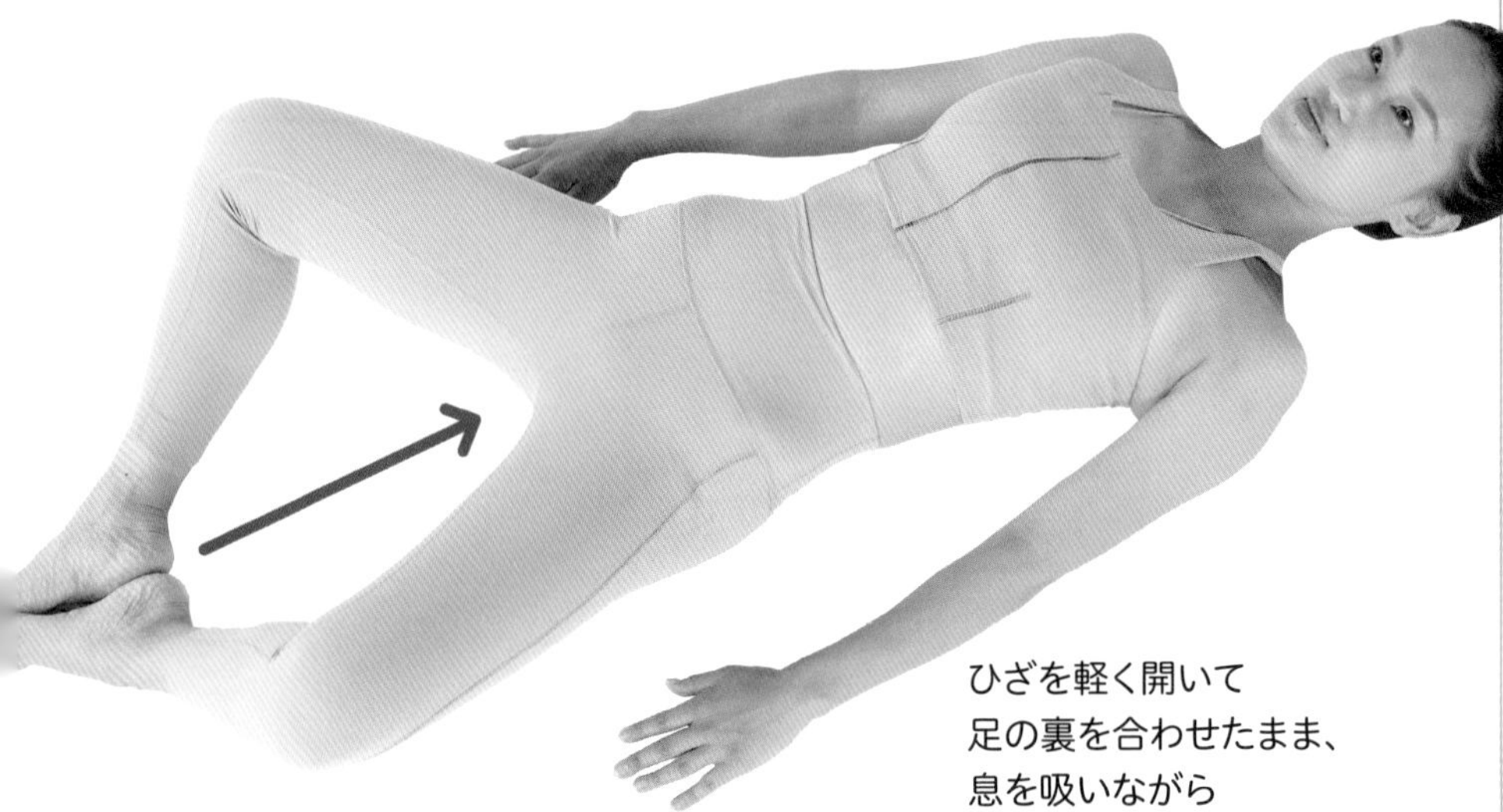

ひざを軽く開いて
足の裏を合わせたまま、
息を吸いながら
足を体に引き寄せる。

## 2 できるところまで開いて静止

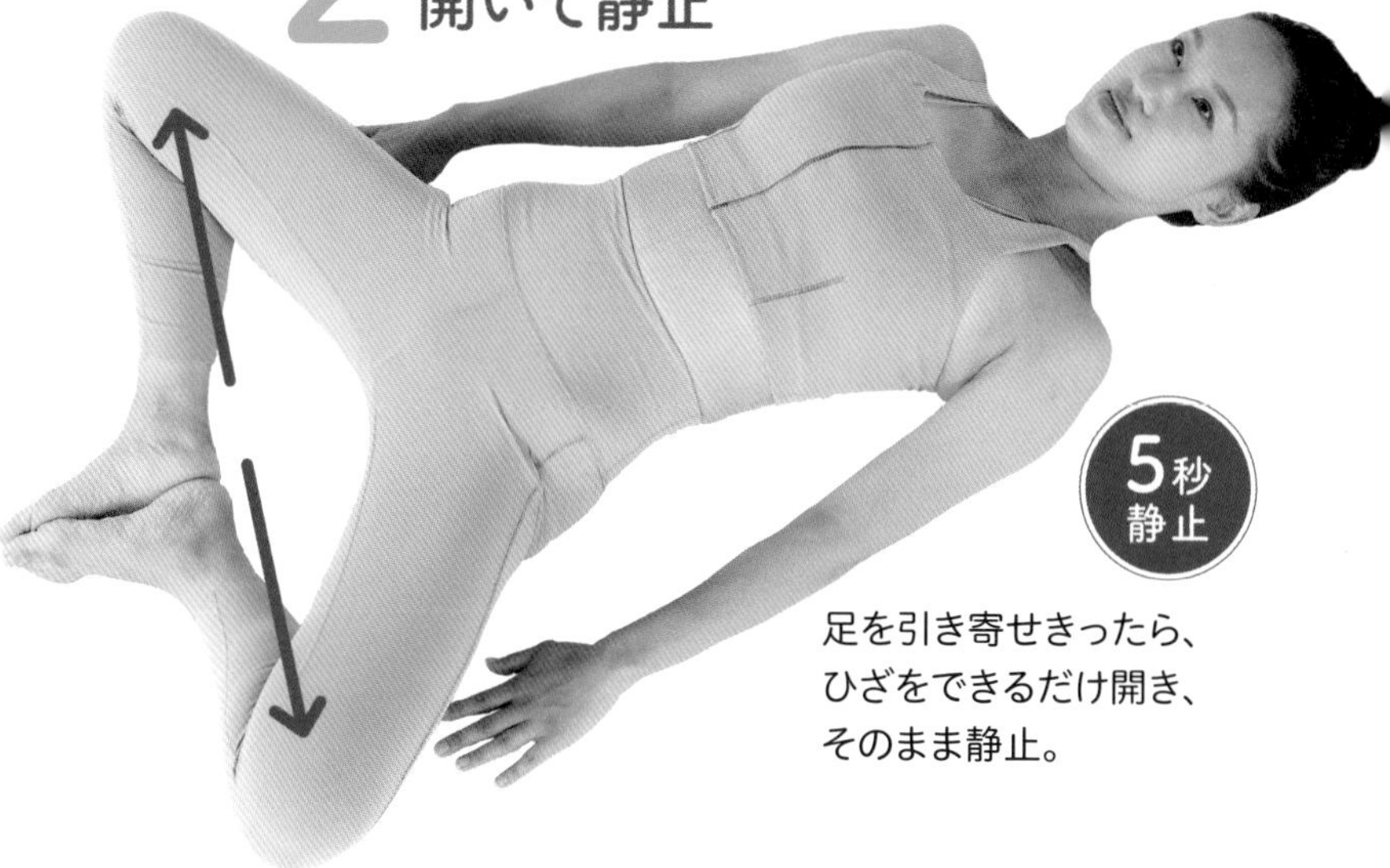

5秒静止

足を引き寄せきったら、
ひざをできるだけ開き、
そのまま静止。



## 3 開いたり閉じたりする

動的ストレッチ

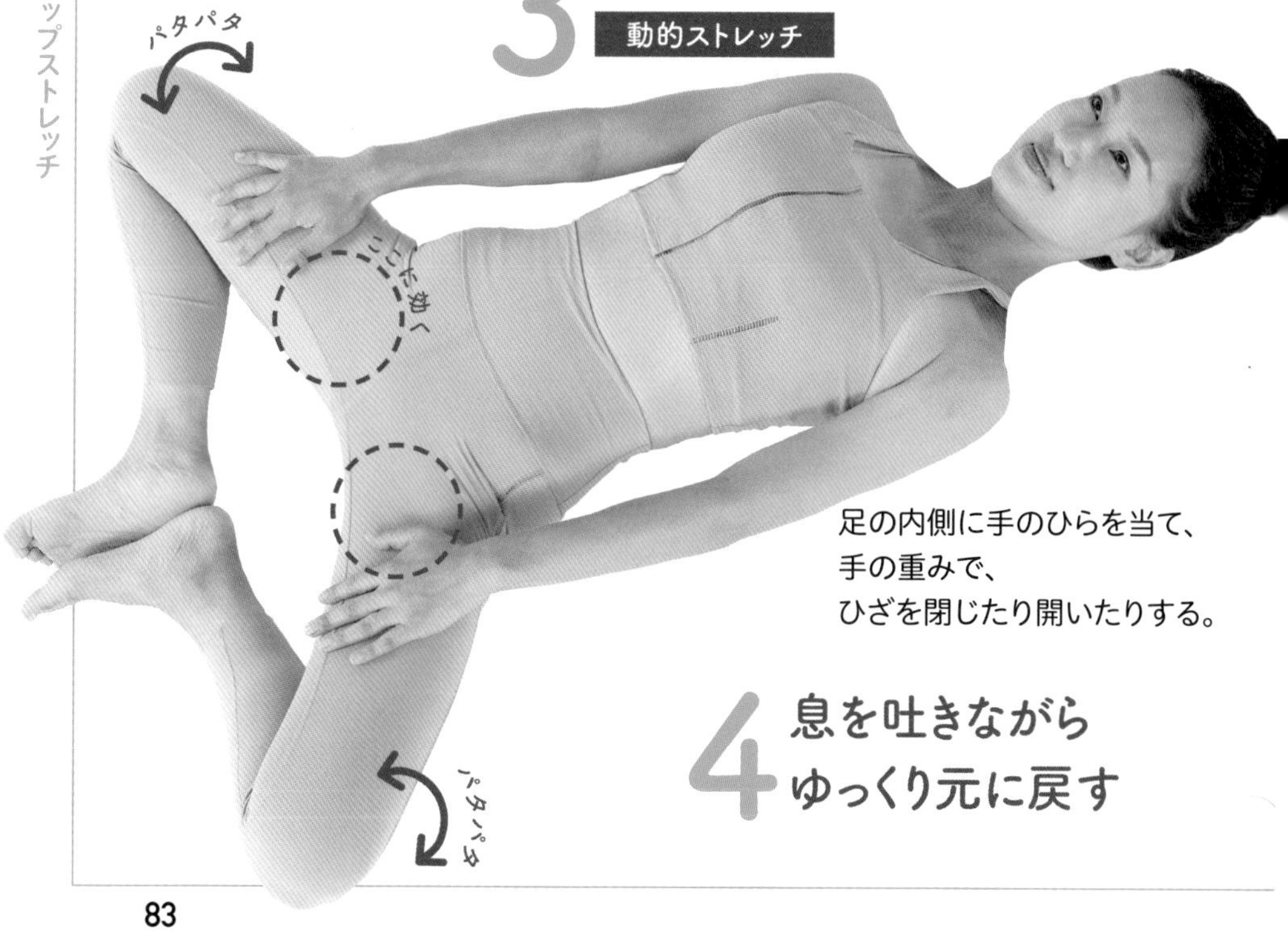


足の内側に手のひらを当て、
手の重みで、
ひざを閉じたり開いたりする。

## 4 息を吐きながらゆっくり元に戻す

# パラパラ血流

## 肩の周りの筋肉ほぐし
## 血流をぐんとアップ

肩こりや猫背は、肩の周りの筋肉の硬さや、肩甲骨の動きの悪さが原因。**肩周りのインナーマッスルまでのばせるストレッチ**をしましょう。胸筋がちぢんでいる人も多いので、肩を床につけて胸を張るのがポイント。指先を動かすと**血流がよくなります**。

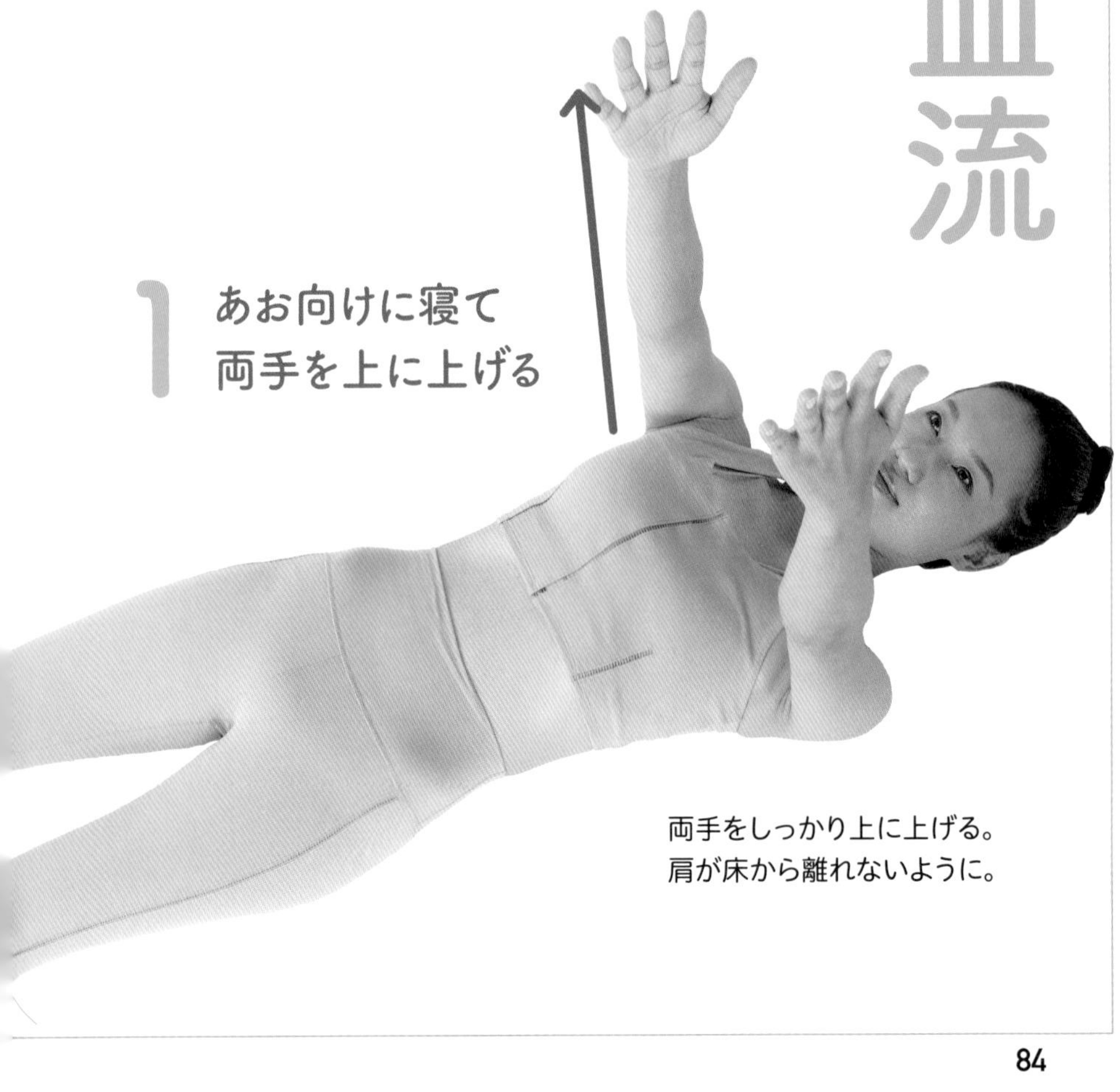

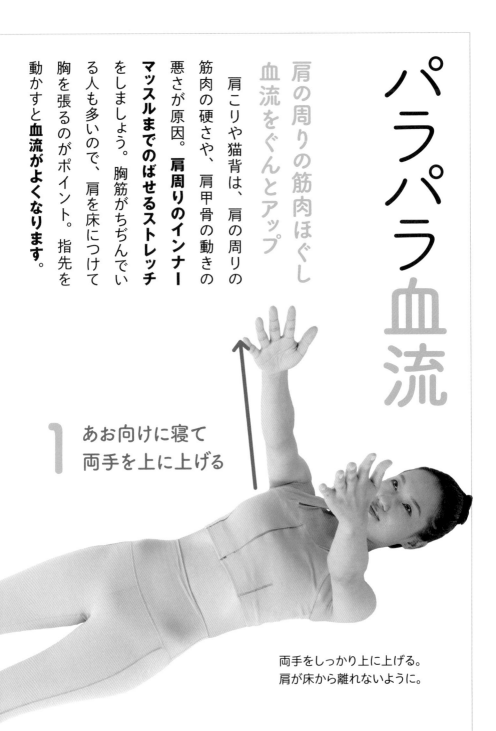

### 1 あお向けに寝て両手を上に上げる

両手をしっかり上に上げる。
肩が床から離れないように。

1回　左右交互に
3セット

## 2 左腕を右腕にかけ、反対側に引き寄せる

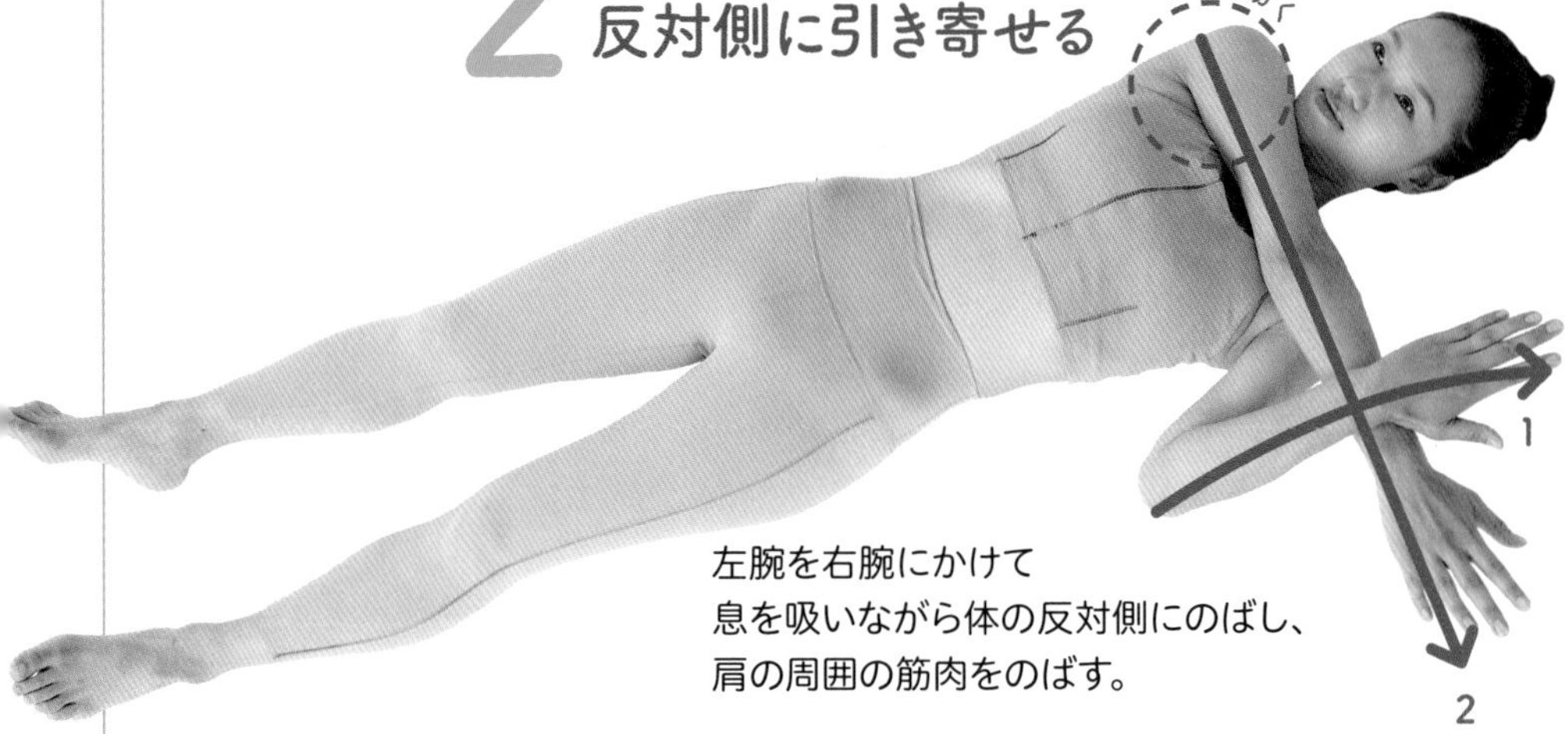

ここに効く
1
2


左腕を右腕にかけて
息を吸いながら体の反対側にのばし、
肩の周囲の筋肉をのばす。



## 3 指先をパラパラ動かす

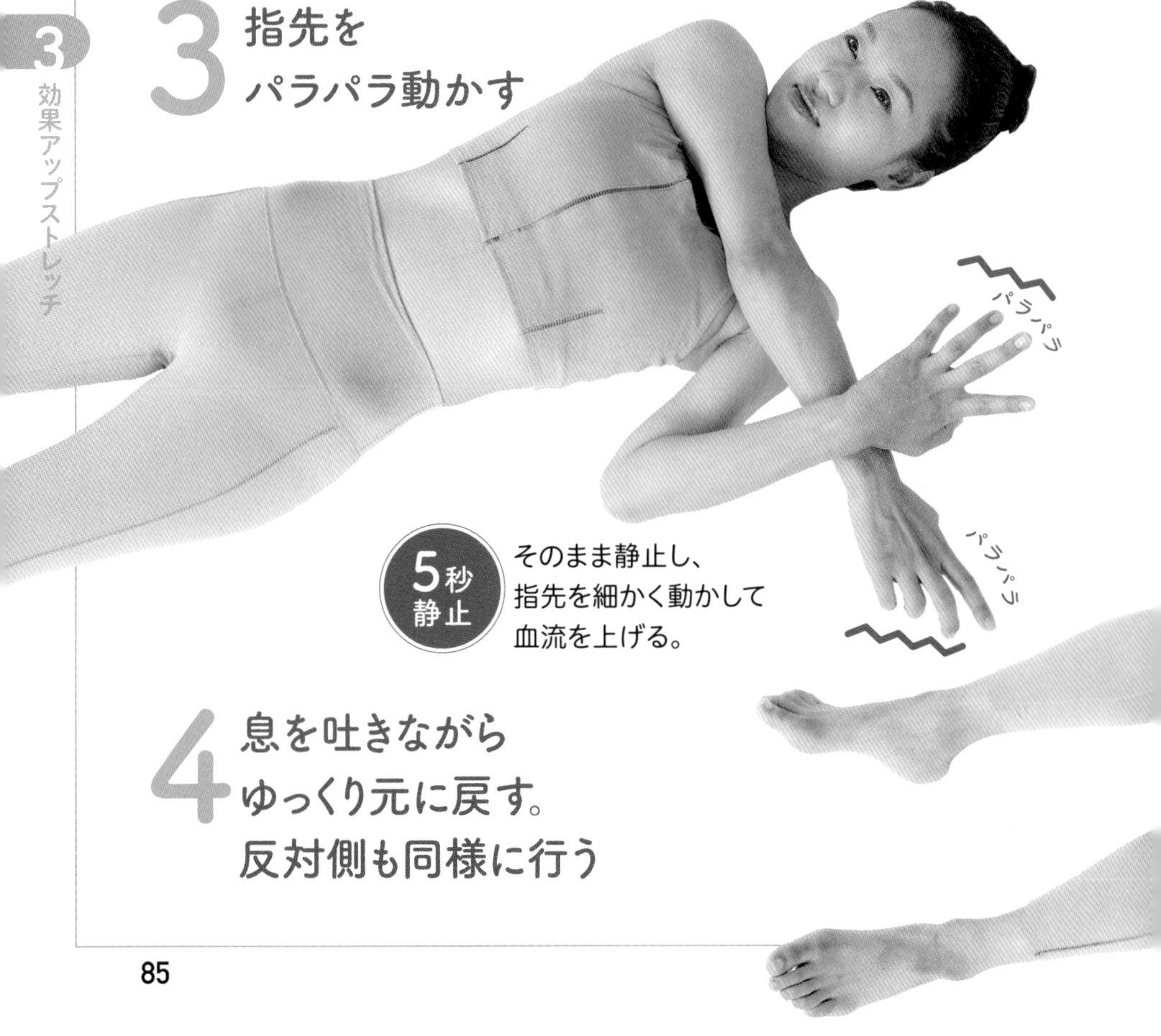

パラパラ
パラパラ


5秒静止

そのまま静止し、
指先を細かく動かして
血流を上げる。

## 4 息を吐きながらゆっくり元に戻す。反対側も同様に行う

# 胸筋のばし

## 胸を広げてのばせば
## 自然に姿勢がよくなる

上半身の姿勢を保つ重要なパーツが腕を動かす大胸筋です。硬くなると腕や肩、肩甲骨の動きが悪くなり、肩や首に不調があらわれます。このストレッチでは**大胸筋を効果的にのばして肩甲骨を動かし、腕の内側の筋肉まで鍛える**ことができます。

### 1 こぶしを握って両腕を上げる

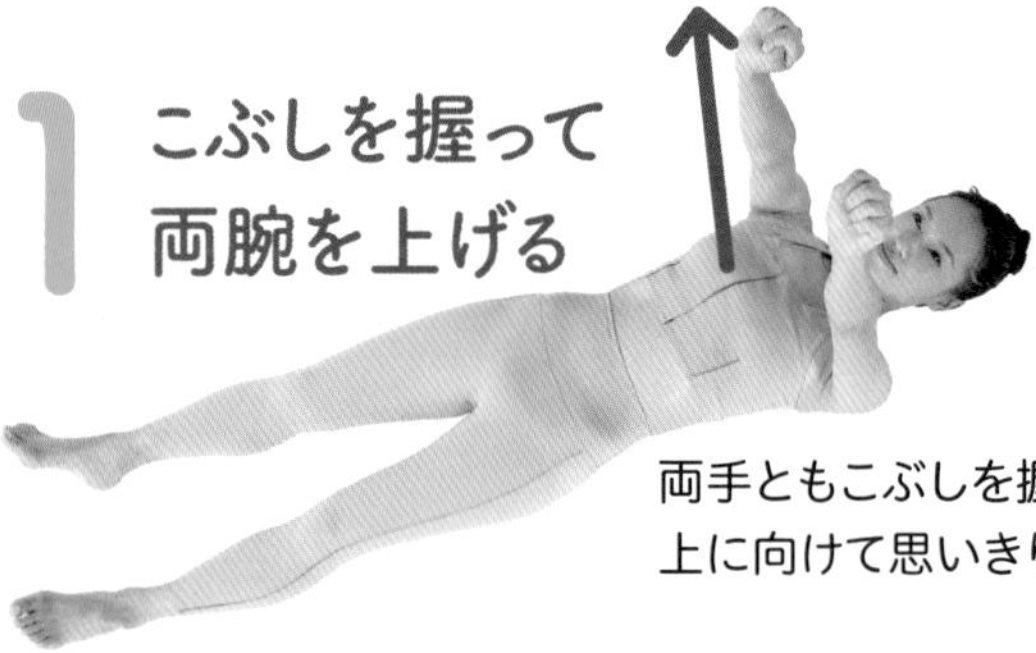

両手ともこぶしを握り、
上に向けて思いきりのばす。

### 2 顔の前に寄せる

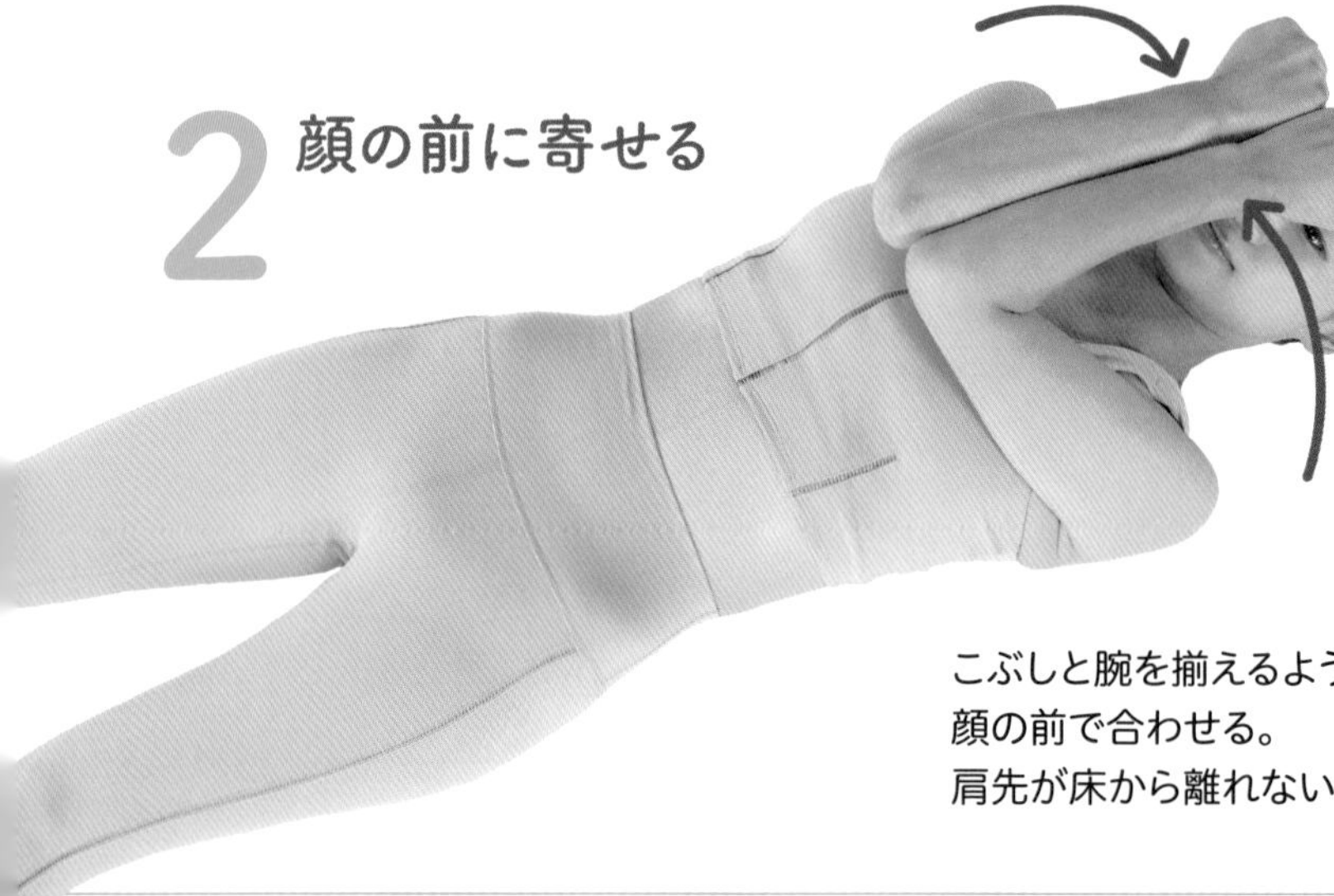

こぶしと腕を揃えるようにし、
顔の前で合わせる。
肩先が床から離れないように。

1回
3セット

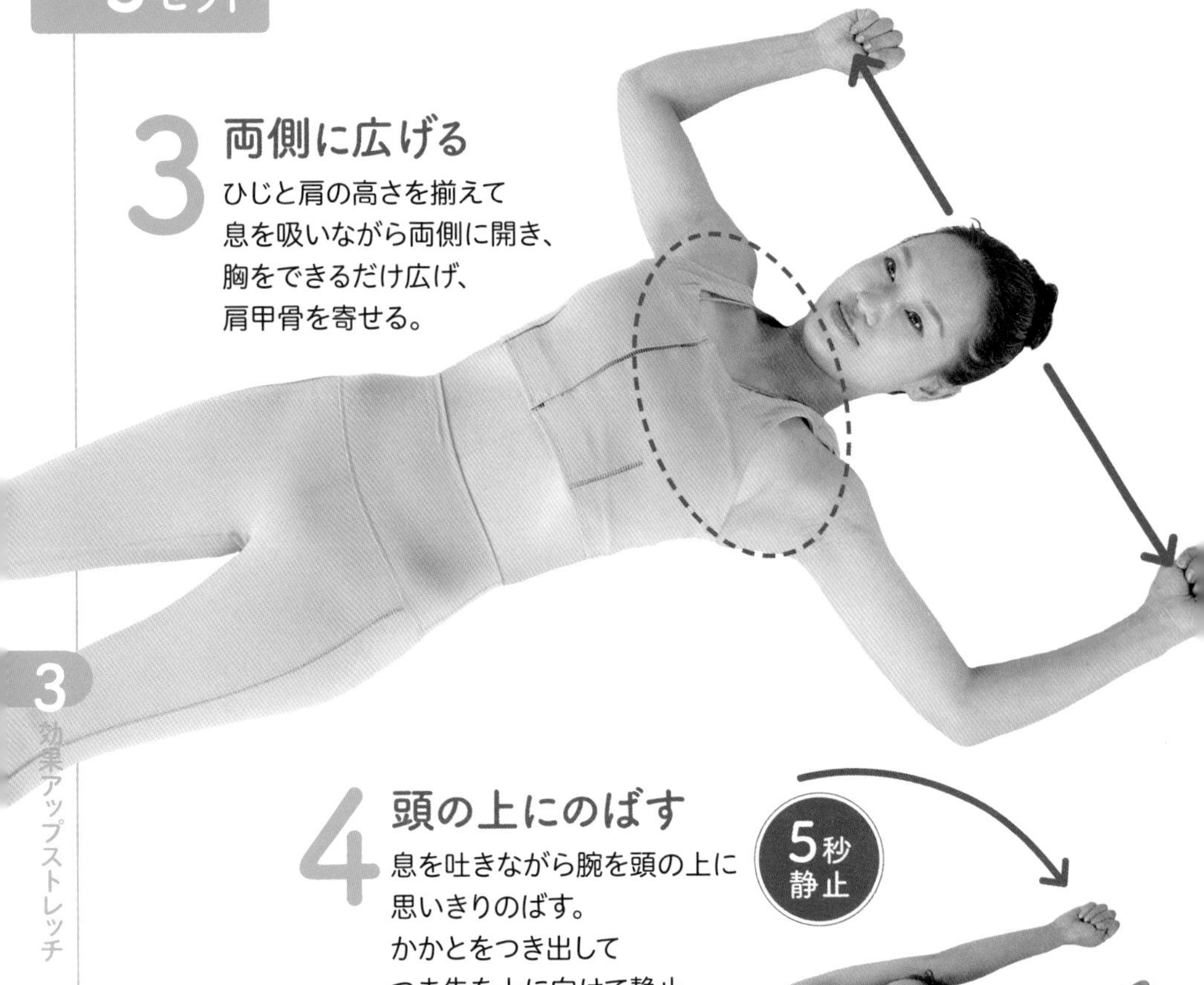

## 3 両側に広げる

ひじと肩の高さを揃えて
息を吸いながら両側に開き、
胸をできるだけ広げ、
肩甲骨を寄せる。

## 4 頭の上にのばす

息を吐きながら腕を頭の上に
思いきりのばす。
かかとをつき出して
つま先を上に向けて静止。

5秒
静止

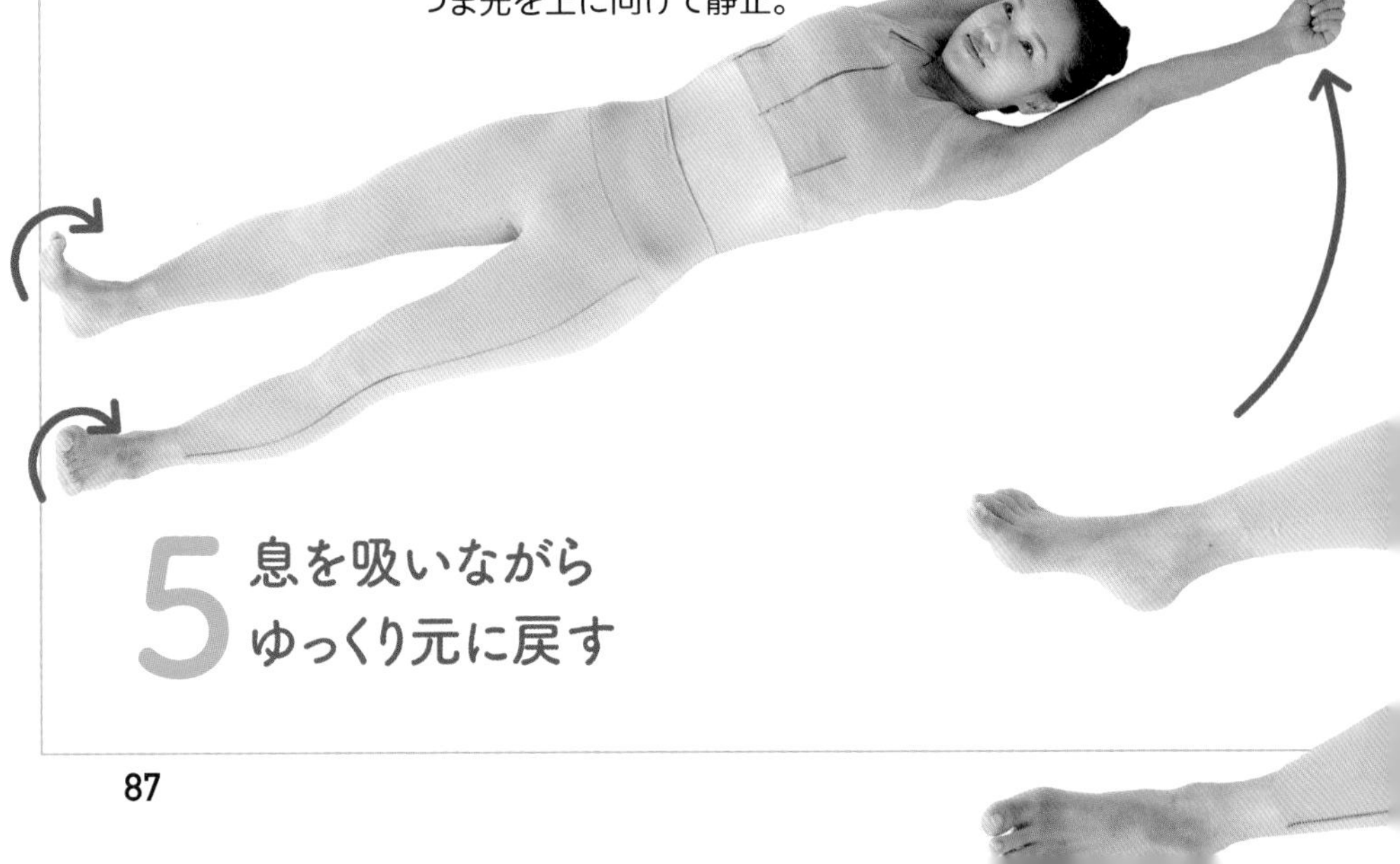

## 5 息を吸いながら ゆっくり元に戻す

# 背中そらし

## 胸やお腹をグッとのばし、頸椎《けいつい》、胸椎《きょうつい》も矯正

うつ伏せになり、上半身をのばすストレッチ。おじぎをすると体の前面がちぢまり、前に進むと徐々にのびていきます。背筋をそらすと**体の前面がのびきり、前傾していた頸椎や胸椎ものびます**。上体そらしだけではなく、1から5まで順に行うことが大切。

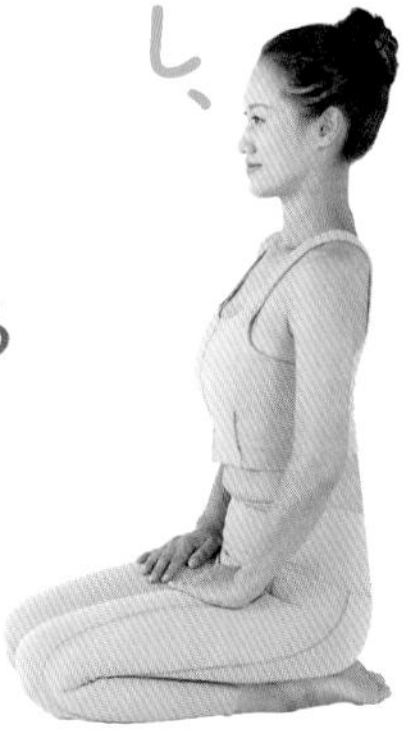

### 1 正座をする

背筋をのばして
正座をする。

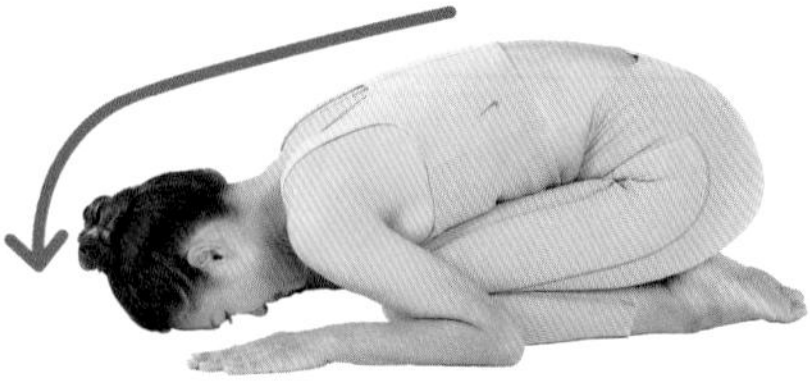

### 2 上体を倒し、両腕を前にのばす

ひざの前に手をつき、
上体を前に倒す。
お尻が上がらないようにし、
背面をしっかりのばす。

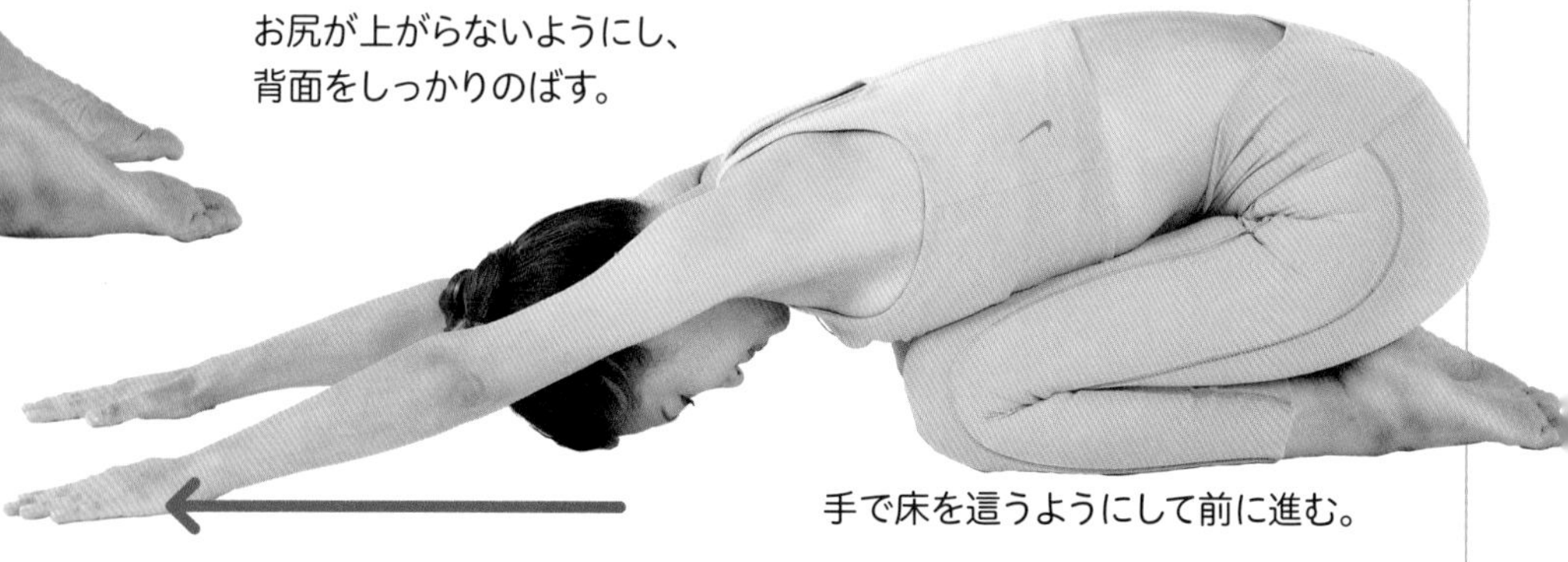

手で床を這うようにして前に進む。

1回
**3セット**



## 3 うつ伏せになる

上体を前にのばしてうつ伏せになり、両手を胸の横につく。

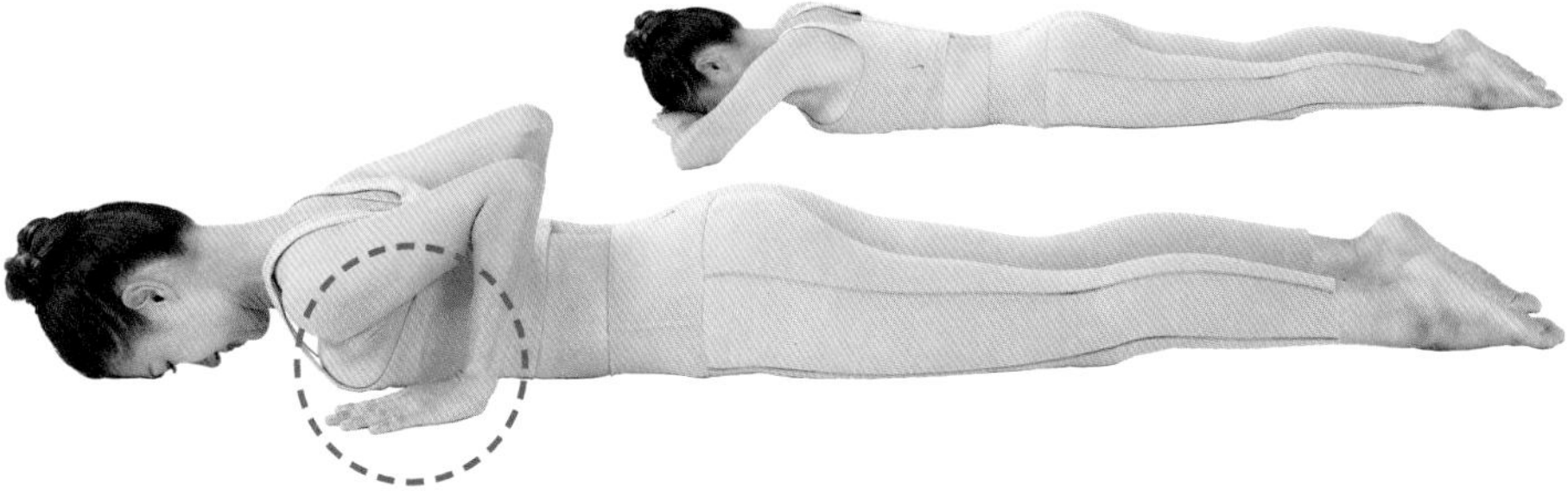

## 4 背筋をそらす

5秒静止

両手を支えにして、
息を吸いながら上半身を
できるところまで起こす。
背筋を十分にそらし、
体の前面がのびたら静止。

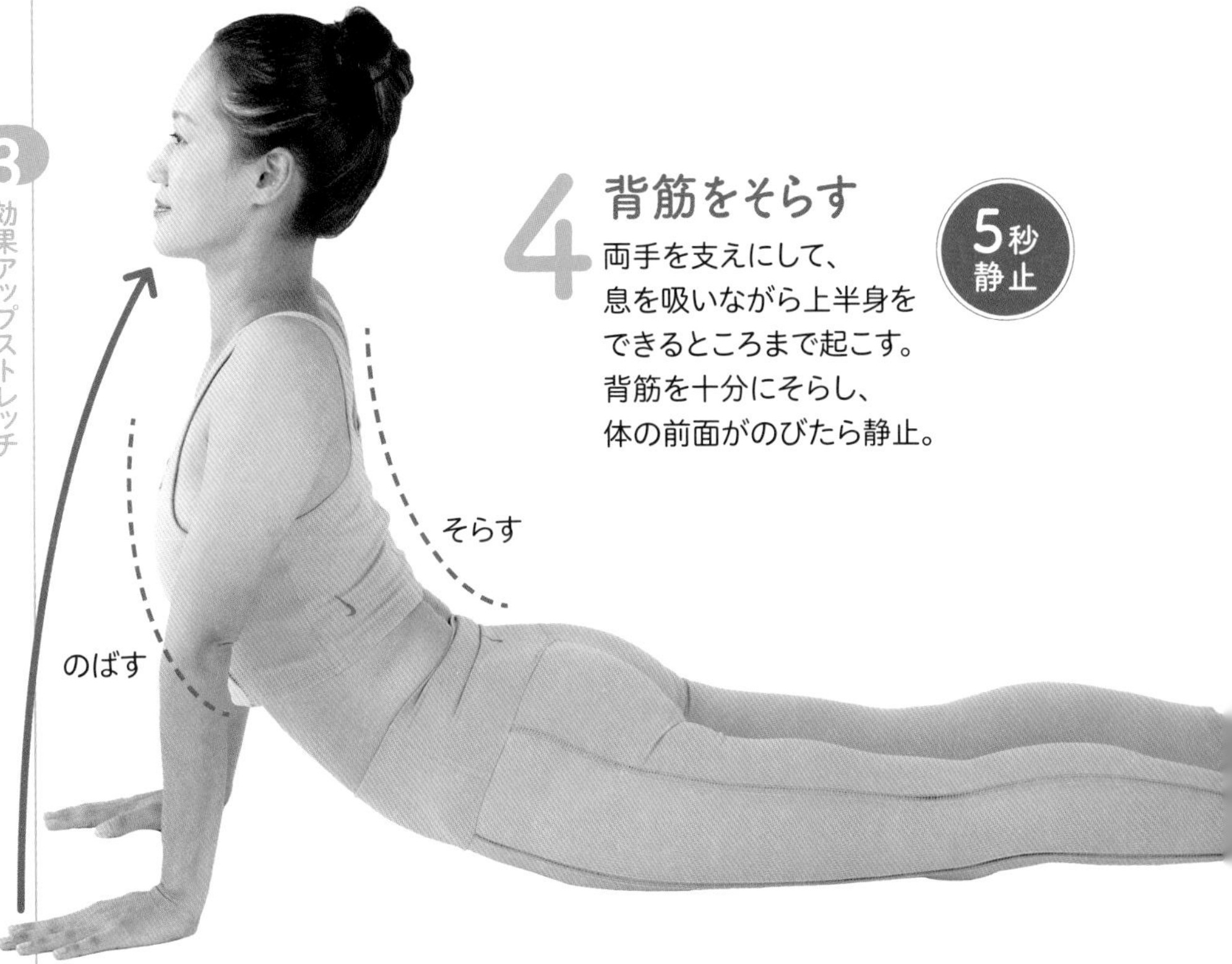

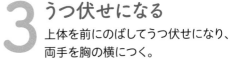


## 5 息を吐きながらゆっくり元に戻す

# 体側のばし

## わき腹をのばしながら体側の筋肉を鍛える

わき腹をのばすストレッチ。わき腹には、腹斜筋という重要な筋肉があり、体を回す、ひねるという動きをするとともに、骨盤や背骨、内臓を支える重要な役割も持っています。**体側をのばし、鍛える**と、姿勢だけでなく体調もよくなるはずです。

### 1 横向きに寝る

左側を下にして横になり、左手を頭の下にする。足は揃えても、前に出してもいい。

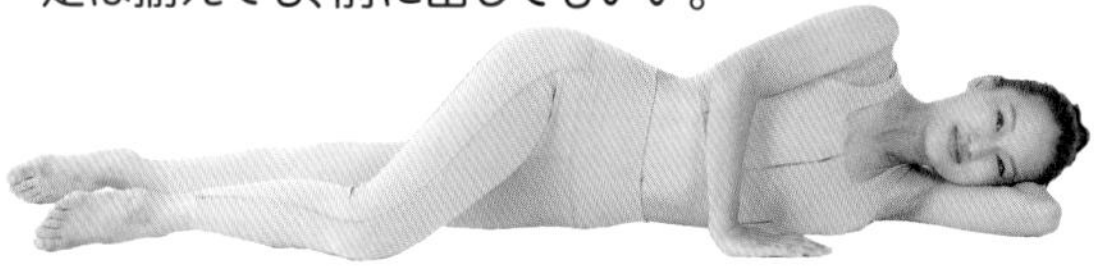

### 2 片手をついて上体を起こす

5秒静止

左手を支えにして上体をそのまま上に起こす。左わき腹をのばし、右わき腹に力を入れて静止。

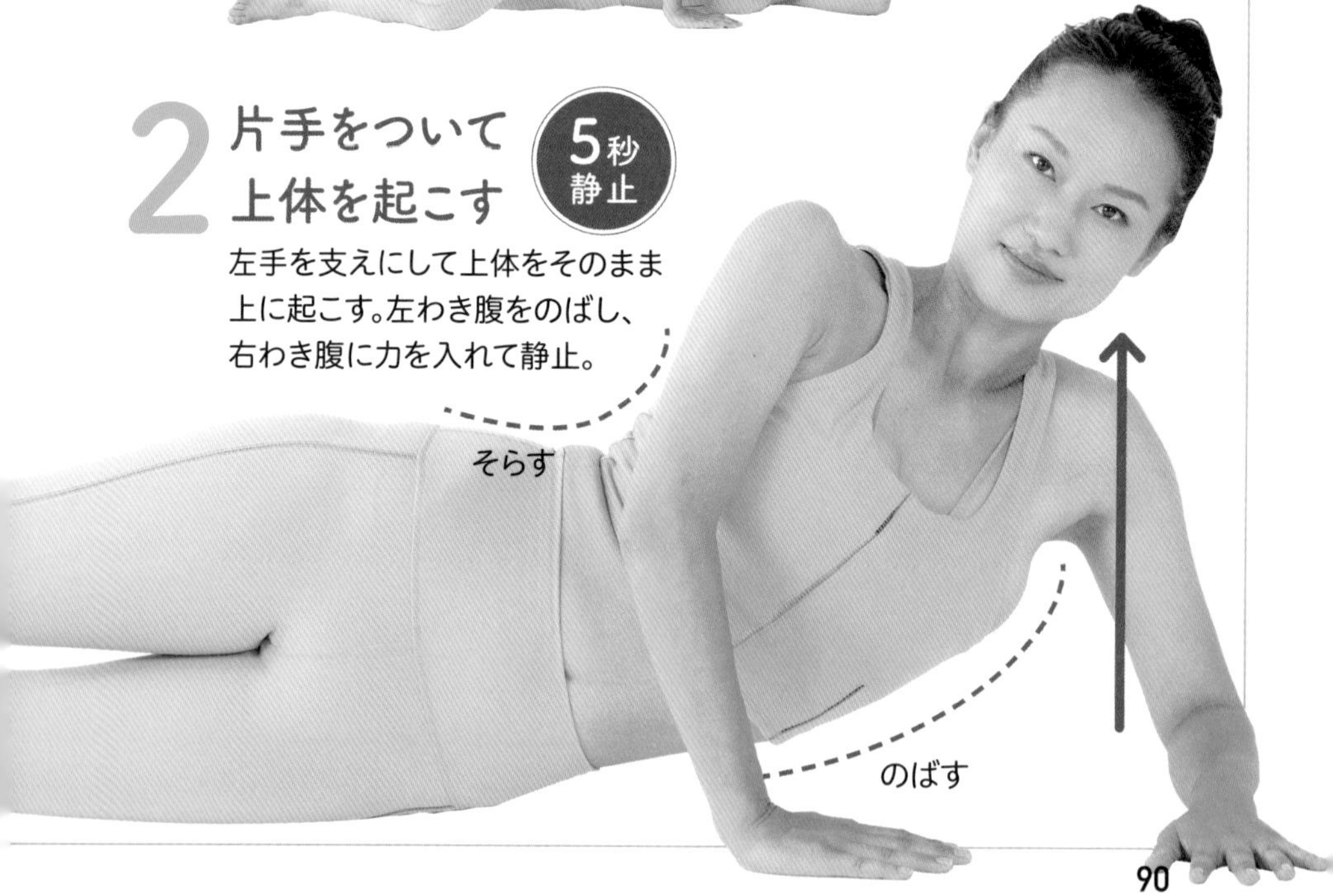

1回 左右交互に
3セット

## 3 手を支えにして体を立てる

息を吸いながら体が一直線になるように、
腰とお尻を上げて静止。
わき腹の筋肉の筋トレにもなる。

5秒
静止

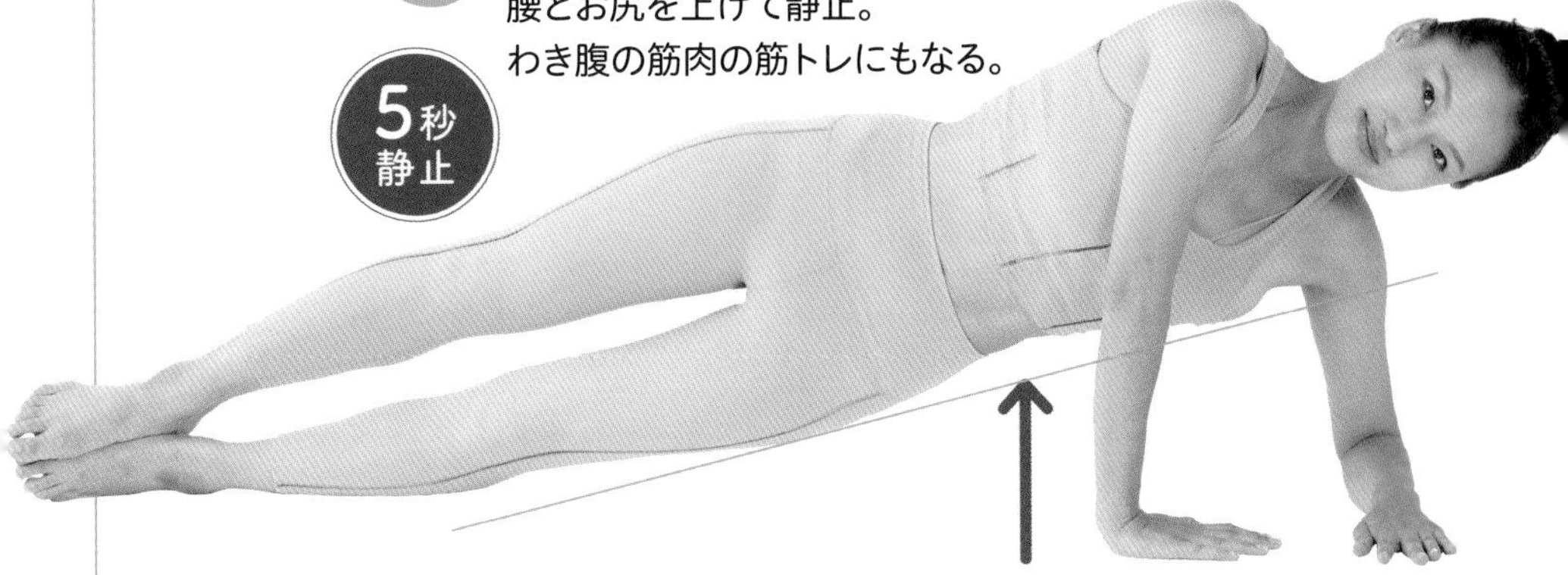

## 4 息を吐きながら ゆっくり元に戻す。反対側も同様に行う



おまけ

### 上の足を上げ下げする

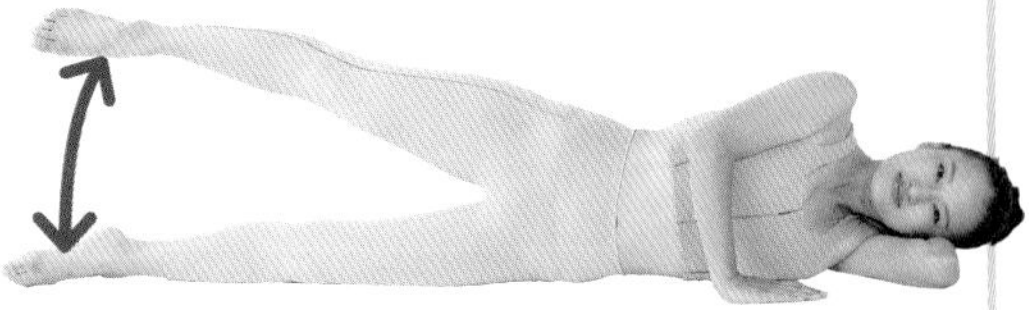

右足を上げ下げすると、
太ももの筋肉のストレッチと筋トレに。

### 腰を支点に両足を上げる

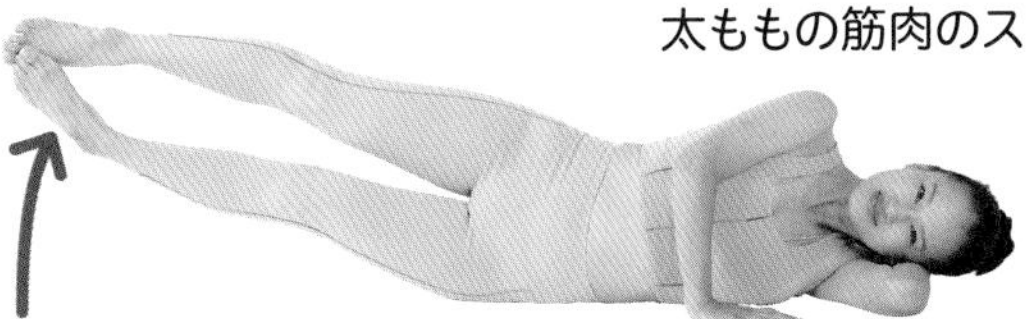

上半身はそのままに、両足を揃えて上げる、腹筋、腹斜筋、太ももの刺激になり、歩行力が上がる。

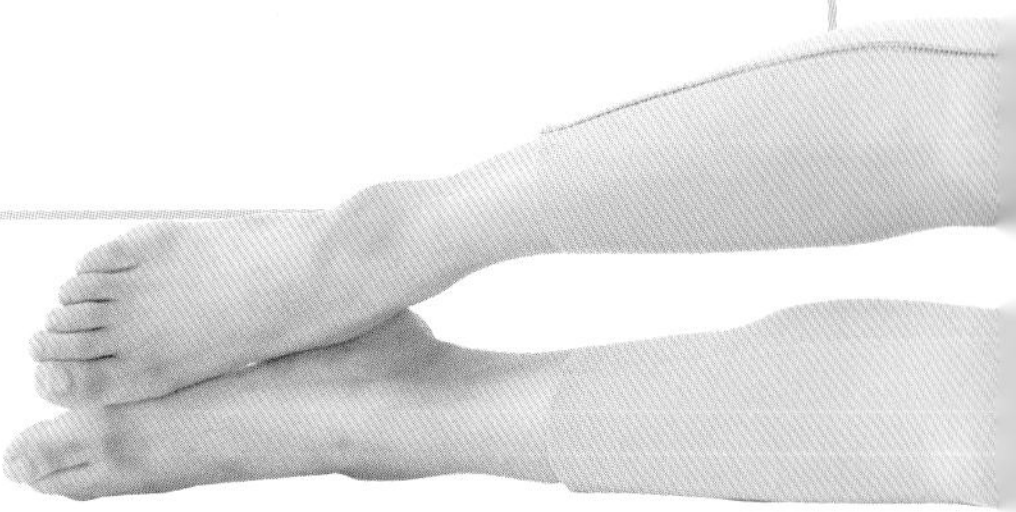

# 仙骨のばし

## 骨盤中央の仙骨をのばし腹筋、背筋も鍛える

骨盤中央の三角の骨が仙骨。左右の骨盤や背骨、全身の骨格の中心です。前に傾くとそり腰に、後ろに傾くと猫背やぽっこりお腹、腰痛に。左右に傾くと体も左右にゆがむので、**ストレッチで仙骨を正しい位置に**。腹筋や太ももの筋トレにもなります。

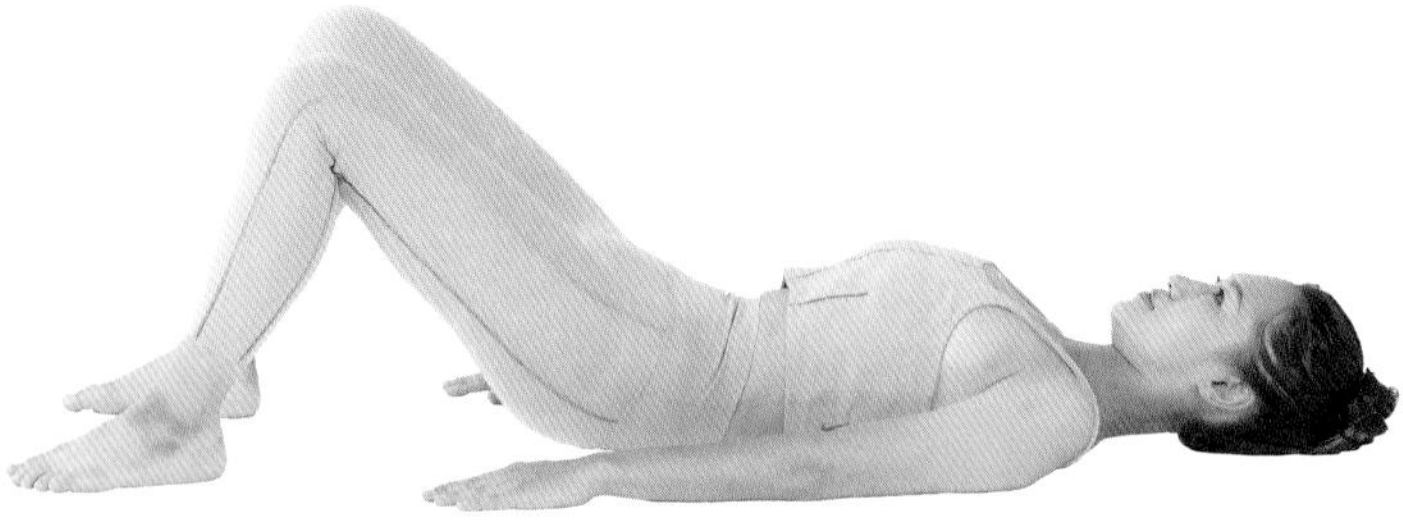

### 1 あお向けに寝てひざを立てる

あお向けに寝てひざを立て、両手のひらを下に向けて腕を自然にのばす。

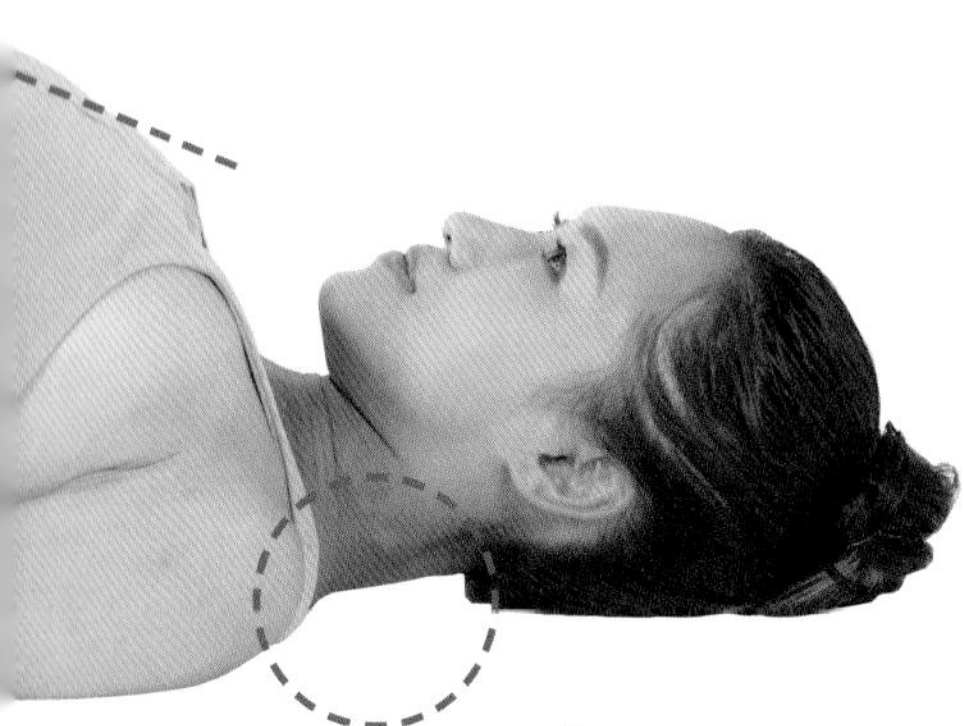

point
首に不調のある人は無理をしない。

1回
3~5セット

## 2 胸と背中を上げる

肩甲骨を床につけたまま閉じるように寄せ、
胸をつき出して上半身を上げる。

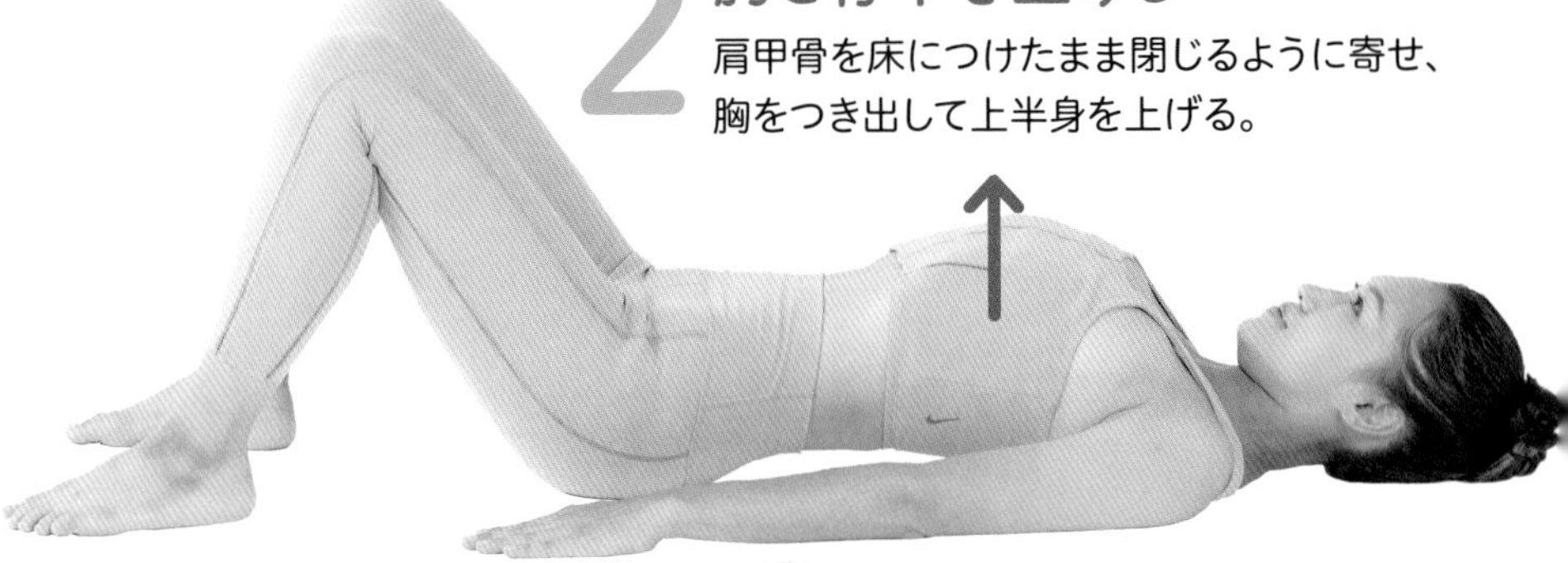

手を入れて確認

腰が上がっていることが重要。
手を腰の下に入れ、すき間が
空いているか確認する。

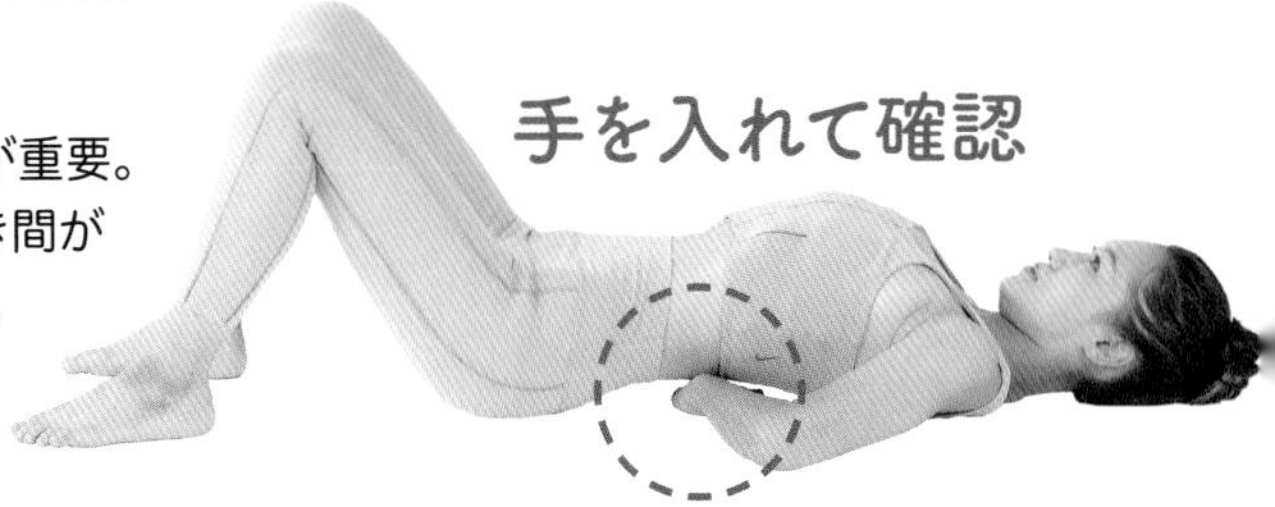

## 3 お尻を上げる

腕と肩を支えにし、
息を吸いながら
お尻を上げて
胸からひざまで一直線に
なるようにして静止。

5秒
静止

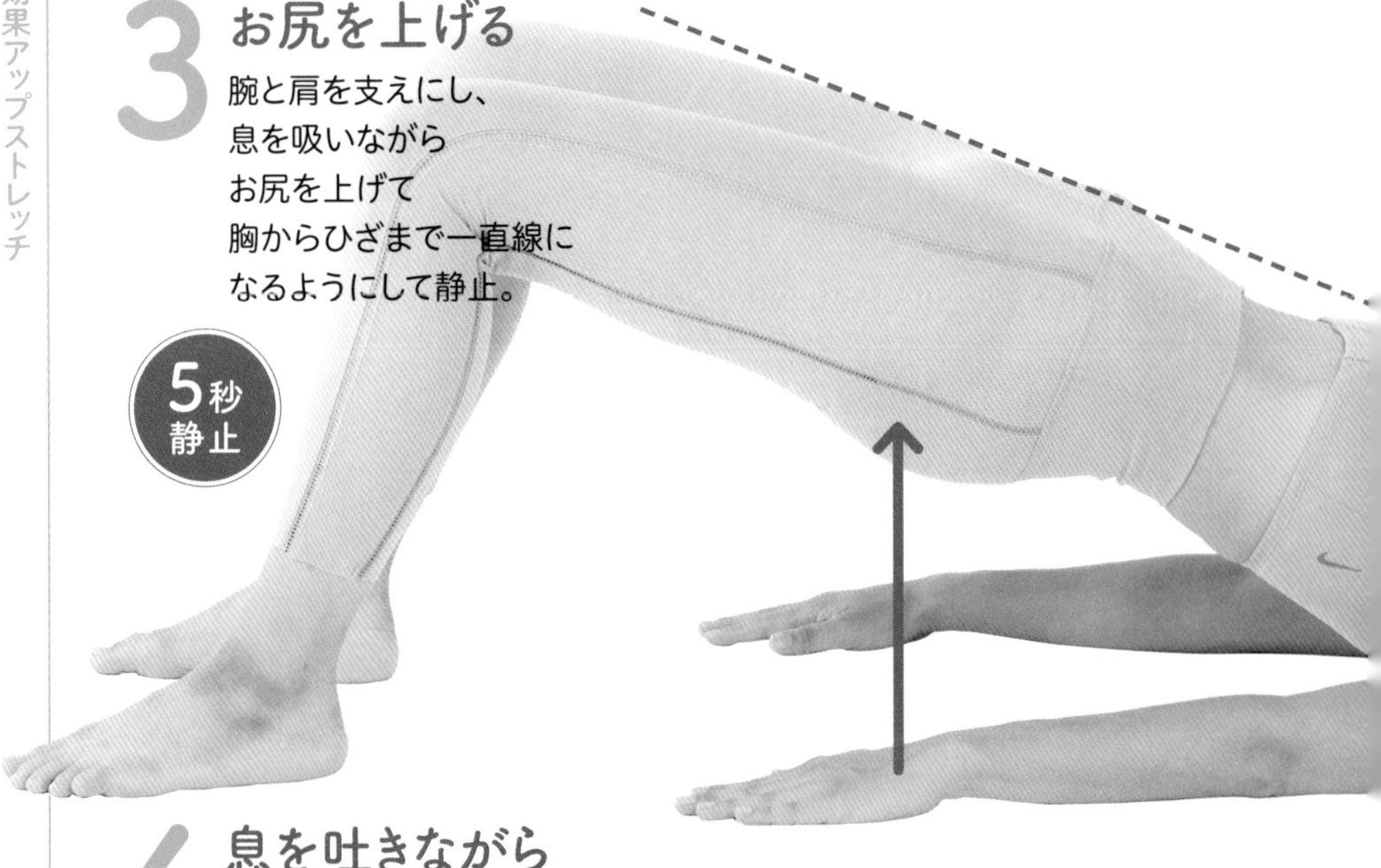

## 4 息を吐きながら ゆっくり元に戻す

# 足指のばし

## かかとで足指をそらす
## 足がつった時にも効く

　足指は歩く時に地面を蹴ったり、バランスを保つだけでなく、血流や認知機能にも関わります。足指をそらすと**ふくらはぎの筋肉がのび、血流が上がり**ます。**足がつった時に行うと即効**があります。かかとの重みで足指を開けば指の動きがよくなります。

1 **指先にかかとをのせる**
あお向けに寝たまま左足のかかとを右足の足の指にのせる。

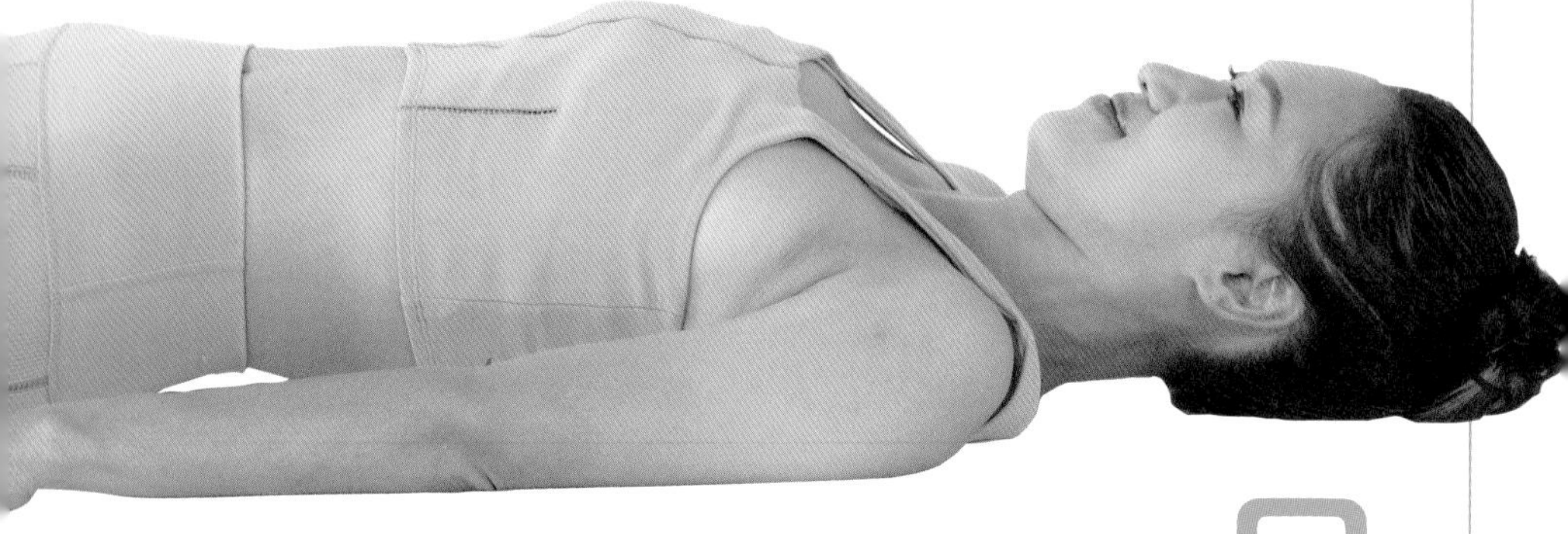

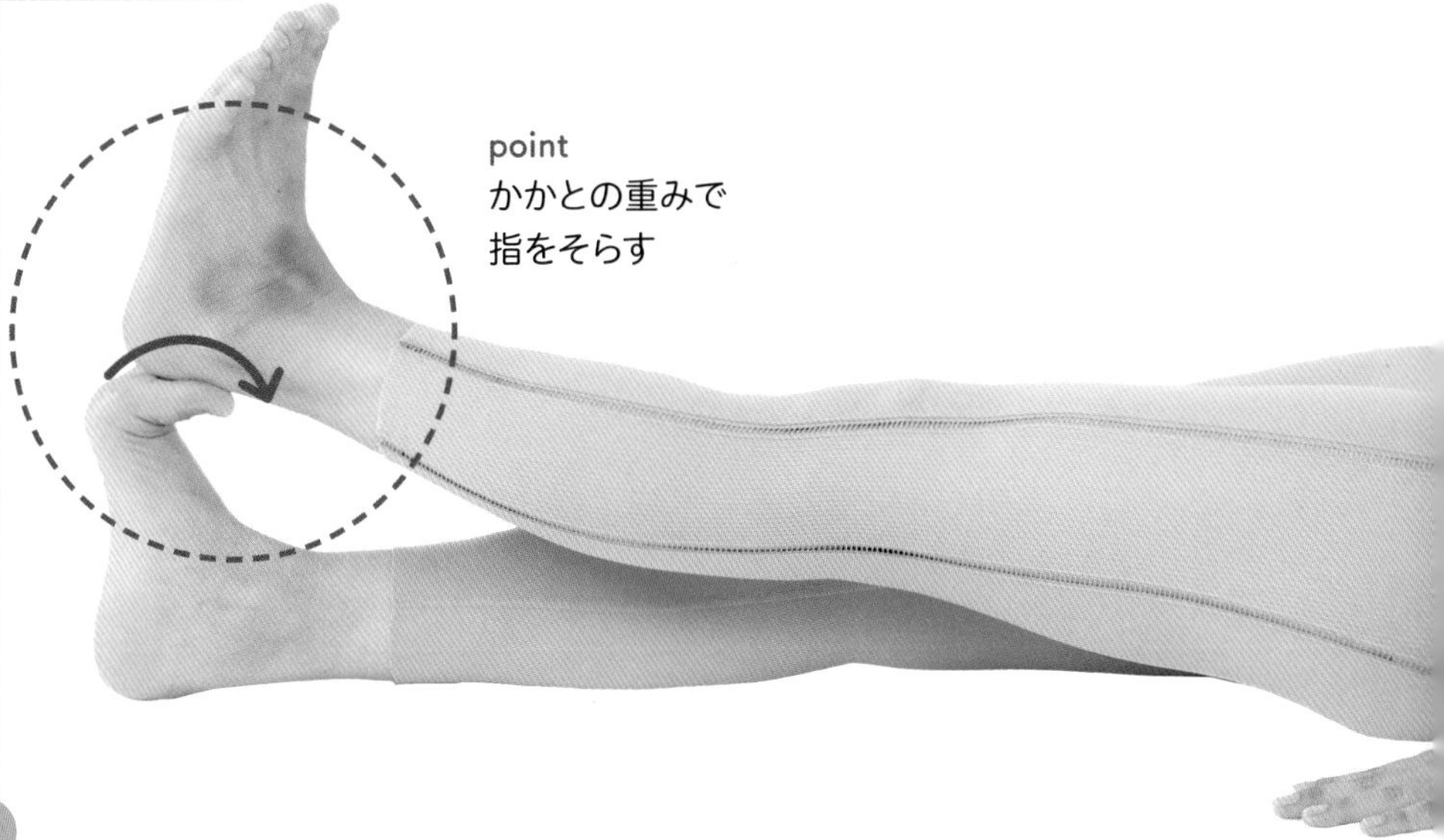




## 2 足の指先をそらす

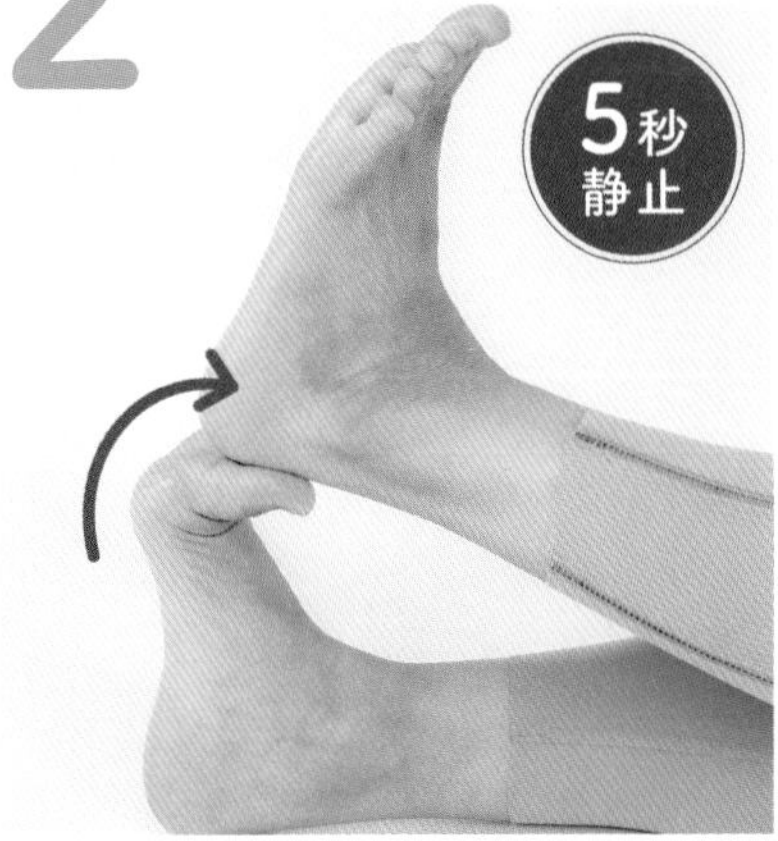


のせたかかとで指を甲側にゆっくりグーッとそらす。

## 3 足の指を開く

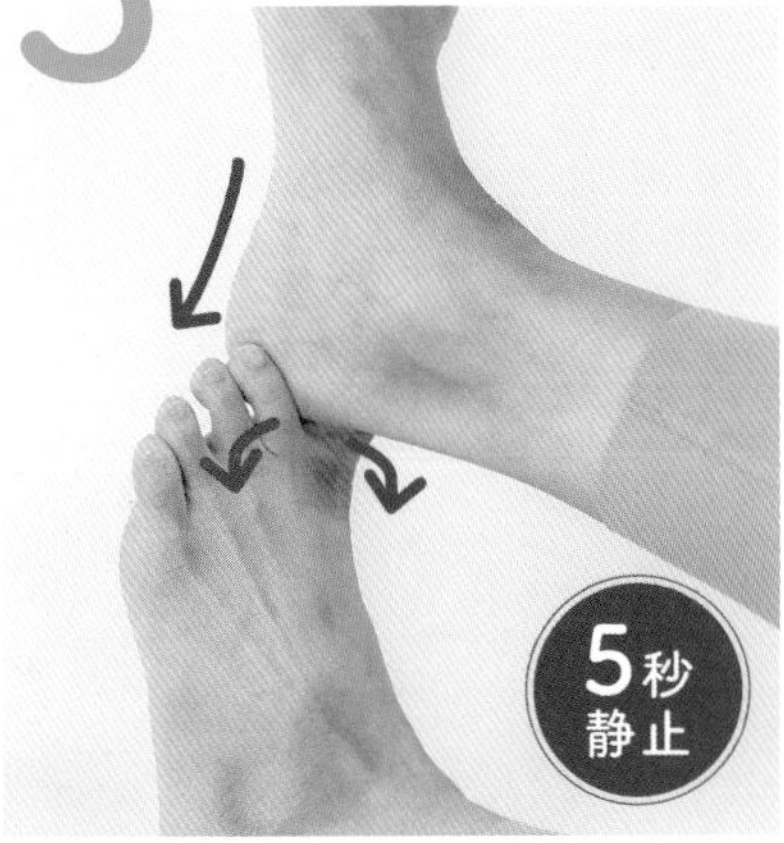


かかとを親指と第2指の間に入れ、指を開くように押す。

## 4 息を吸いながら足を元に戻す。反対側も同様に行う

# V字バランス

## 筋力と柔軟性がついた人のステップアップになる運動

柔軟性や筋力がアップしてきたらステップアップしたいストレッチ。ひざ裏の柔軟性に加え、腹筋、太もも、首の筋力、バランス力も求められます。**1つの動きでいろいろな効果**が得られるトレーニングです。最初はできなくても、チャレンジし続けましょう。

### 1 ひざを曲げて座る

上体を直立させ、
ひざを90度くらいに
曲げて床に座る。

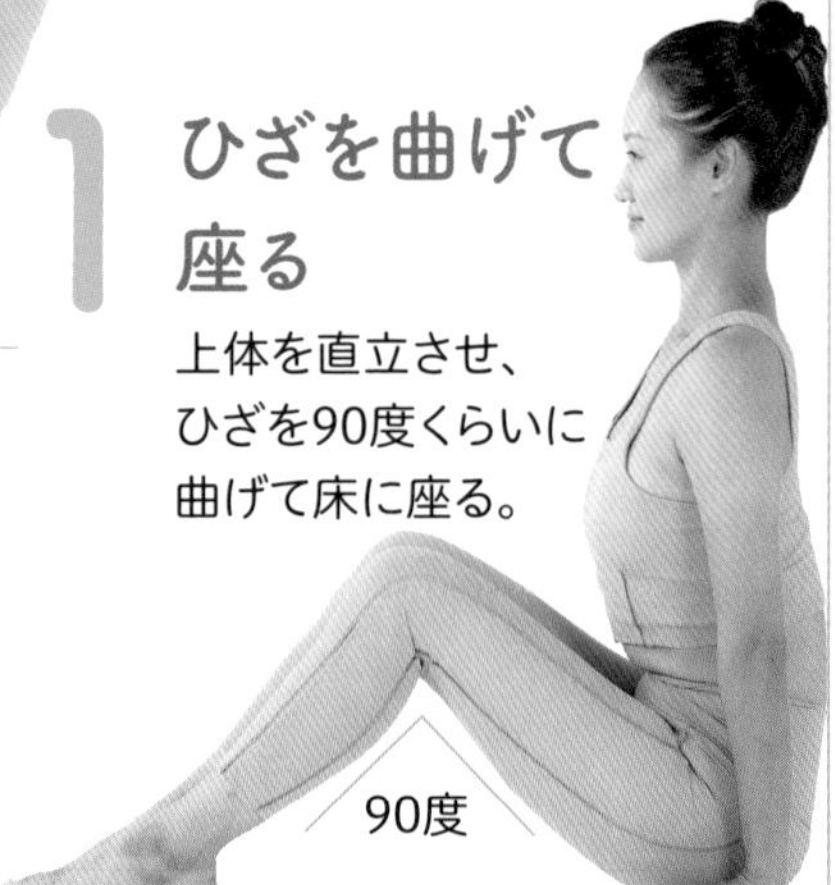


### 2 足先を上げる

両手を前にのばして
バランスをとり、
足を30㎝くらい上げる。

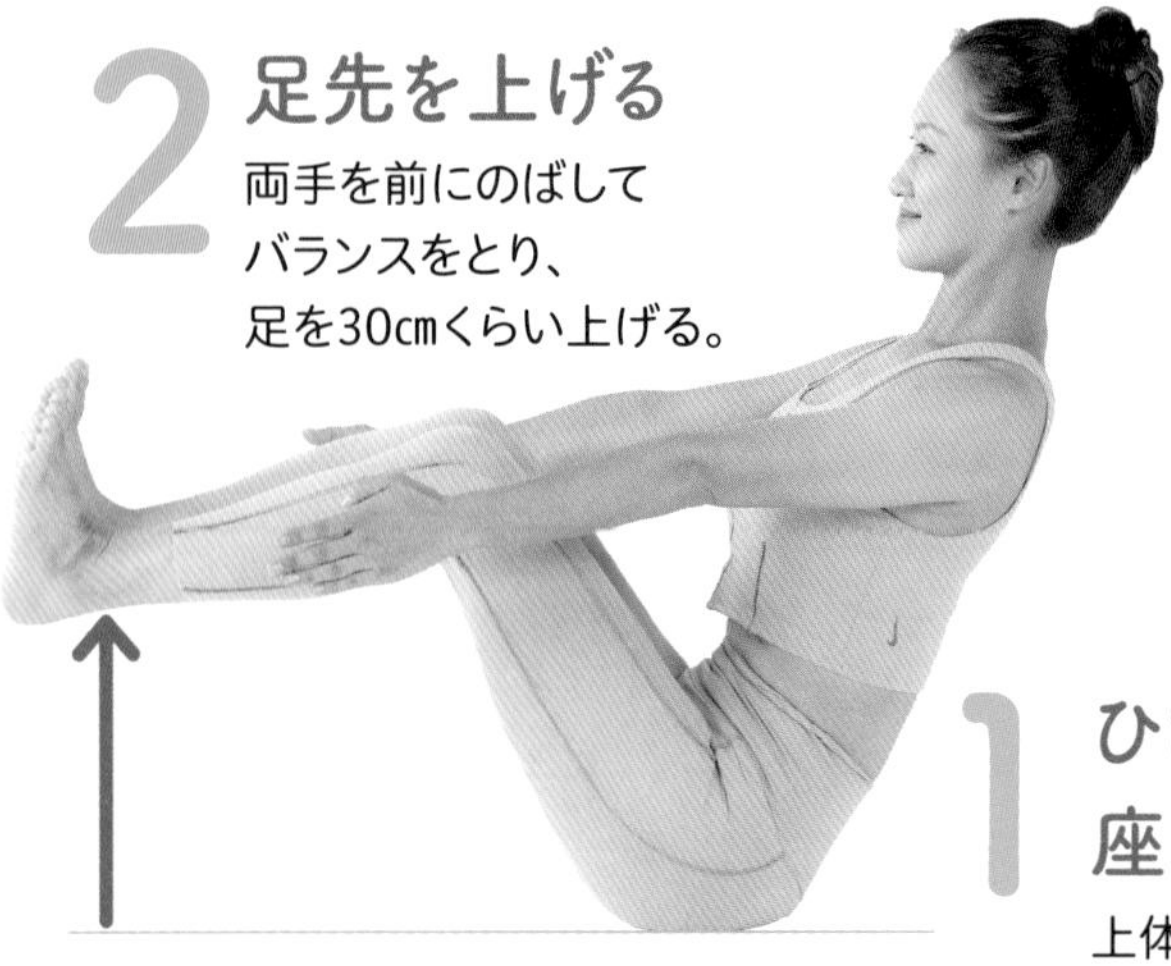

1回
3セット

# 3 ひざ裏をのばしてV字に

5秒静止

ひざの裏をのばして足先を上げ、息を吸いながら腹筋に力を入れてV字バランスをとり、静止する。

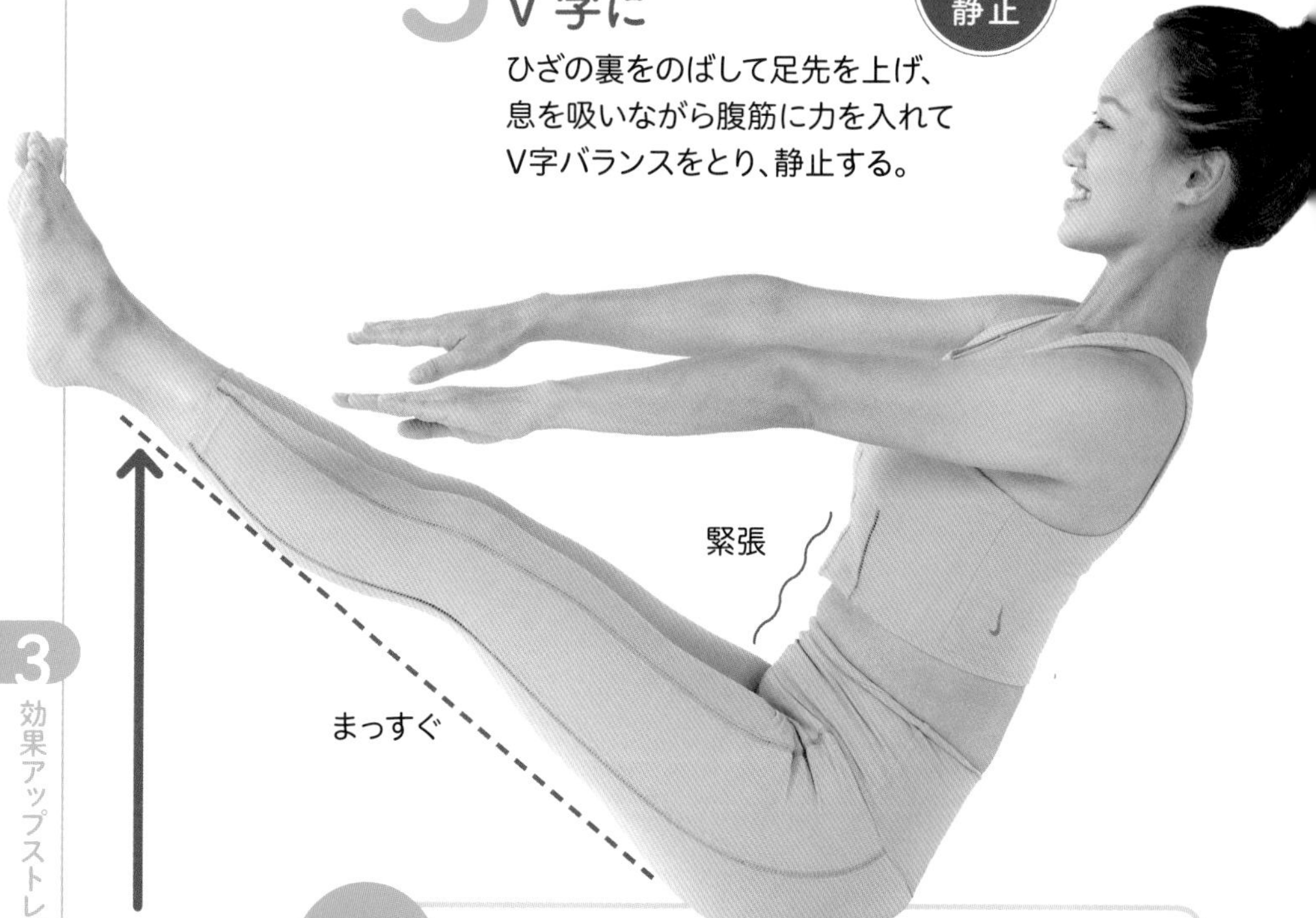


おまけ

## 上達したら足首を持って深いV字に

バランスがとれるようになったら、足首を持ってさらに深いV字に。慣れないと転倒するので注意が必要。

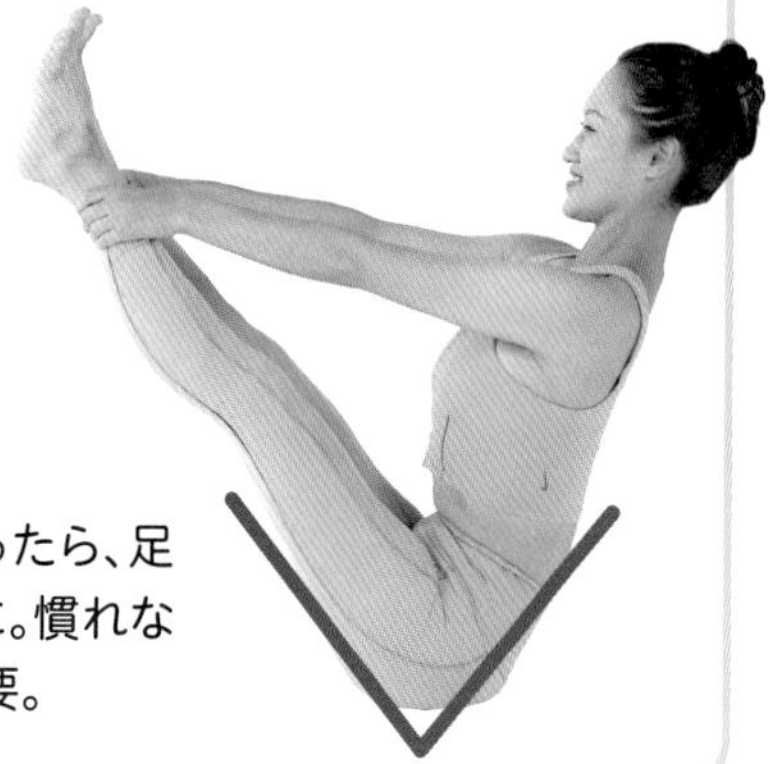

# 4 息を吐きながらゆっくり元に戻す

## 思いきりのばせば開放感いっぱい

# ペタッと開脚への道

### ストレッチを始めたら開脚前屈は一つの目標

ストレッチを始めると憧れるのが開脚前屈です。ひざ裏が硬いと足がまっすぐにのばせず、股関節が硬ければ足を開くのもむずかしい。でも、紹介してきたストレッチを続けていれば、徐々にできるようになります。ペタッと開脚への道を紹介しましょう。

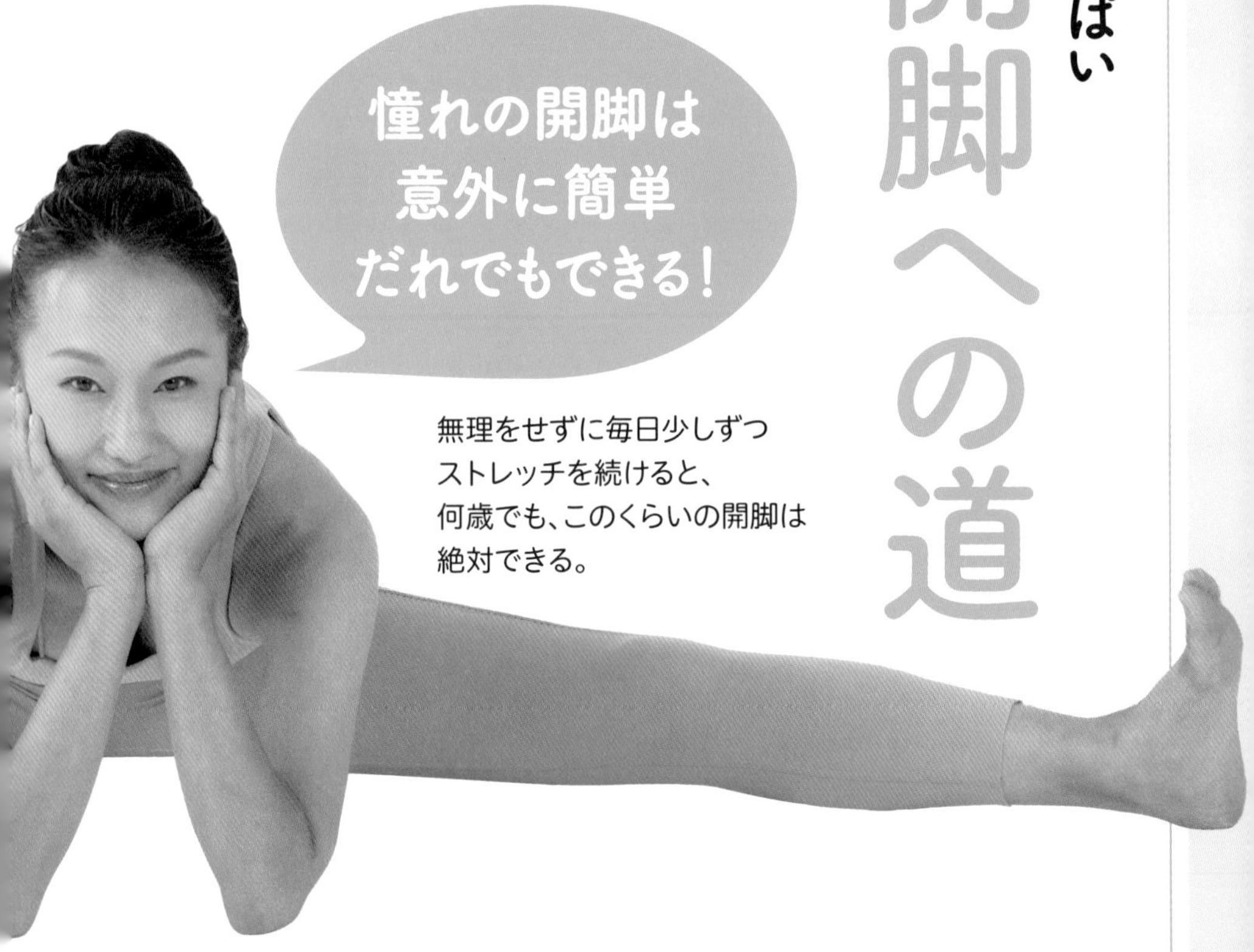


無理をせずに毎日少しずつ
ストレッチを続けると、
何歳でも、このくらいの開脚は
絶対できる。

## 開脚を試してみる

ひざをまっすぐにのばして
足を開き、
上体を直立させるのが目標。
ひざ裏や股関節が硬いと
できない。

最初はひざも
股関節も
カチカチッ!!

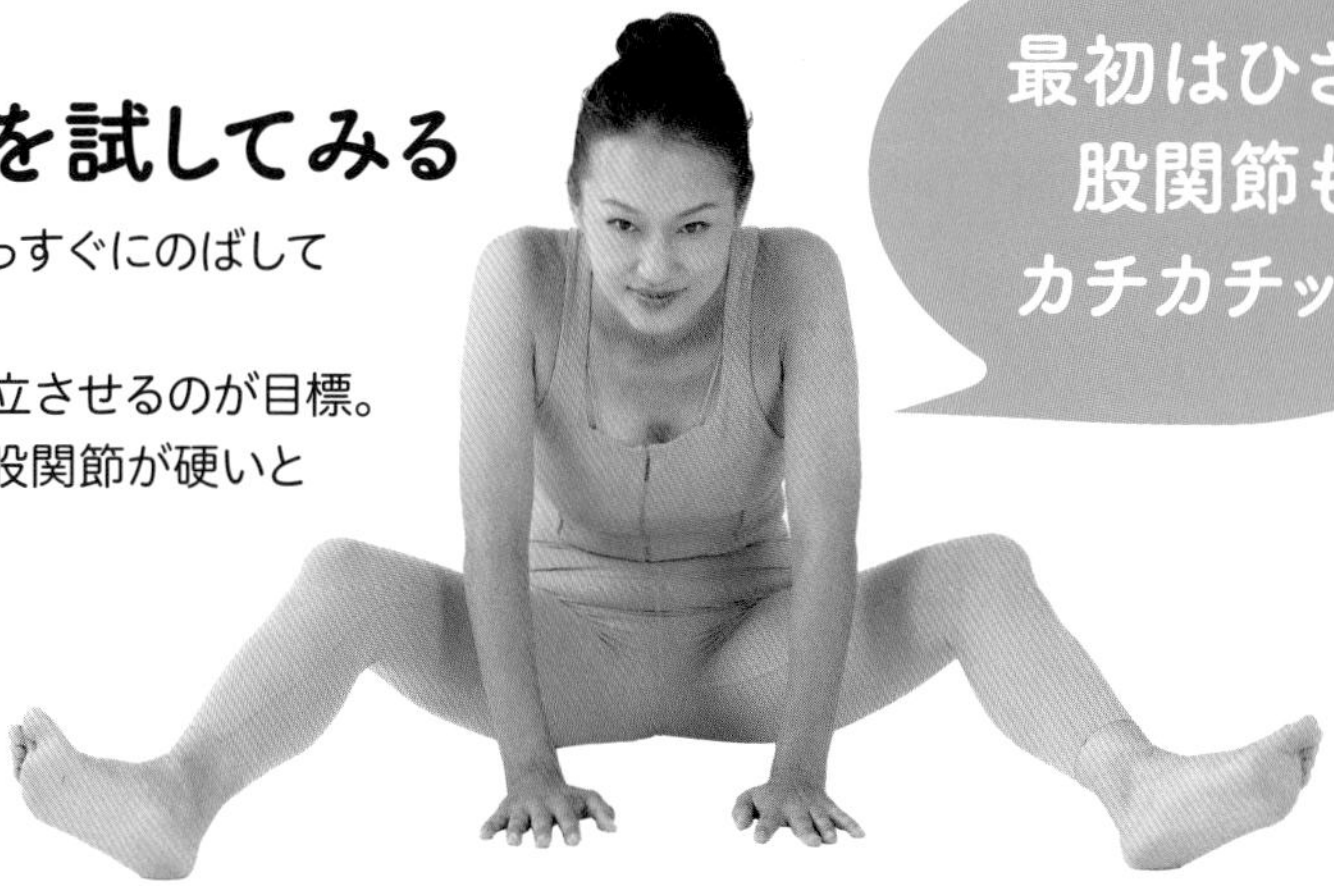

90度が
目標

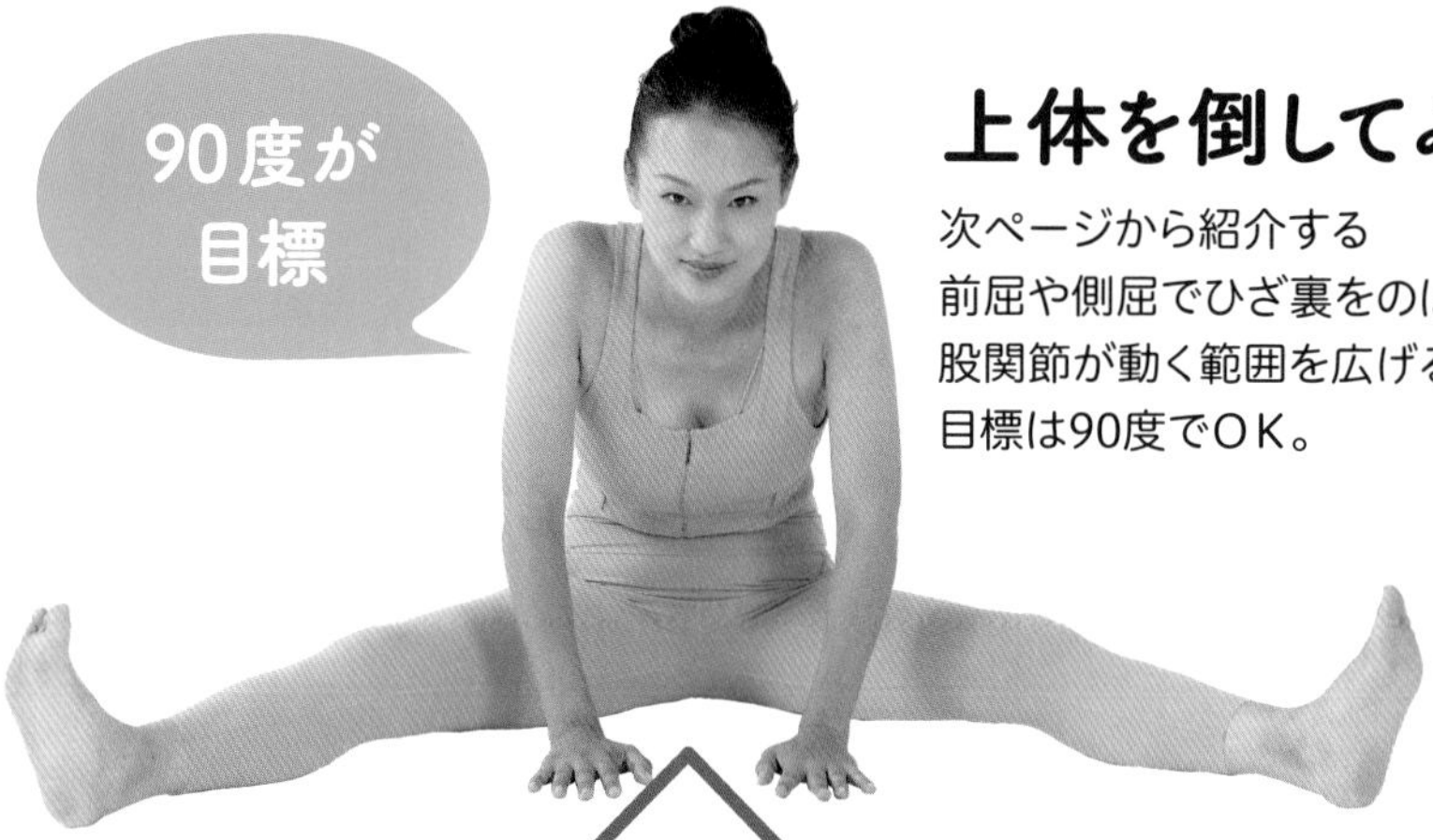


## 上体を倒してみる

次ページから紹介する
前屈や側屈でひざ裏をのばし
股関節が動く範囲を広げる。
目標は90度でＯＫ。

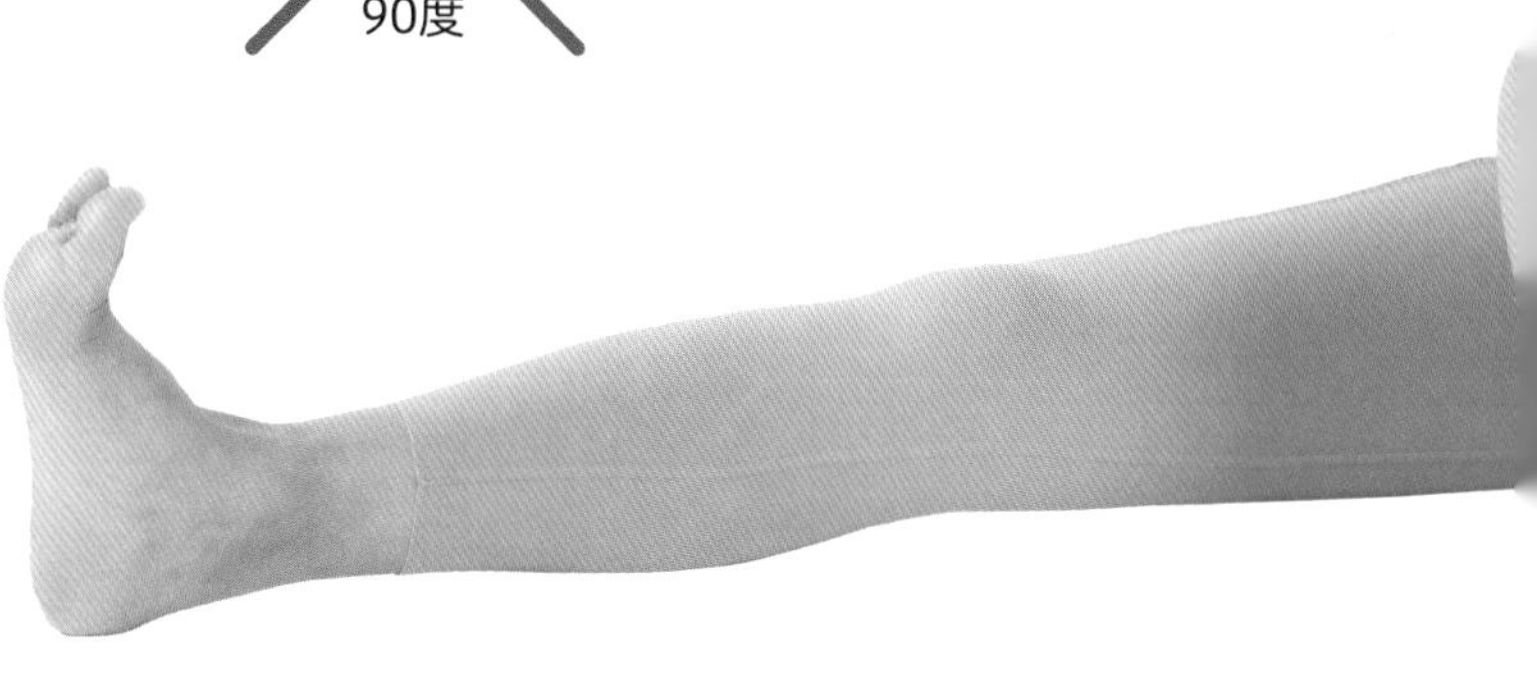

# タオル前屈

座ったままでひざ裏がのばせる特効ストレッチです。前方にのばした足をタオルで引っ張って伸展を手助けしましょう。

タオルが味方！

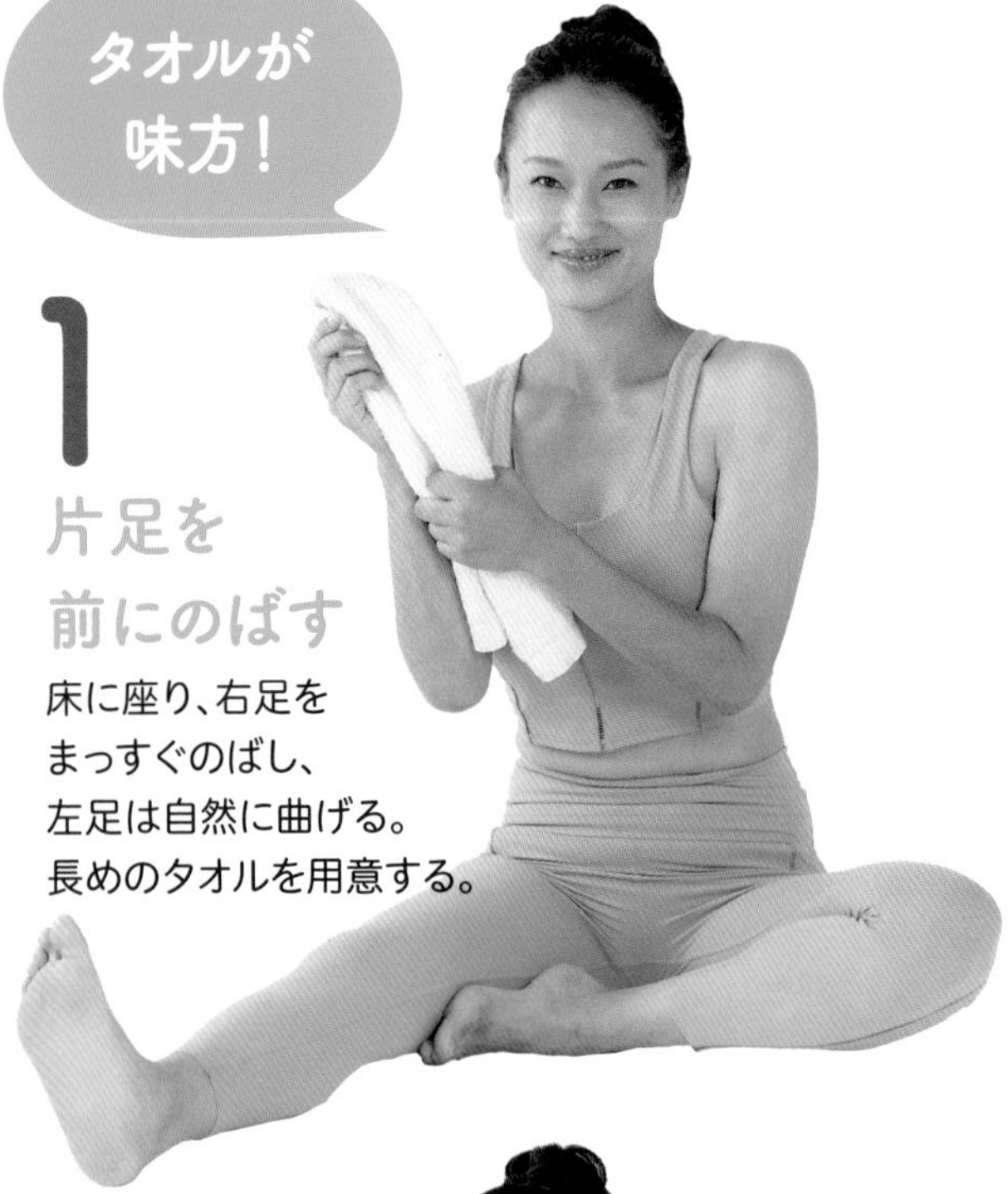

## 1 片足を前にのばす

床に座り、右足をまっすぐのばし、左足は自然に曲げる。長めのタオルを用意する。

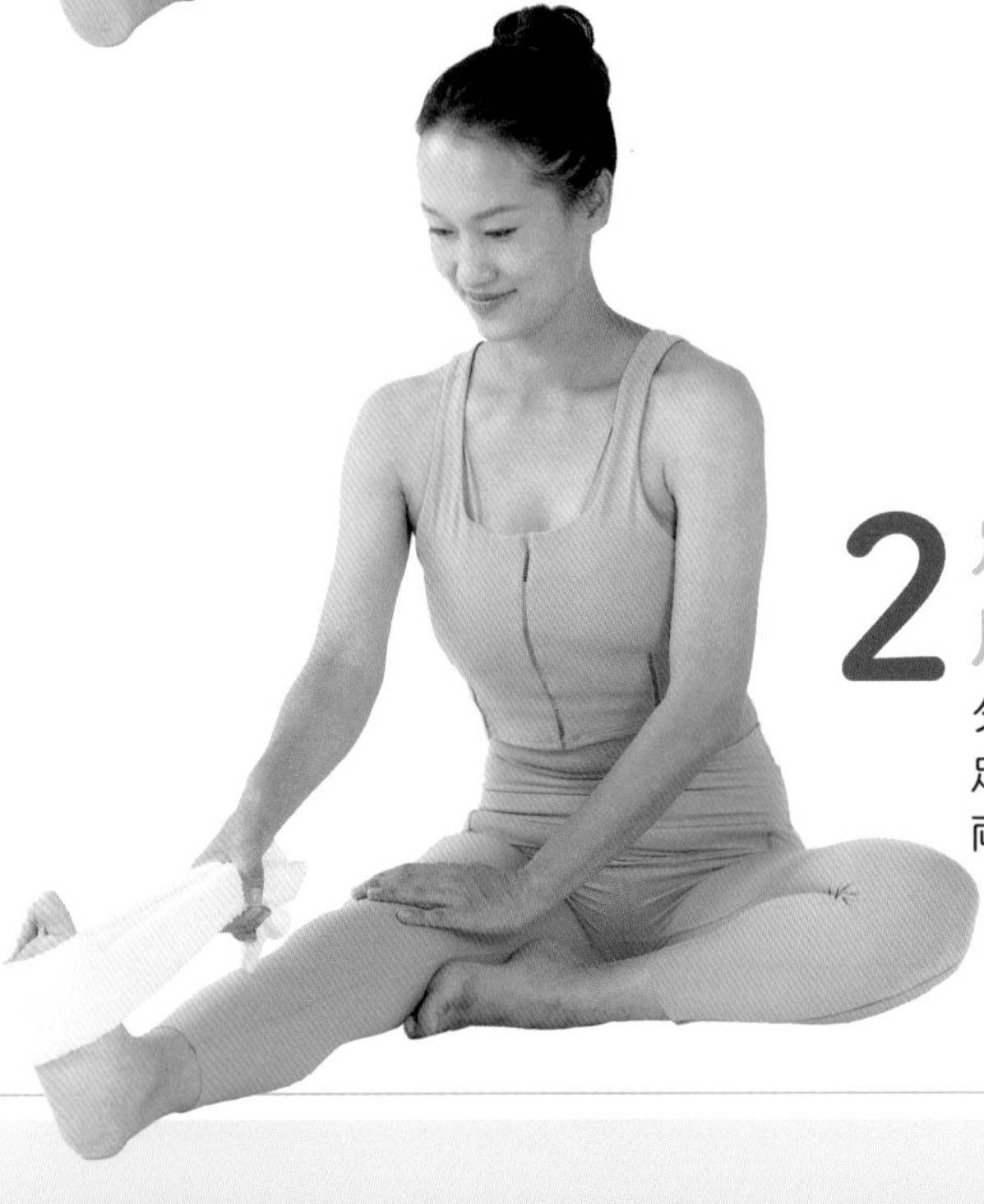

## 2 足にかけて片手で持つ

タオルを細くたたみ、足にかけて両端を右手でつかむ。

1回 左右交互に
3セット

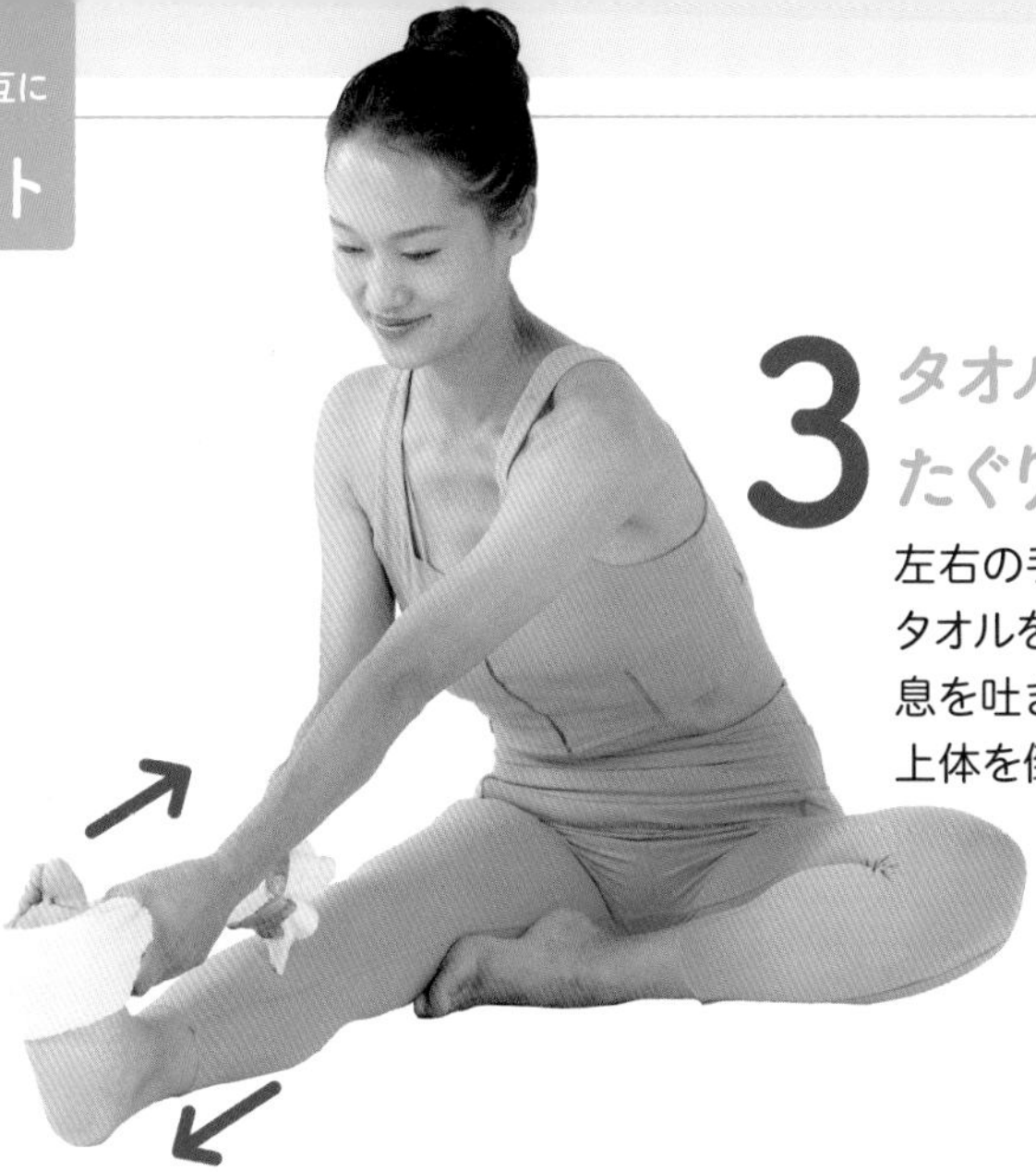

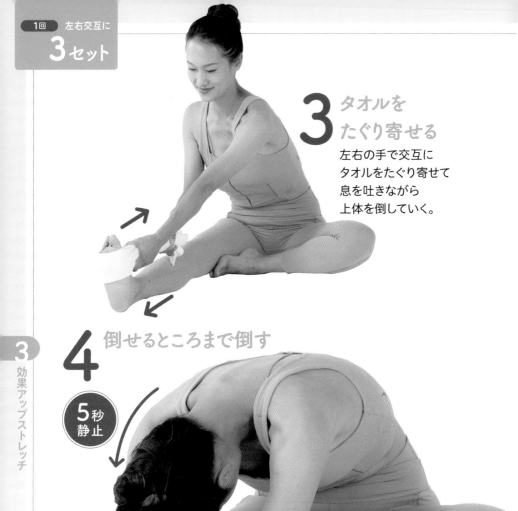

## 3 タオルをたぐり寄せる

左右の手で交互に
タオルをたぐり寄せて
息を吐きながら
上体を倒していく。



## 4 倒せるところまで倒す

5秒
静止

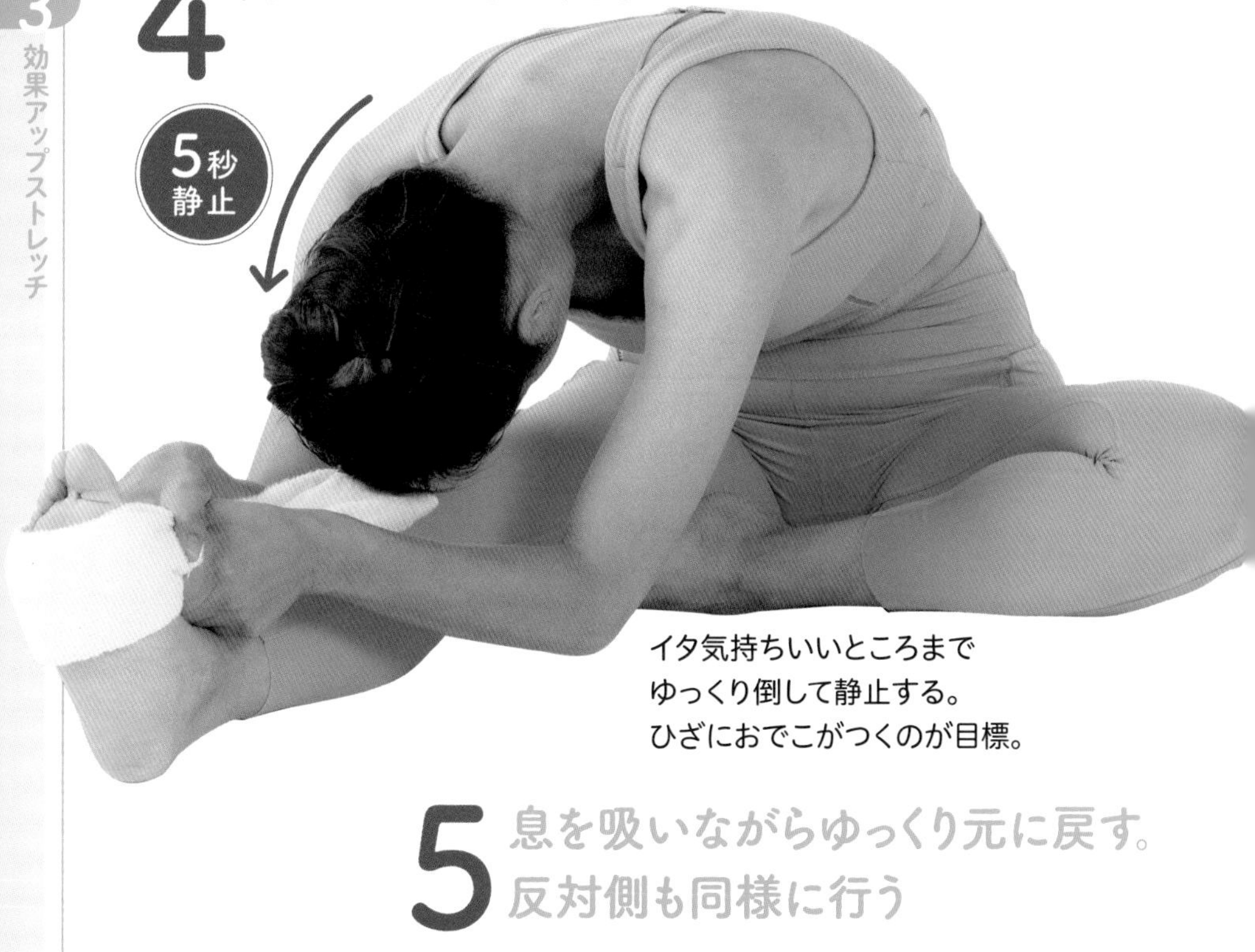

イタ気持ちいいところまで
ゆっくり倒して静止する。
ひざにおでこがつくのが目標。

## 5 息を吸いながらゆっくり元に戻す。反対側も同様に行う

# タオル側屈

ひざ裏と同時に股関節を含めた腰回りを柔らかくするストレッチ。横にのばした足に向け、体を倒す運動は腰痛にも効果抜群。

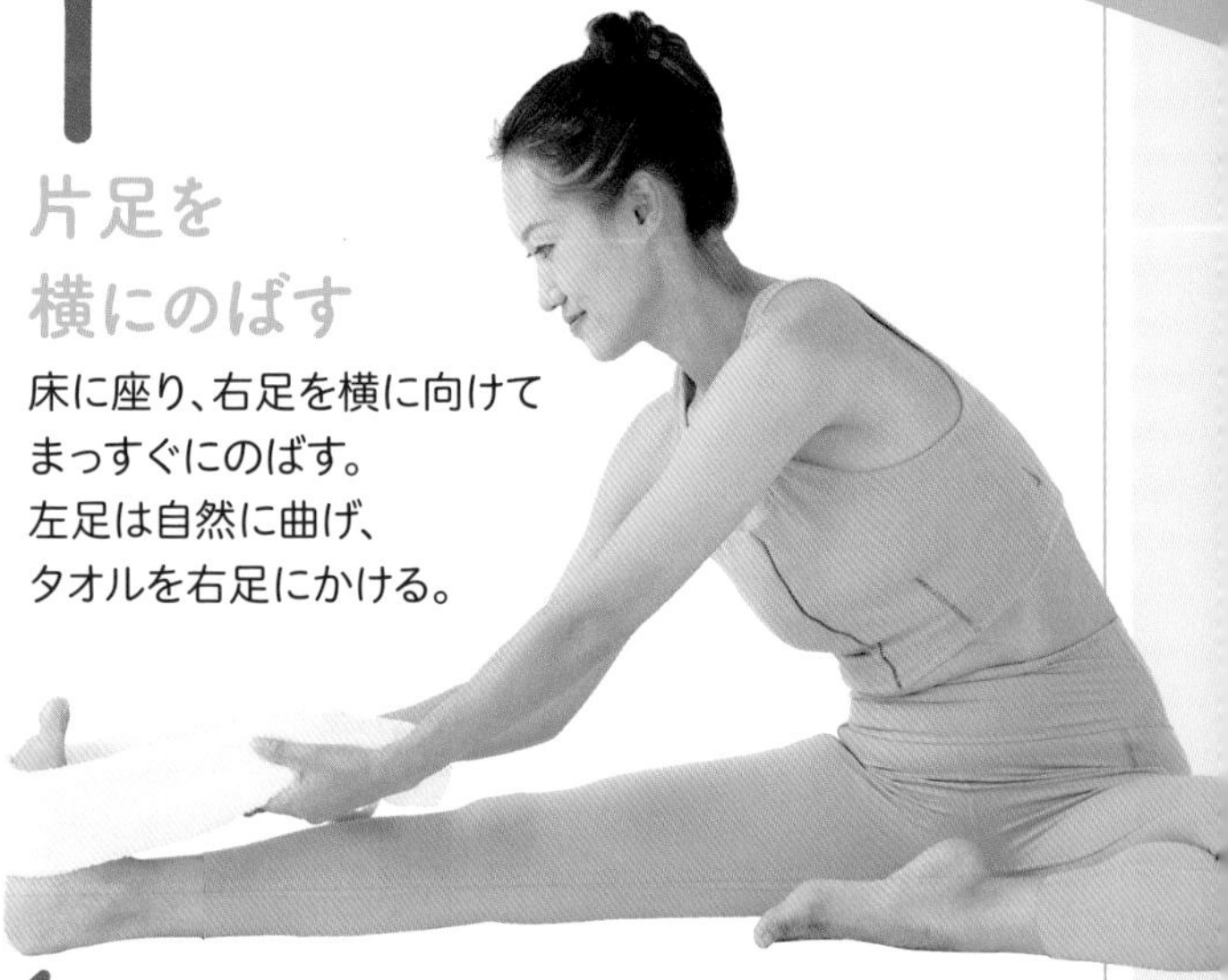

## 1 片足を横にのばす

床に座り、右足を横に向けてまっすぐにのばす。左足は自然に曲げ、タオルを右足にかける。

かかとをつき出す

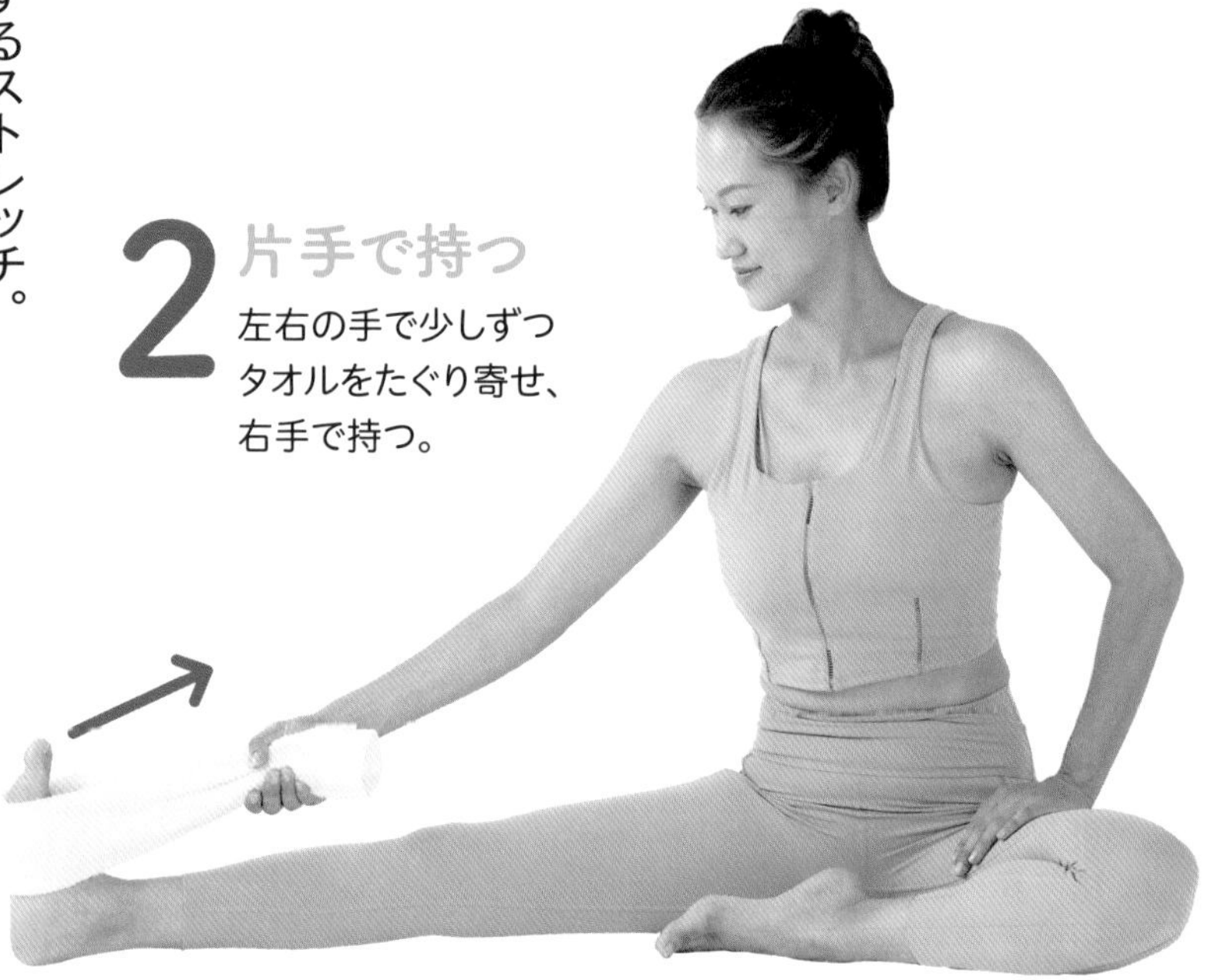

## 2 片手で持つ

左右の手で少しずつタオルをたぐり寄せ、右手で持つ。

1回 左右交互に
3セット

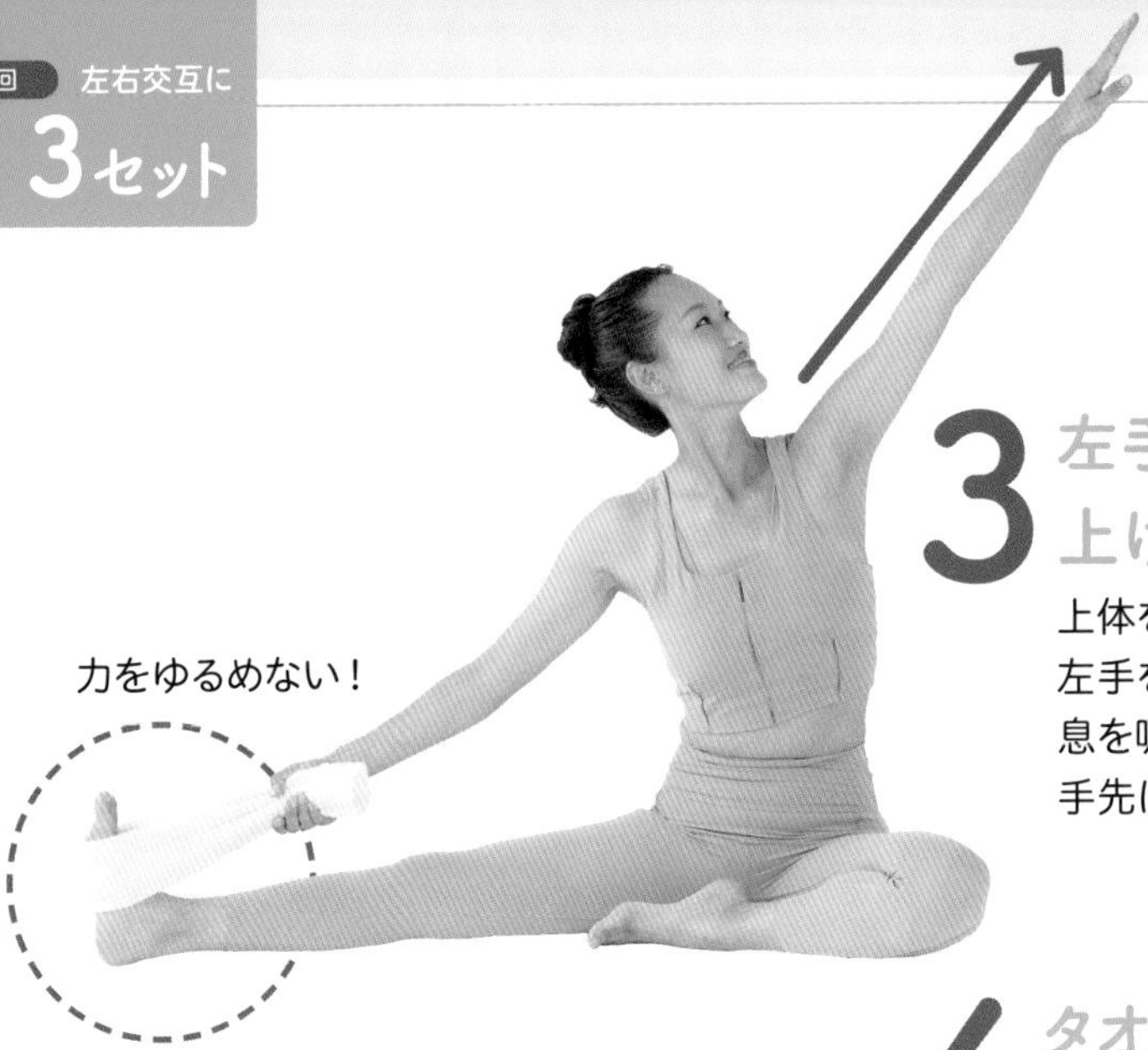


## 3 左手を上げる

上体を起こしたまま
左手を左上に上げ、
息を吸いながら
手先に視線を向ける。

## 4 タオルに向けて真横に倒す

上げた手を
頭の上を通るようにして
息を吐きながら
右足に向けて倒す。

5秒静止

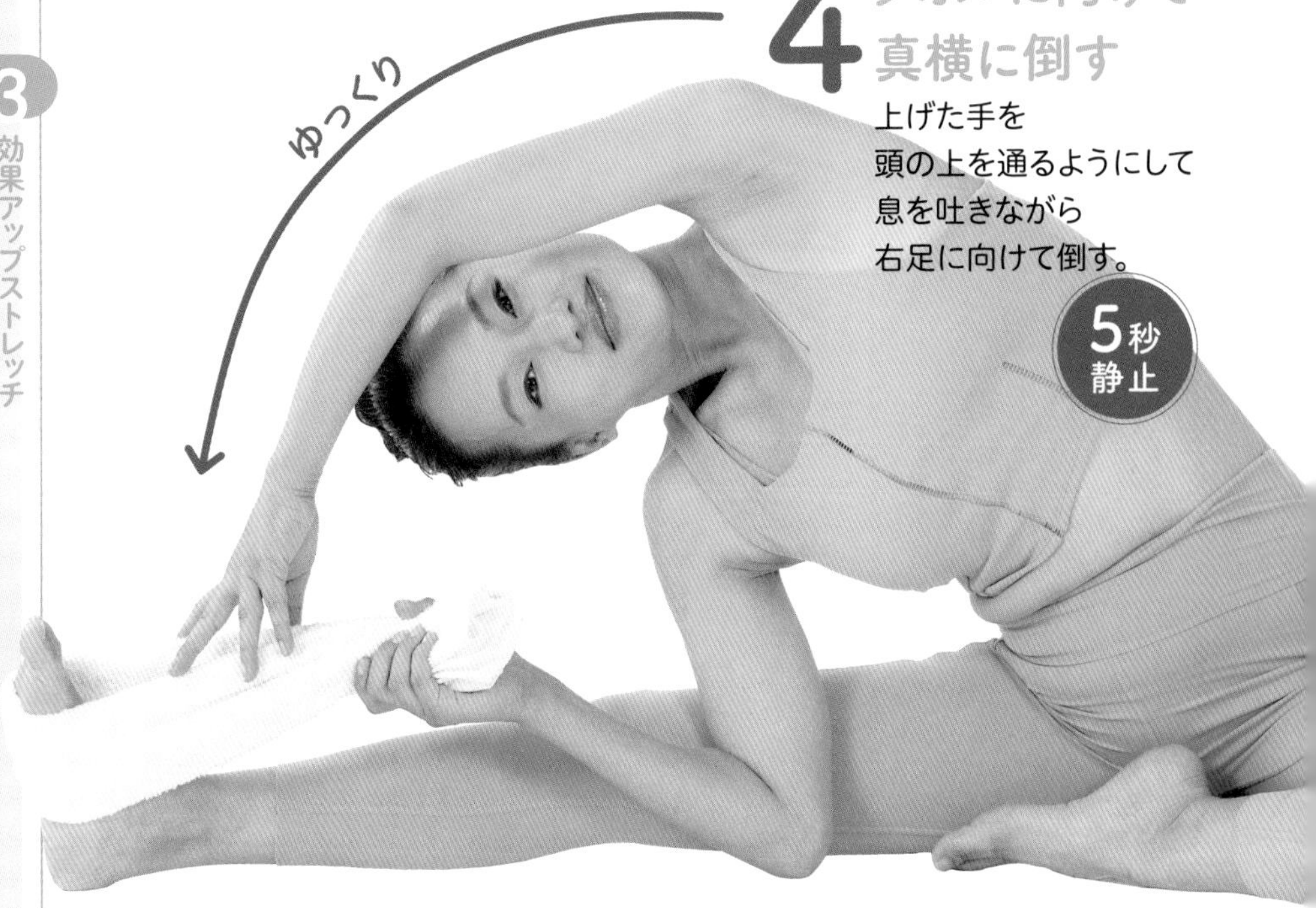


## 5 息を吸いながらゆっくり元に戻す。反対側も同様に行う

# ペタッと開脚完成へ

開脚に挑戦。骨盤を立てて足をのばします。開脚はできる範囲で。
上体を徐々に倒して……、続ければ必ずペッタリと倒せます。

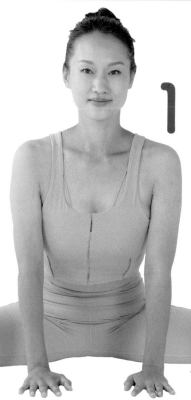

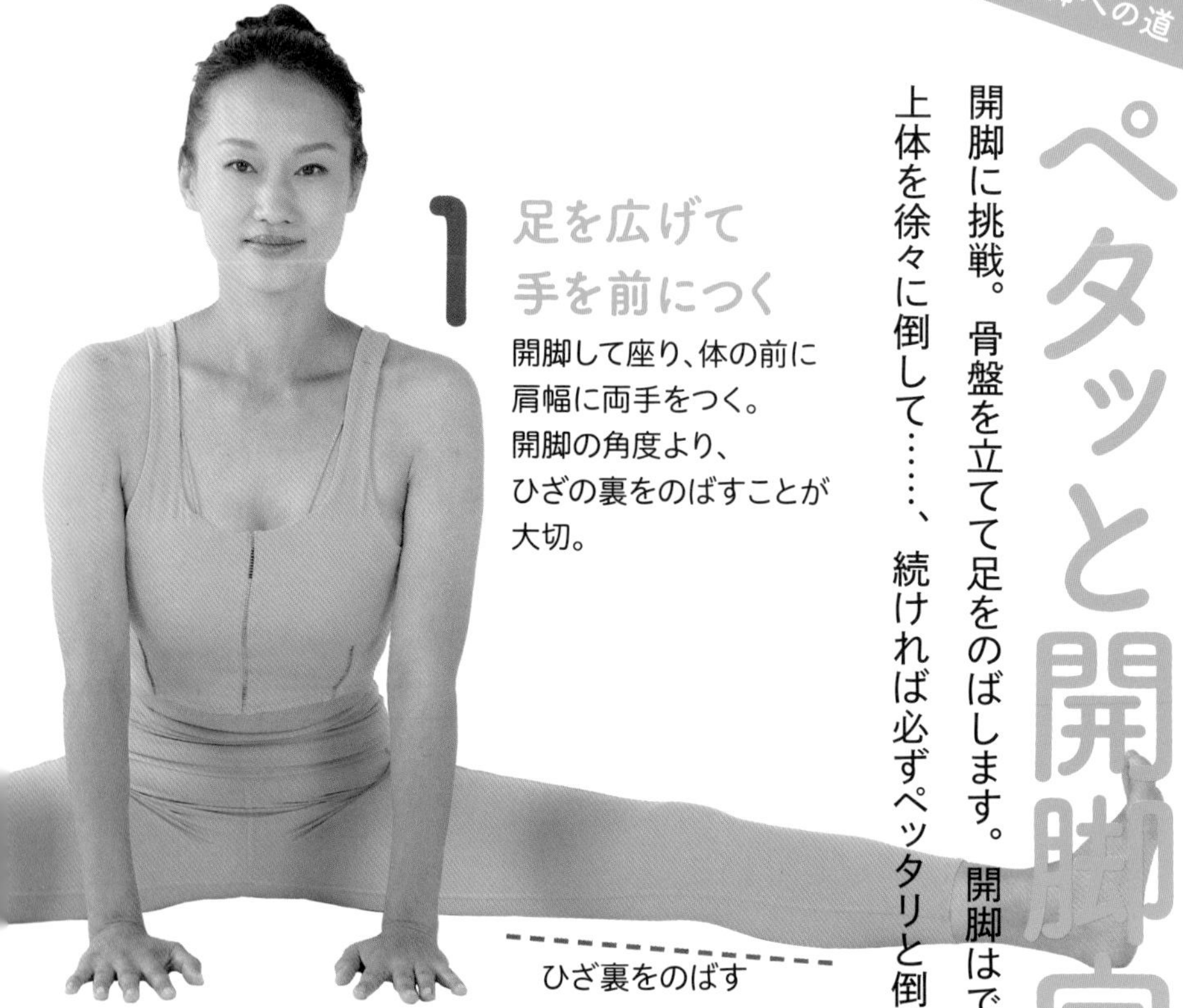


## 1 足を広げて手を前につく

開脚して座り、体の前に肩幅に両手をつく。開脚の角度より、ひざの裏をのばすことが大切。

## 2 指先で前に進む

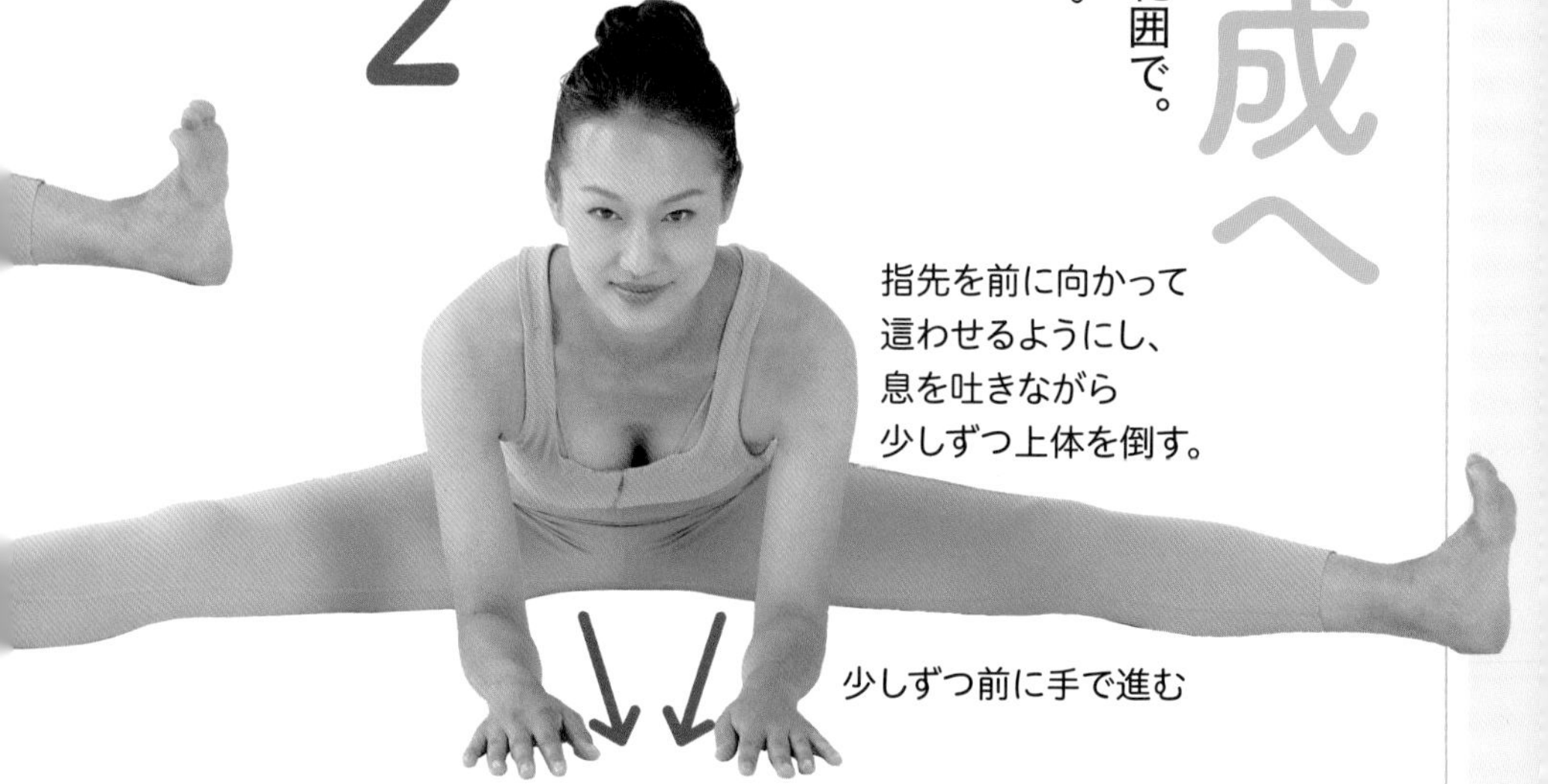


指先を前に向かって這わせるようにし、息を吐きながら少しずつ上体を倒す。

1回 3セット

## 3 上体を倒しきる

前を見ながらできるところまで、
ひざの裏をのばしたまま倒していく。

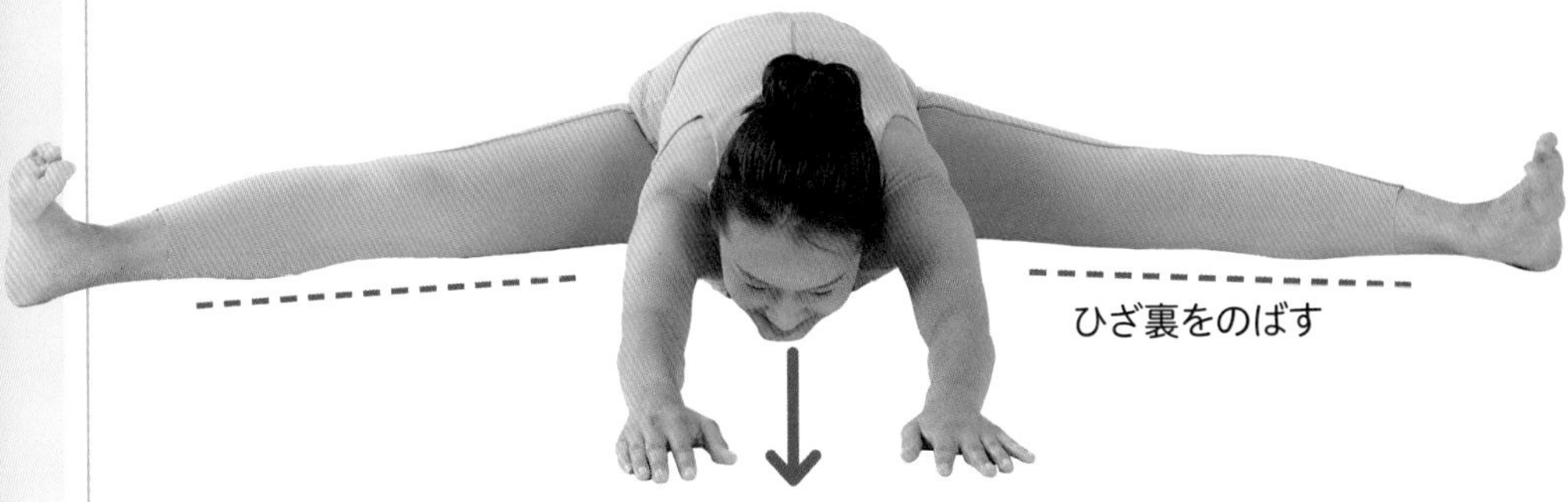


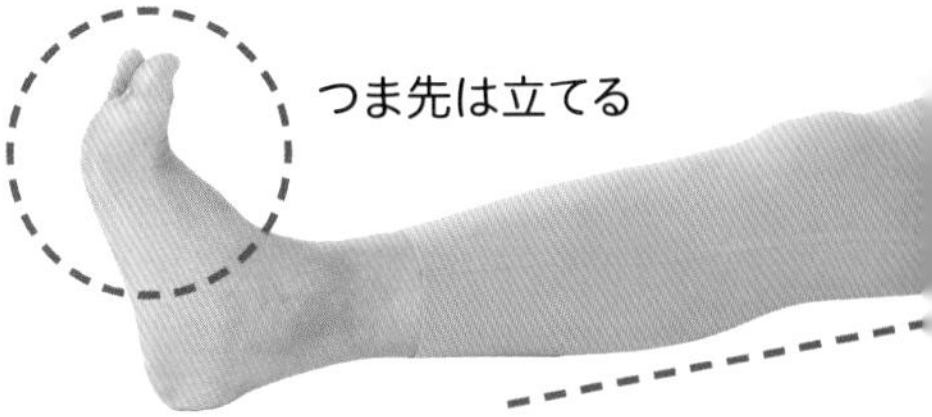


## 4 おでこを床につける

おでこを床につけ、
そのままで静止する。

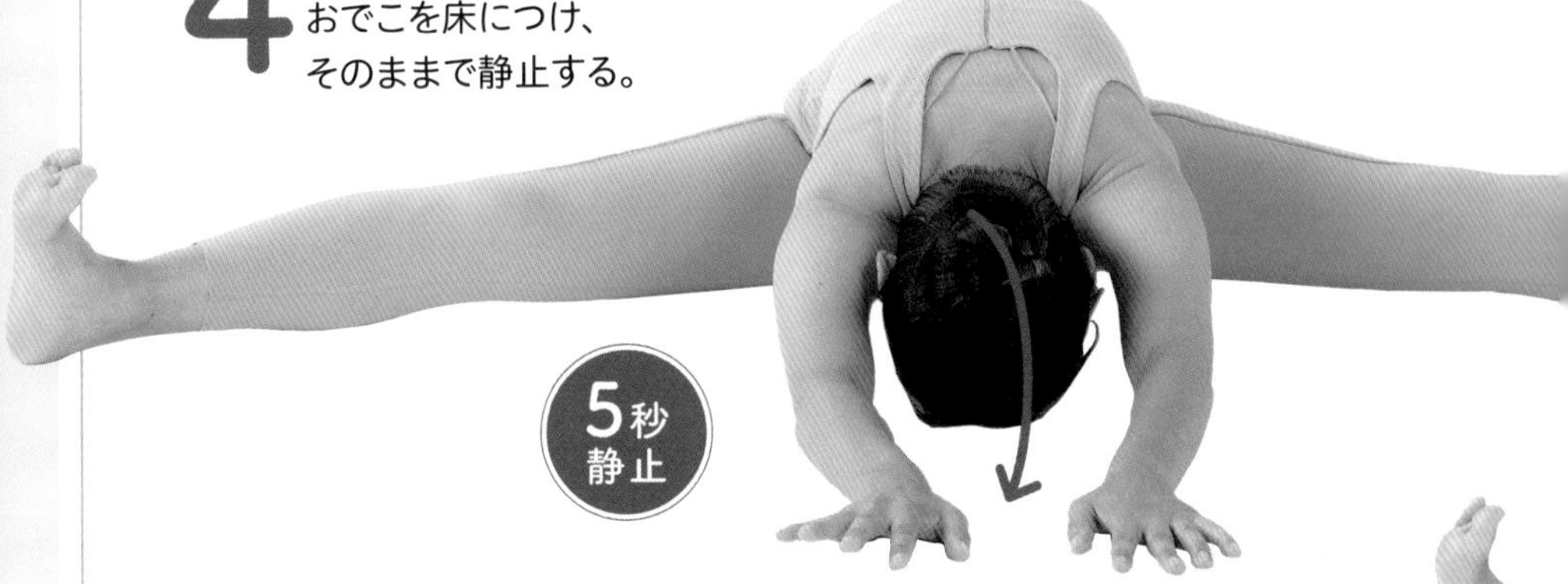


## 5 息を吸いながら ゆっくり元に戻す

Column

目標は寝たきりゼロ!
# 加齢による衰えを防ごう

## ロコモティブシンドロームとは

加齢に伴う運動機能の低下、関節や背骨の不調などを指し、要介護や最悪寝たきりになる可能性がある状態です。

今、健康寿命は平均寿命より約10年短いといわれていて、人生の最後に、10年間も介護が必要な生活を送る人がいるのです。

私の目標は、ピンピンコロリ。最後まで自分の足で歩くこと。そのための啓発活動と、予防のための運動指導がライフワークです。

## サルコペニアって何?

衰えの中でも、特に筋肉の強さや量の低下をサルコペニアといいます。筋力を保つためには、実は筋トレだけでは不足です。まず動かせる、のばせるように柔軟性を高めて、その上で少しずつ筋肉に負荷をかけて鍛えるのが正解。最初はストレッチと覚えてください。筋肉を作るためのたんぱく質をしっかり摂ることも大切です。

## フレイルにならない

体の衰えだけでなく、気力や認知機能の低下など、あらゆる面での衰えをフレイルといいます。加齢による機能の低下はそれぞれが関連し、放っておくと寝たきりへの道をまっしぐらです。

負の連鎖を食い止めるには、まず体をゆるやかに動かしましょう。寝たままストレッチで安全に固まった筋肉をのばすことから始めてみてください。

《 衰えの負の連鎖 》

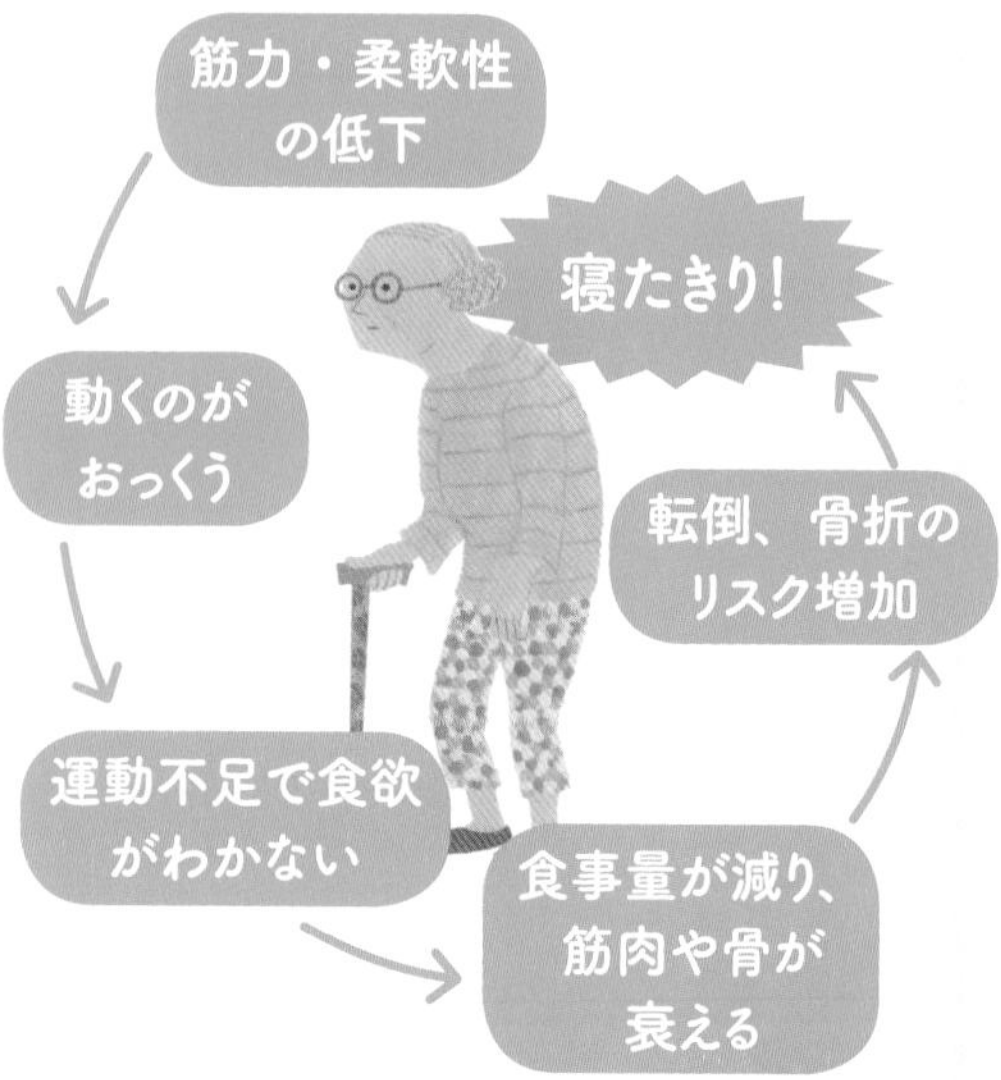
筋力・柔軟性の低下
動くのがおっくう
運動不足で食欲がわかない
食事量が減り、筋肉や骨が衰える
転倒、骨折のリスク増加
寝たきり!

# PART 4

# 不調を治す！
# もっと効かせるストレッチ

加齢とともに誰もが気になる悩みを
解決するための知恵とコツです。
効果アップに大切な基本の知識、
東洋医学とストレッチを融合させた
寝たままできるツボストレッチなど、
無理なく続くメソッドを紹介します。

# 関節や筋肉の痛みを解決

柔軟性

バランス

ひざや腰、首が痛い。肩が動かない、ぎっくり腰になる、足がつるなど、関節や筋肉の痛みは数えきれません。痛み止めや湿布、コルセットが手放せないという人も。年齢のせいとあきらめていませんか?

こんな症状がある人の特徴は、痛む場所に関連する筋肉が硬くなっていることです。のびるべき筋肉がのびず、関節が不自然な状態を続けると、余計な負荷がかかって痛

変形性膝関節症、椎間板《ついかんばん》ヘルニアなど、骨や軟骨がすり減って痛む病気があります。その原因のほとんどはバランスの悪さです。

体はのびる筋肉とちぢむ筋肉がセットで動いています。関節を曲げる時、片側の筋肉がちぢみ、もう一方の筋肉がのびます。

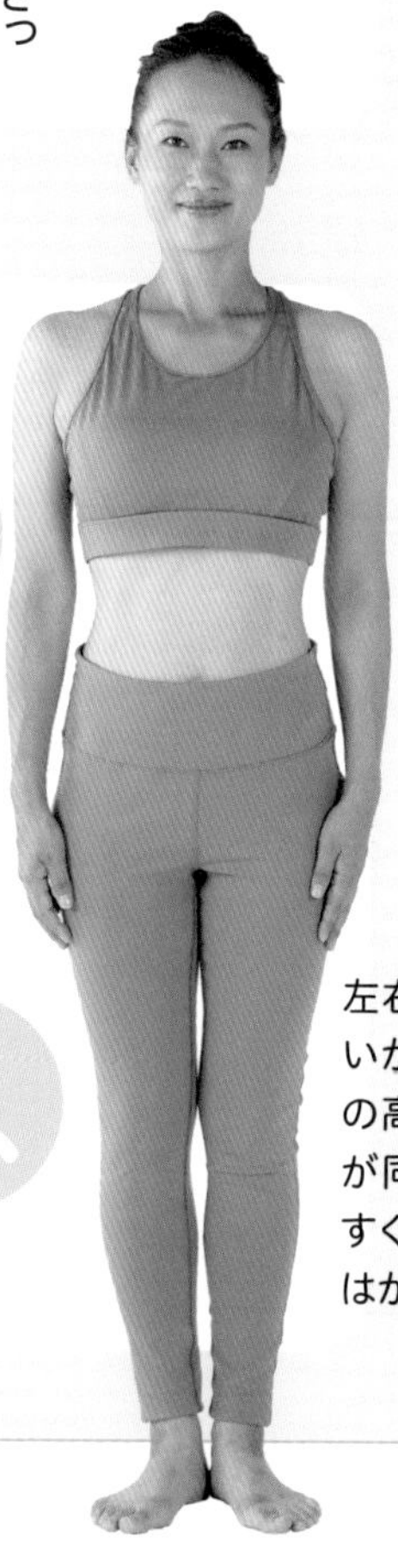

左右のバランスがよいかを確認。肩や腰の高さ、ひざの位置が同じで、頭がまっすぐなら関節に負担はかからない。

みや変形につながるのです。ストレッチで筋肉をのばし、体の動きが自由になれば、変形やゆがみがとれてラクになります。

　患者さんも、繰り返すぎっくり腰が治った、90度近くまで曲がっていた腰がまっすぐにのびた、ひざが痛くて階段が苦手だったのがラクになったなど、みんなすっかりよくなり、驚くほどの柔軟性を手に入れています。

　硬い筋肉をのばせば痛みはなくなります。基本のストレッチに加え、痛む部位に合わせたストレッチを組み合わせてみてください。

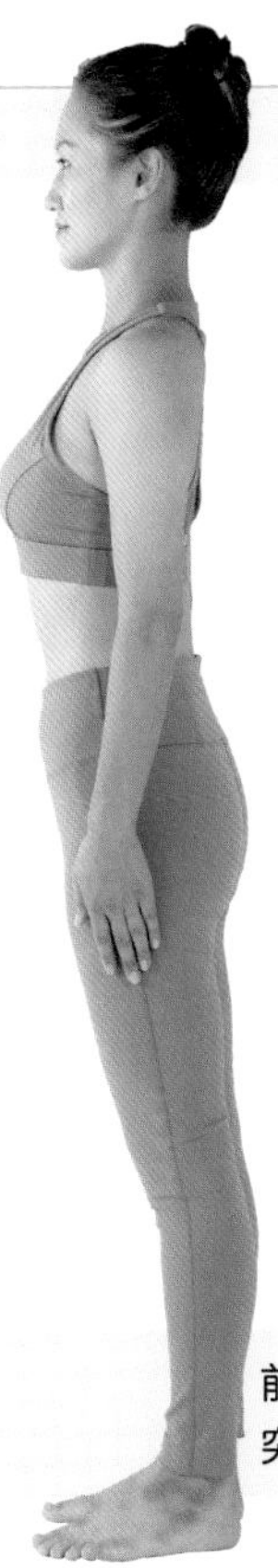

前後のバランスがよく、まっすぐかを確認。首や肩、お腹を突き出していたり、ひざがのびきっていない人は要注意。

手足の動きはもちろん、腰の大きな動きも腹筋と背筋の組み合わせによるものです。筋肉はちぢんだままだとその状態で固まってのばせなくなります。よい姿勢に戻れなくなって負荷がかかり、痛みにつながります。だから、まずのばすことが大切なのです。

- ●ひざ痛→ひざ裏のばし（P50）ひざ抱え（P58）など
- ●腰痛→ひざ倒し（P54）、タオル側屈（P102）、体側のばし（P90）、仙骨のばし（P92）など
- ●股関節痛→股関節開き（P82）など
- ●五十肩→全身のばし（P46）、肩すぼめ胸そらし（P62）、パラパラ血流（P84）、胸筋のばし（P86）など
- ●首痛→全身のばし（P46）、背中そらし（P88）など

# 免疫力を上げる

## 腸活

今、「免疫力」が注目されています。細菌やウイルスに対して抵抗力があることを免疫力と呼びますが、これは外敵から体を守る機能のことで、免疫力が高ければ、異物が侵入しても、免疫細胞がやっつけてしまうわけです。

その1つのカギが腸にあります。腸には免疫と密接に関わる器官があり、腸内環境がよい人は免疫力が高いことがわかっています。また、栄養は腸から吸収されるので、

## 呼吸

免疫力を上げるもう1つのポイントは呼吸です。深い呼吸でたくさんの酸素を取り入れると、体の各部に十分な酸素がいきわたり、細胞が栄養素をエネルギーに変える手助けをします。呼吸が浅く、酸素不足ぎみの人は、体幹が弱くなって内臓の働きが低下し、代謝も血流も悪くなります。これでは、

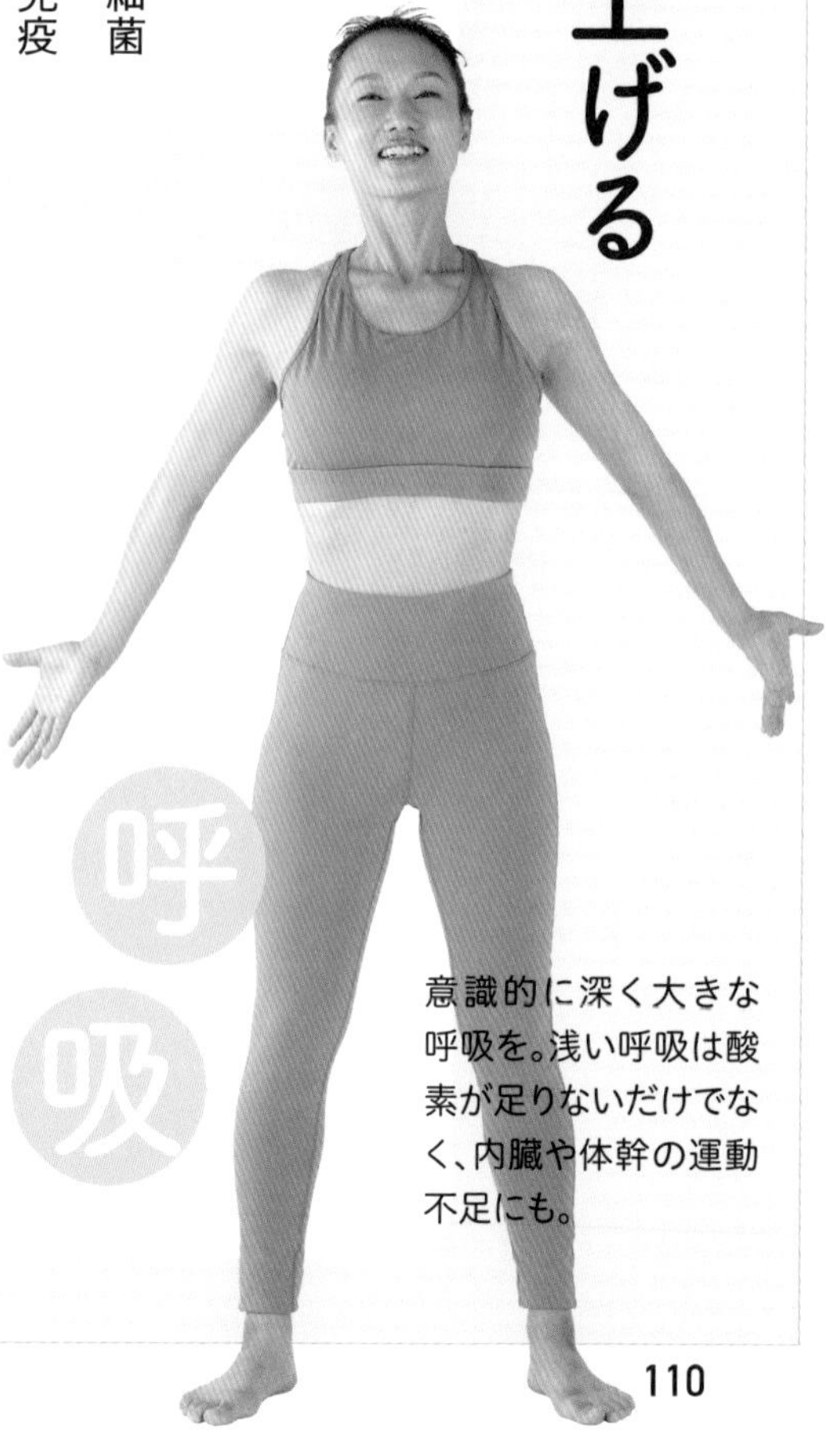

意識的に深く大きな呼吸を。浅い呼吸は酸素が足りないだけでなく、内臓や体幹の運動不足にも。

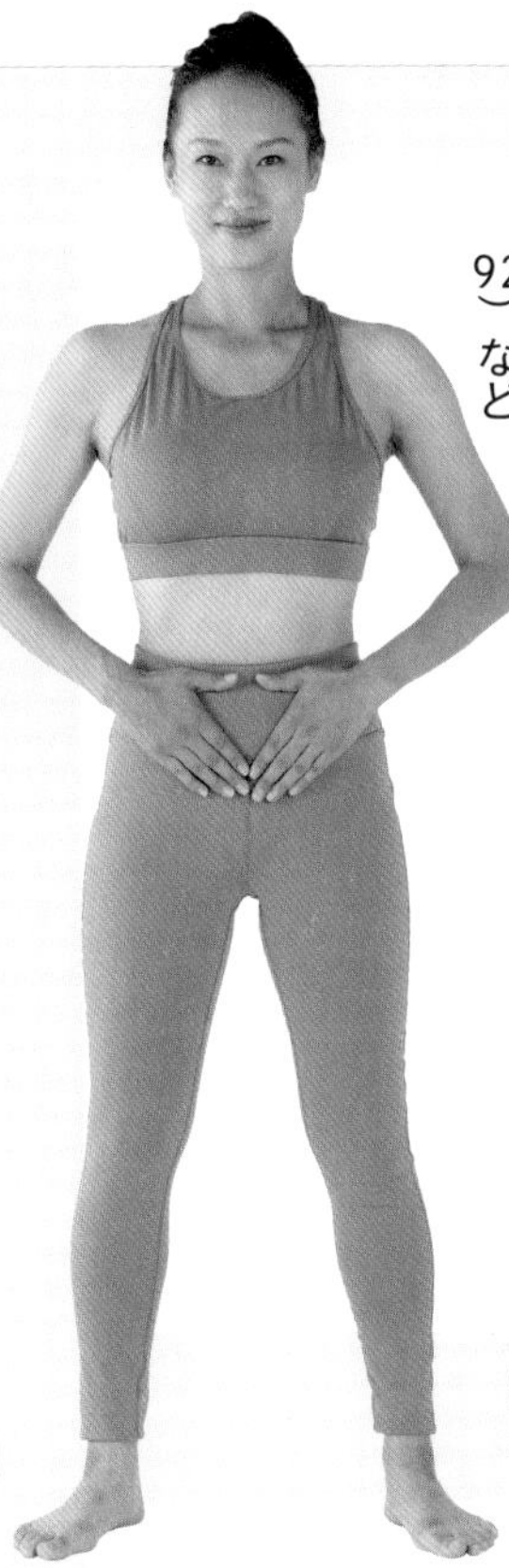

健康な血液を作るたんぱく質やミネラルがきちんと取り込めることも重要です。

　腸が健康に活動していると、そのことが脳に伝わり、自律神経のバランスが整うのも免疫力を高める一因です。交感神経と副交感神経がきちんと切り替われば、睡眠中にはよい血液が作られ、起きている時には積極的に活動し、代謝のよい体が作られるからです。

●腸によいストレッチは↓ひざ倒し（P54）、ひざ抱え（P58）、背中そらし（P88）、仙骨のばし（P92）など

腸は健康の要。腸内環境を整え、規則正しい排便習慣を。動かせる臓器なので、ストレッチも有効。

体は十分な戦闘能力を持てず、外敵によるダメージも受けやすくなります。新型コロナウイルスによる肺炎が重症化するのは持病がある人が多いというのもこのためです。元々弱点のある人は、免疫力が落ちているのです。そのためにも体を動かして、健康を維持しましょう。

　呼吸には自律神経のバランスを整える働きがあり、深くゆっくりと呼吸をすると、副交感神経が優位になり、末端の血流がよくなって体が温かくなり、筋肉も動きやすくなります。静かに深い呼吸をすると、気持ちが落ち着くメリットもあります。

●効果的な呼吸法は↓腹式呼吸（P42）、逆腹式呼吸（P42、44）

# 生活習慣病を解決

筋力

糖尿病、高血圧症、脂質異常症、動脈硬化症などの生活習慣病もストレッチで解決できます。実際に、「ヨガ教室」でストレッチを始めた患者さんはさまざまな検査値が改善されています。

生活習慣病は、その名の通り、間違った生活習慣が元で体調が悪くなることですが、なかでも「食生活」「運動不足」による肥満が大きな要因。ストレッチ自体はそれほどの消費エネルギーではありませんが、体がラ

血管力

生活習慣病にストレッチがいいもう1つの理由は血管の柔軟性が高くなることです。動脈硬化と呼ぶように、血管は劣化すると硬くなりますが、ストレッチをすることで血管の柔軟性が取り戻せるのです。血流が上がるとちぢんでいた血管に、再びしっかり血

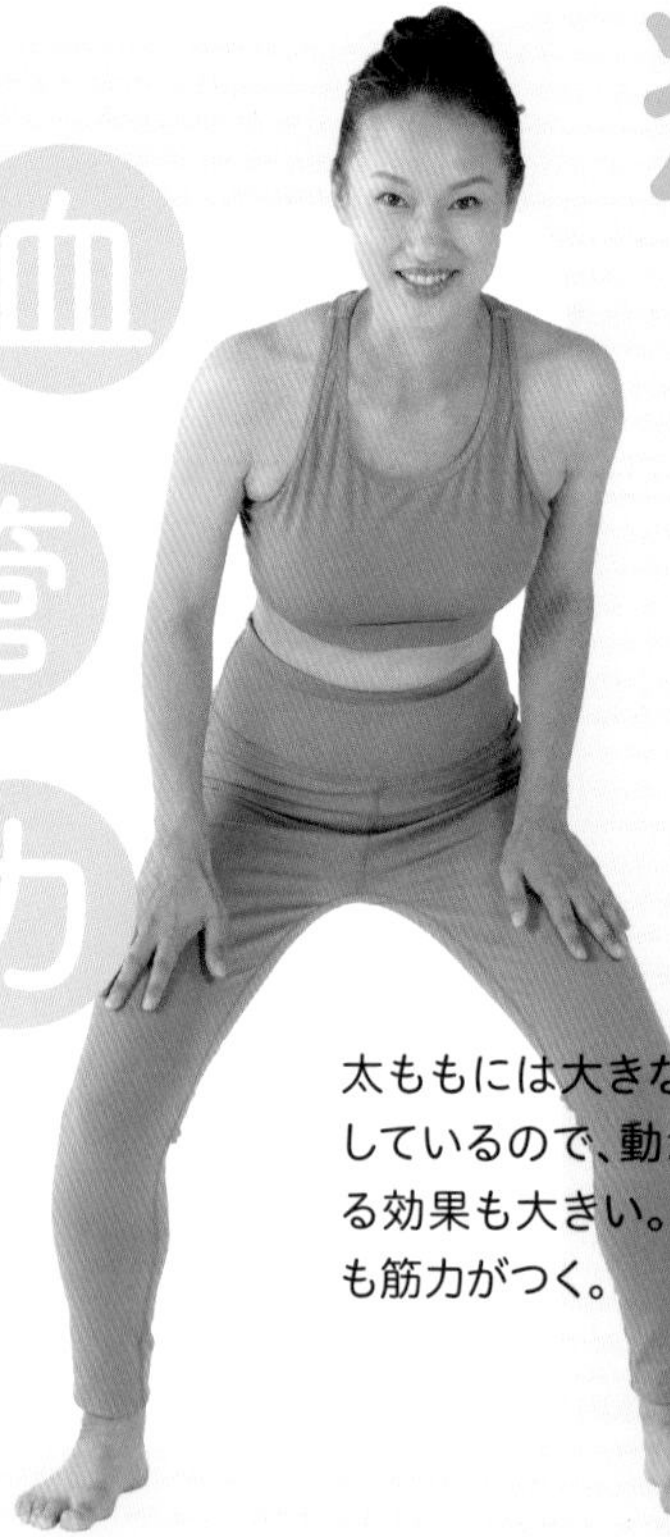

太ももには大きな筋肉が集中しているので、動かすことによる効果も大きい。ストレッチでも筋力がつく。

クに動かせることで、自然に日常の運動量が増えていきます。さらに、気持ちよく体を動かすとストレスが減り、どか食いや、ひまつぶしの「ながら食い」が減るのです。

筋肉を動かすと、血行もよくなります。ふくらはぎは「第2の心臓」と呼ばれ、血流を助けます。全身の血行がよくなると、臓器の働きも向上し、結果として検査値の改善につながるのです。

●生活習慣病に効果のあるのは↓全身のばし（P46）、逆腹式呼吸（P42、44）ひざ抱え（P58）など

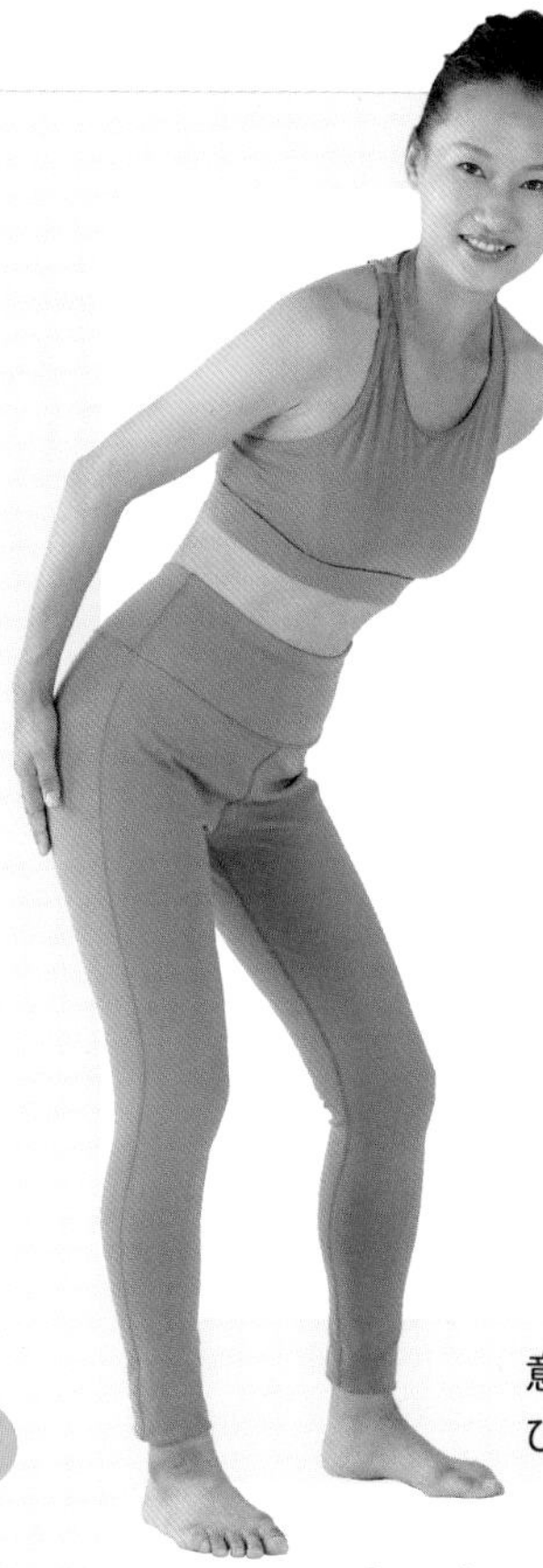

意外に意識していない体の背面の筋肉。ふくらはぎやひざ裏はもちろん、お尻の大きな筋肉や背筋も意識。

液が流れるイメージです。さらに、深い呼吸で酸素や栄養素が供給されれば、血管の細胞も健康に再生していきます。

特に毛細血管の血流は全身の健康に深い関係があります。末端までしっかり血液が流れると、冷えが改善されます。毛細血管は全血管の99％も占めるので、多くの細い血管に血液が流れれば、動脈にかかる圧力が減って心筋梗塞などの危険性も減り、血圧も下がります。毛細血管が健康になれば糖尿病性の腎症や網膜症、神経障害の抑制にもつながります。

●血管力アップに効果があるのは↓ひざ裏のばし（P50）、ひざ抱え（P58）、パラパラ血流（P84）など

# 心や脳を元気にする

血流

うつ病やストレス、物忘れ、認知機能にもストレッチが有効です。私もヨガを始めるまではうつ病で、すぐに怒り、やる気も出なかったのですが、今ではすっかり改善しました。

メンタルにも認知機能にも脳への血流が関わります。運動不足やスマホの使いすぎなどで、肩甲骨の動きが悪いと、脳への血流が減って酸欠になり、脳細胞が活動できず、イライラしたり、物忘れをするようになります。

体内時計

心や脳の状態には自律神経も関わっています。副交感神経優位の状態は休息モード、交感神経優位な状態は活動モードで、これが交互に訪れるのが理想です。このバランスがくずれると心も体も調子をくずしてしまいます。

自律神経のバランスをとるのが、生活リズ

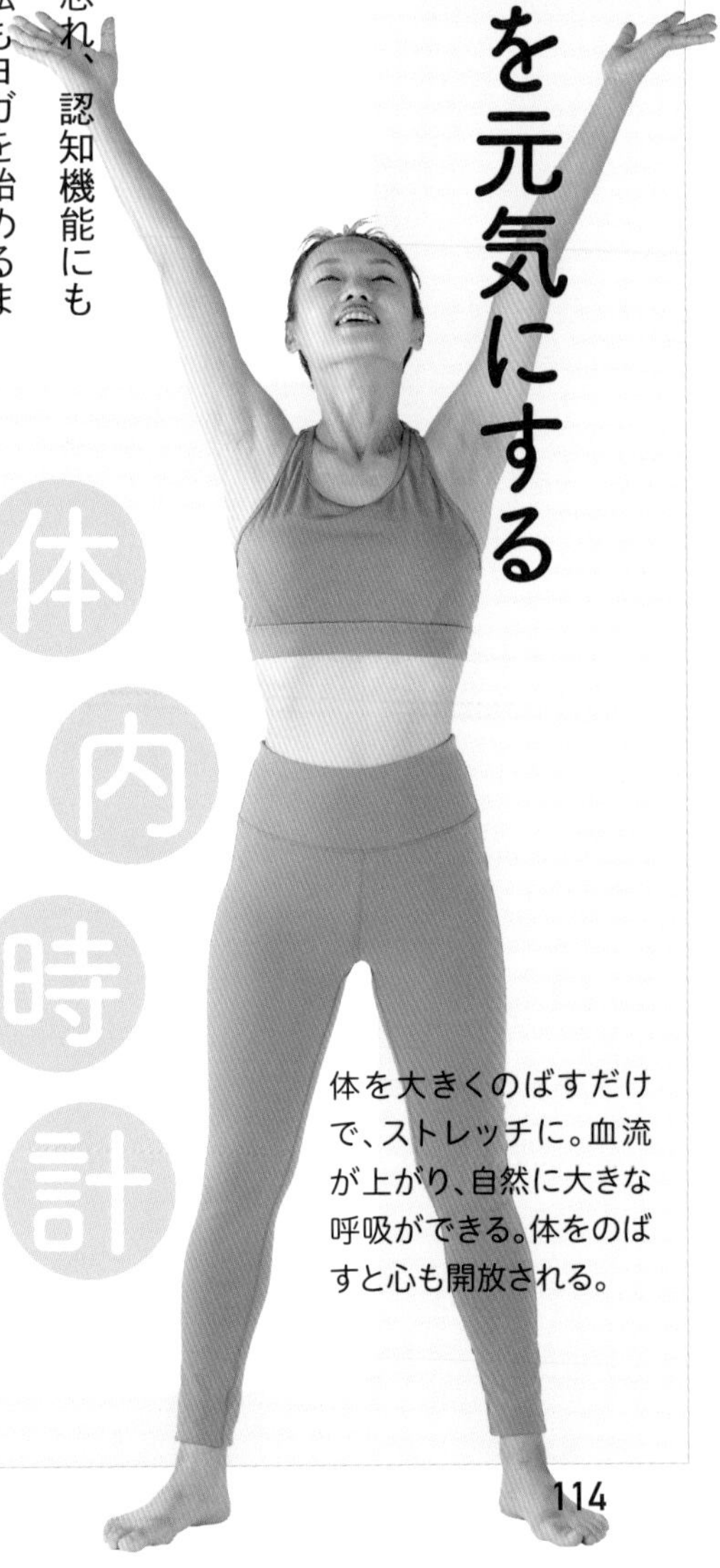

体を大きくのばすだけで、ストレッチに。血流が上がり、自然に大きな呼吸ができる。体をのばすと心も開放される。

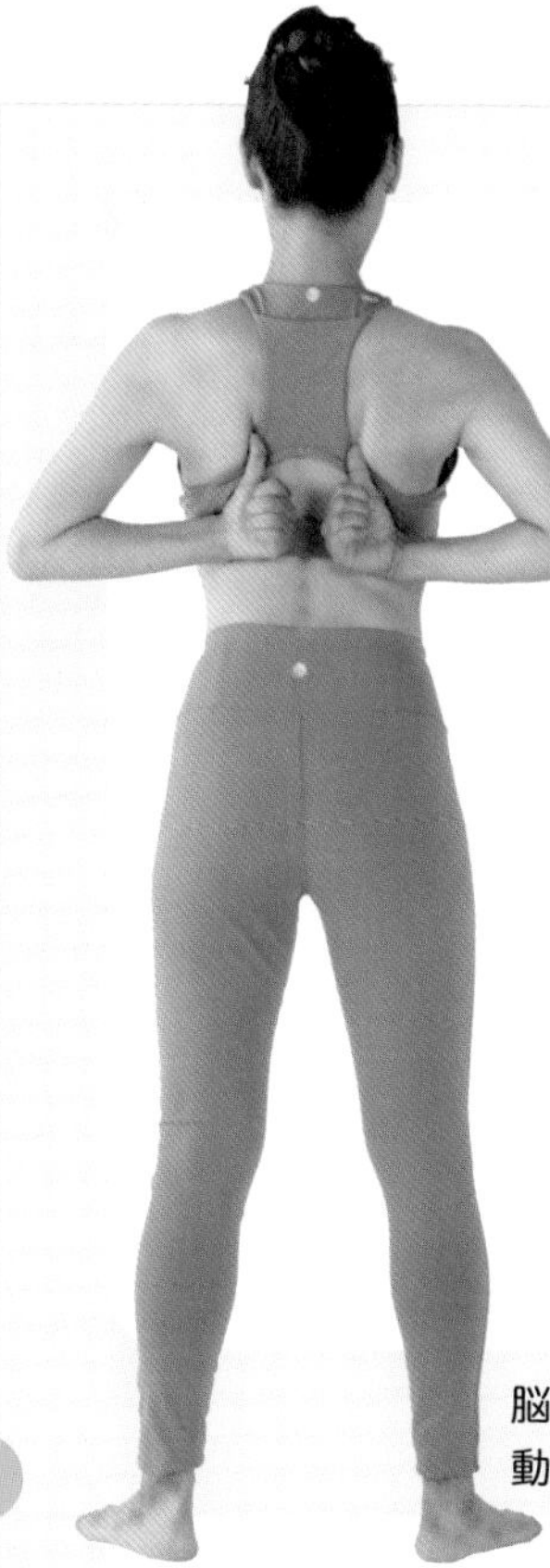

クリニックでは80歳以上の患者さんに認知機能チェックを受けてもらいますが、「認知症の疑いあり」だった人が、ストレッチを続けたら正常値に。全員に改善効果が見られます。
著名な脳科学者が「うつの人はあお向けに寝られない人が多い」と気づいたという話を聞いたことがあります。体が硬くなっていると心も硬くなるのだろうと納得しました。

●脳の血流をよくするには↓肩すぼめ胸そらし（P62）、背中そらし（P88）、足指のばし（P94）など

脳への血流は、背中から首のコリが妨げやすい。特に肩甲骨が動かないと血行が悪くなる。手ではがすようにするのもいい。

ム。朝日を浴びる、朝食を食べるといった習慣も大切ですが、ストレッチも効果抜群です。本書で紹介してる朝のストレッチは、覚醒効果が高く、夜のストレッチは休息モードに切り替える働きで、自律神経を整えてくれます。
体内時計がきちん働くと、朝にはセロトニンというやる気を促すホルモンが分泌され、これが夜になるとメラトニンという睡眠ホルモンに変わるので、自然と眠気が訪れ、深い眠りが脳を休めてくれます。

●朝におすすめは↓ひざ裏のばし（P52）、ひざ倒し（P54）など
●夜におすすめは↓ひざ抱え（P60）、肩すぼめ胸そらし（P62）など

ツボや経絡をかかとで刺激

# 寝たままツボストレッチ

東洋医学では全身には「経《けい》絡《らく》」というエネルギーの流れがあり、その流れ上にある不調を治すポイントをツボと呼びます。刺激することで、不調が改善できますが、必ずしも調子の悪い部分の近くではありません。

足にも多くのツボがあります。寝たままでかかとを使ってギュッとツボを押すのが「寝たままツボストレッチ」。ツボの位置は大体で大丈夫。イタ気持ちいいと感じるところを押しましょう。

妻の庸子が鍼灸《しんきゅう》師で、クリニックでは、鍼灸治療も行っています。その知識を生かし、寝ながらストレッチにツボ刺激を取り入れてみたら、想像以上に効果があがっています。

簡単に押せるツボの位置と効果、押し方をいくつか紹介するので試してみてください。

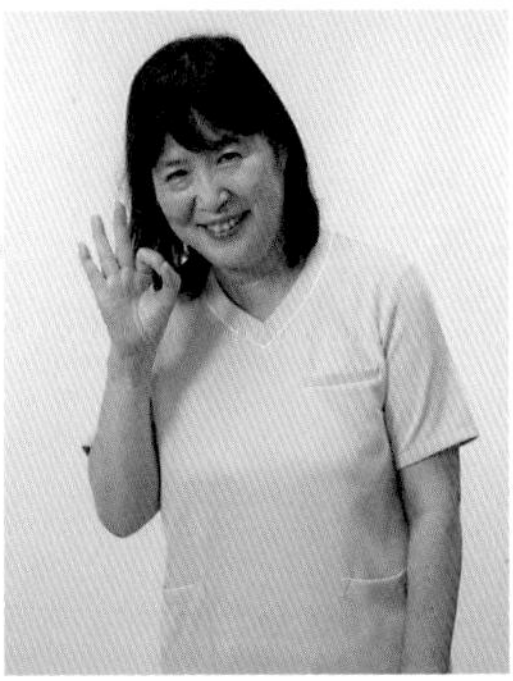

## 血海《けっかい》押し

血流や血液に関連するツボ。かかとでイタ気持ちいい程度に刺激することで血行がよくなり、細胞が元気になったり、免疫力が上がる。

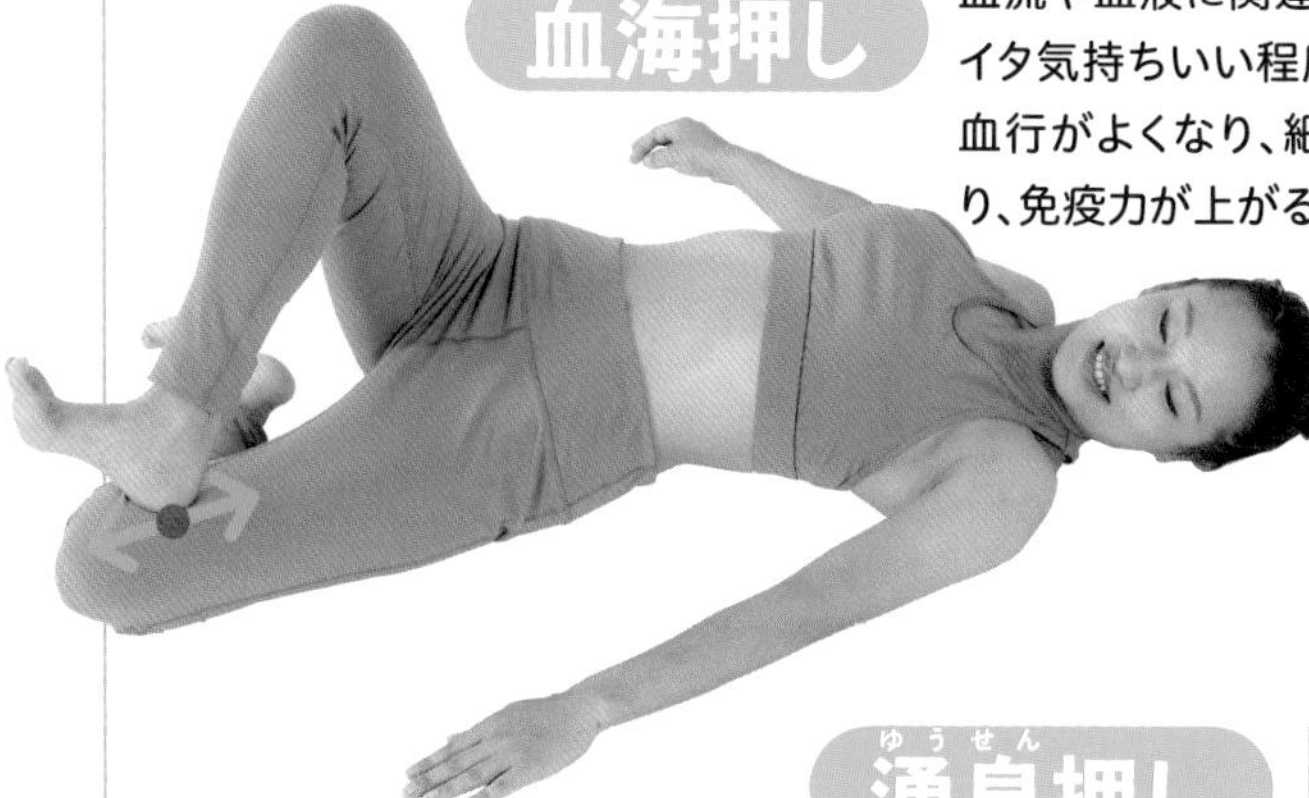

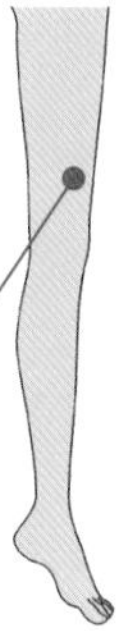

血海
太ももの内側でひざの皿の縁から3㎝くらい上。

## 湧泉《ゆうせん》押し

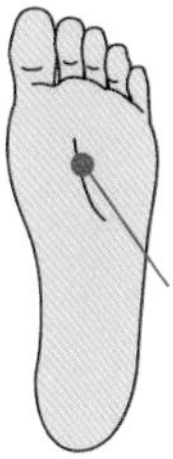

生命力に関わる万能ツボ。血流、腎機能、代謝などがよくなり、足底の筋膜を刺激して歩行力も上がる。

湧泉　足の裏を３分割した指先側1/3の位置で、人差し指と中指の間のくぼみ。足指でグーを作ってみて、一番へこむ位置。

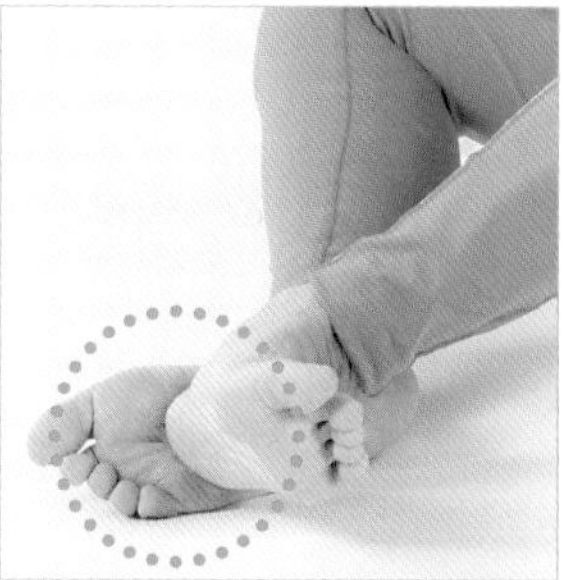

## 太衝《たいしょう》押し

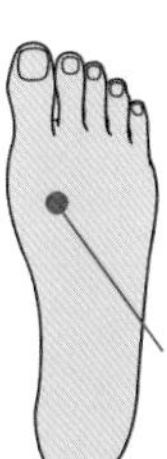

高血圧や脳血管のトラブル、眼精疲労、目の不調に特効があることで有名。ストレスや不眠、尿トラブルにも効果がある。

太衝　足の甲の、親指と人差し指の骨が交わるあたりで、指の股を足首に向けてなぞっていくとわかる。

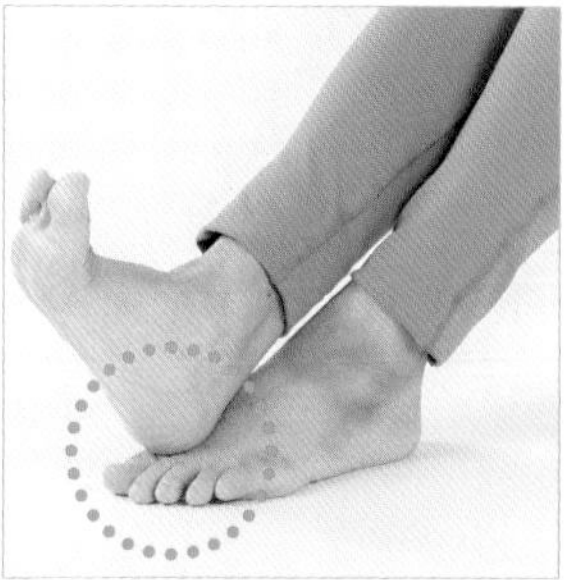

## 委中《いちゅう》刺激

腰や背中の痛みに効くツボ。こむらがえりの予防効果や、むくみの改善にもつながる。ひざ裏にこぶしを当ててひざを曲げると、自然にツボを刺激。

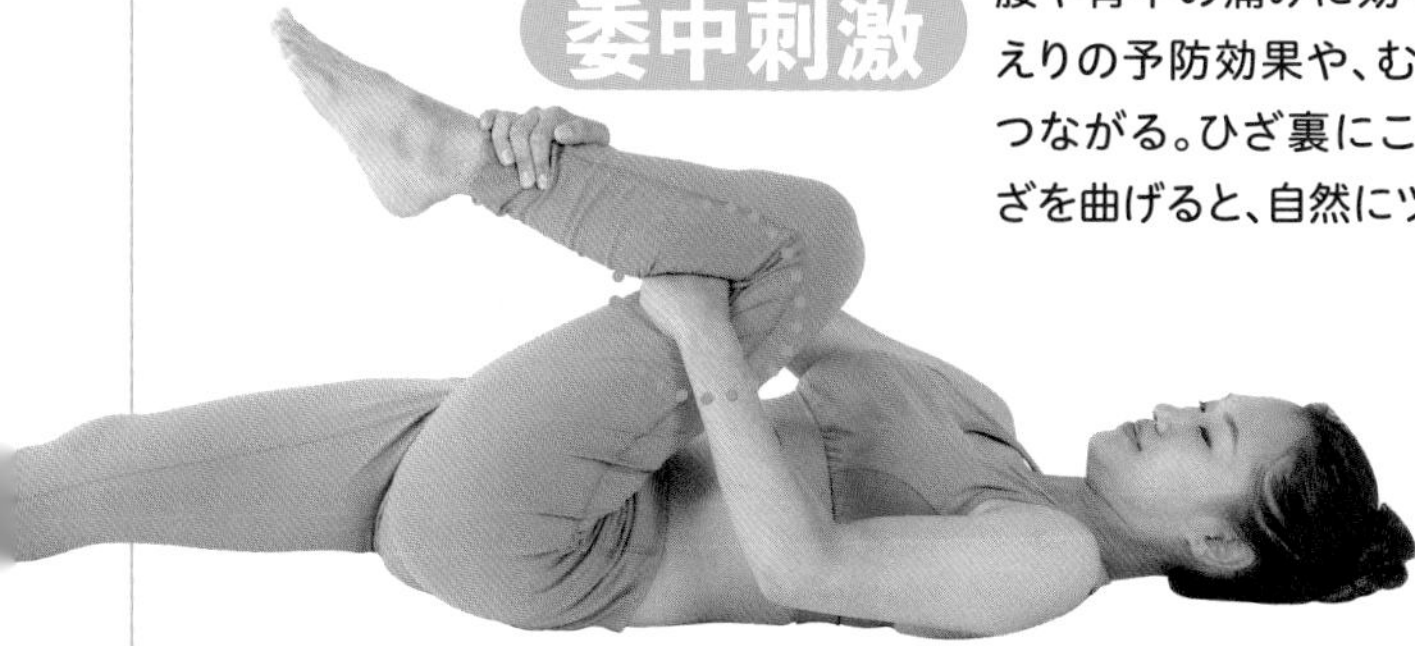

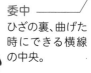

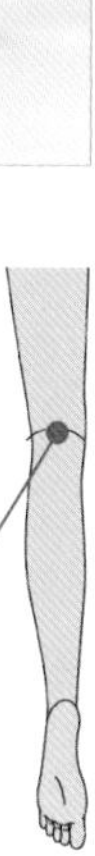

委中
ひざの裏、曲げた時にできる横線の中央。

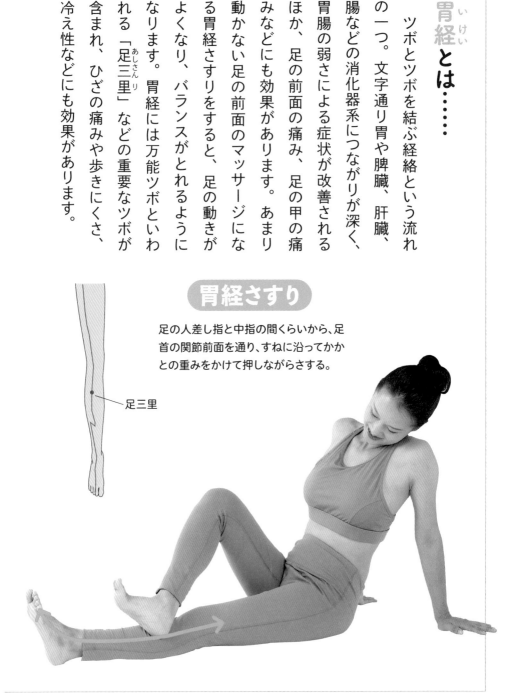

## 胃経《いけい》とは……

ツボとツボを結ぶ経絡という流れの一つ。文字通り胃や脾臓、肝臓、腸などの消化器系につながりが深く、胃腸の弱さによる症状が改善されるほか、足の前面の痛み、足の甲の痛みなどにも効果があります。あまり動かない足の前面のマッサージになる胃経さすりをすると、足の動きがよくなり、バランスがとれるようになります。胃経には万能ツボといわれる「足三里《あしさんり》」などの重要なツボが含まれ、ひざの痛みや歩きにくさ、冷え性などにも効果があります。

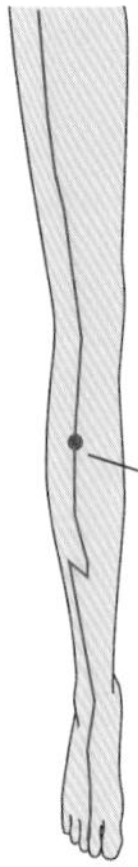


### 胃経さすり

足の人差し指と中指の間くらいから、足首の関節前面を通り、すねに沿ってかかとの重みをかけて押しながらさする。

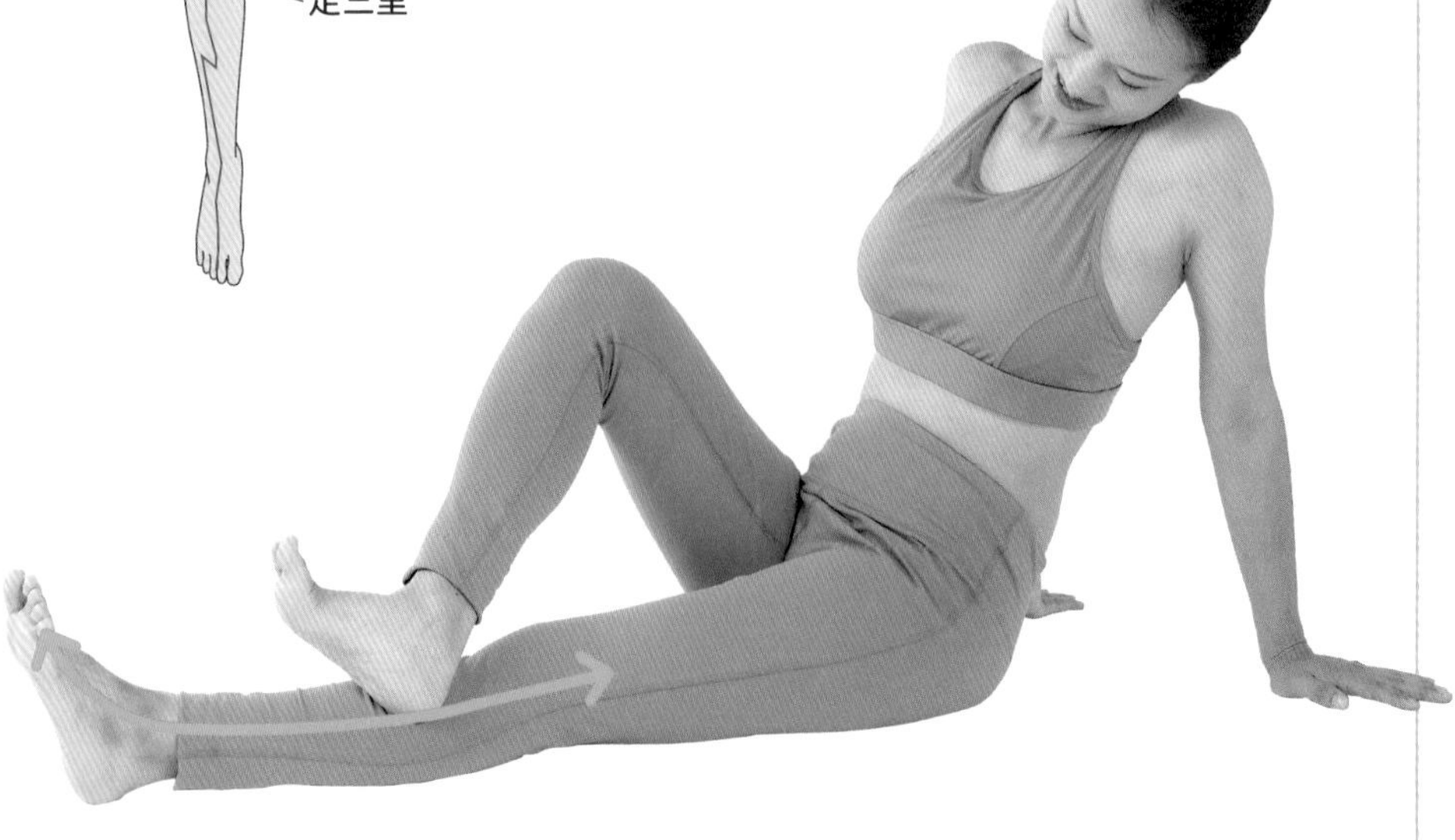

## 腎経《じんけい》とは……

腎臓に関わる経絡で、足の裏のツボ「湧泉《ゆうせん》」から内くるぶし、ふくらはぎの内側、太ももの内側へとつながっています。腎経の名の通り、泌尿器系に効き、頻尿や排尿痛が改善できます。耳鳴りや視力低下、めまいなどにも効果抜群です。

腎経さすりは足の内側のツボをまとめて刺激でき、ふくらはぎの筋肉もほぐすのでむくみがとれ、血流がよくなり、リンパ液を流すこともできます。近くを通る脾経《ひけい》にあって、不調に効く「三陰交《さんいんこう》」も刺激できます。

### 腎経さすり

足の裏の湧泉（p117参照）からはじまり、内くるぶしのあたりで円を描き、足の内側を届くところまでかかとの重みをかけて押しながらさする。

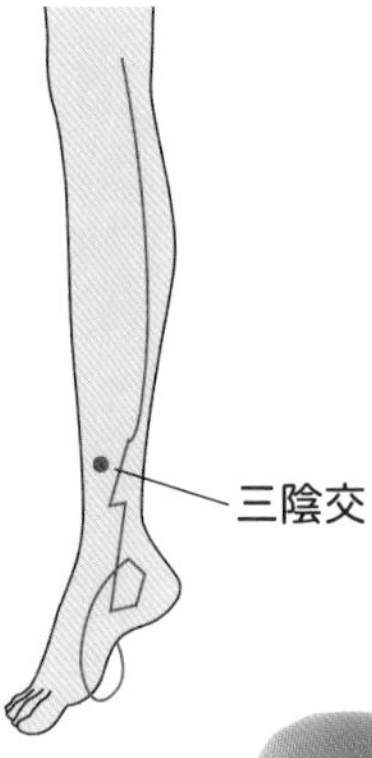


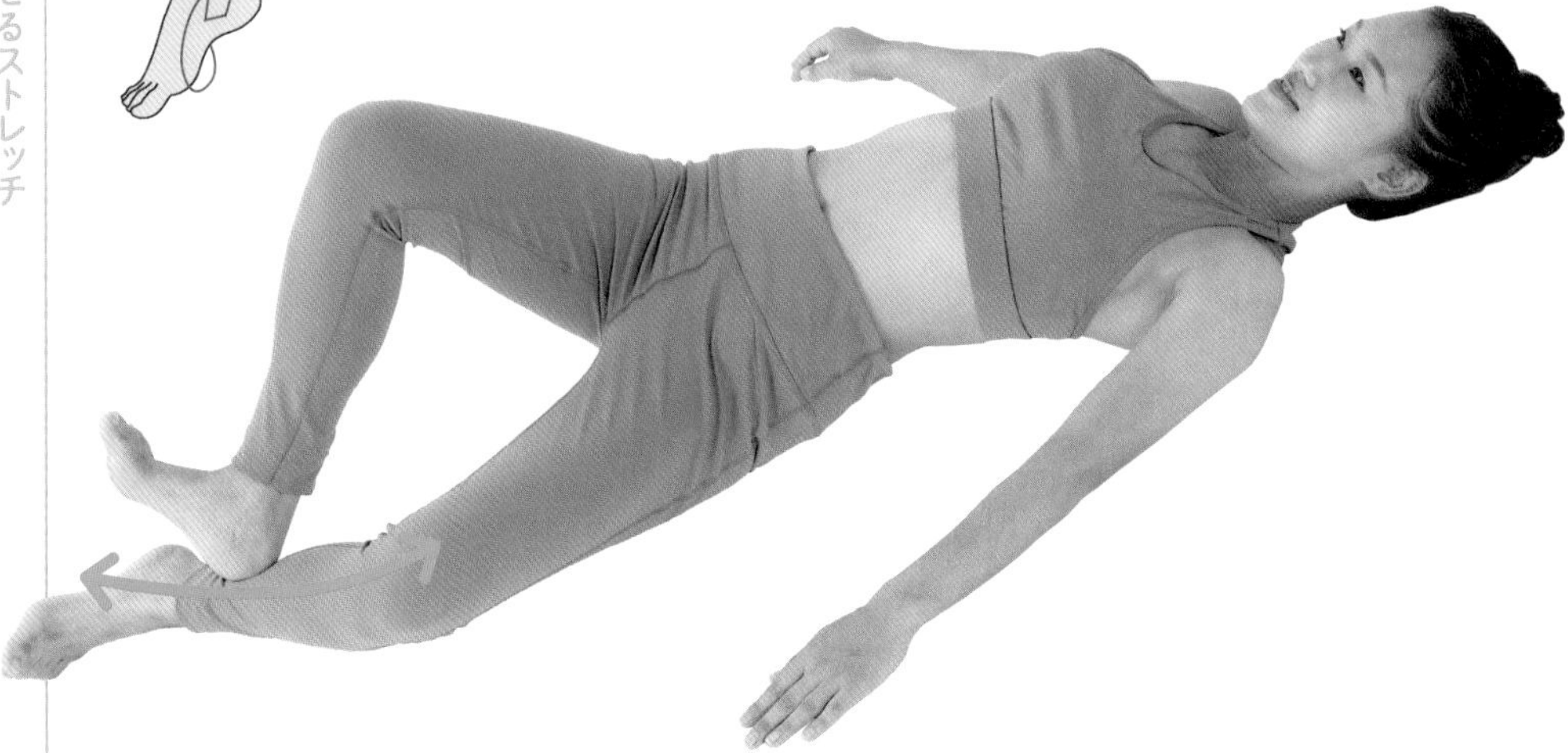

# 暮らしの中でストレッチ

## 家事や仕事の合間にストレッチでのばしぐせ

朝晩のストレッチだけでなく、毎日の暮らしの中で、「ちょっとのばす」を習慣にしてみましょう。常に自分の姿勢を客観視し、まっすぐに立とう、ひざをのばそうと意識することが大切です。

さらに普段の動きにストレッチの要素を取り入れてみましょう。デスクワークが長い人は、座ったままでひざ裏をのばすのがおすす

### 椅子に座ってひざ裏のばし

背筋をのばして片足を前方にのばしてかかとをつき出し、つま先をできるだけそらす。上体をゆっくり前に倒すとひざ裏がのび、お腹が圧迫されて内臓の刺激にも。

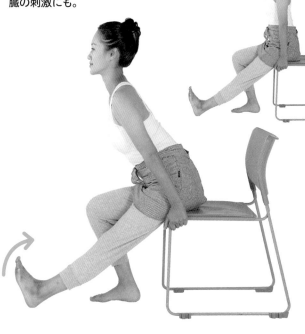

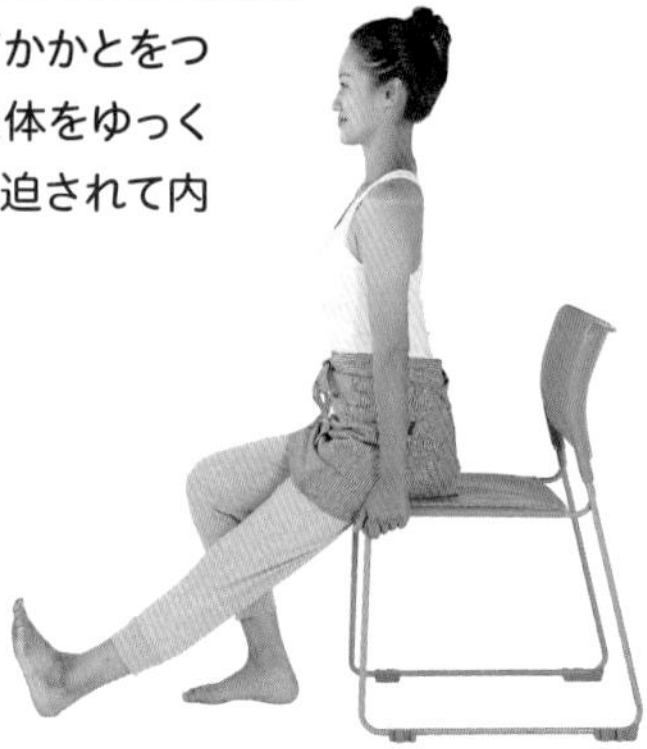

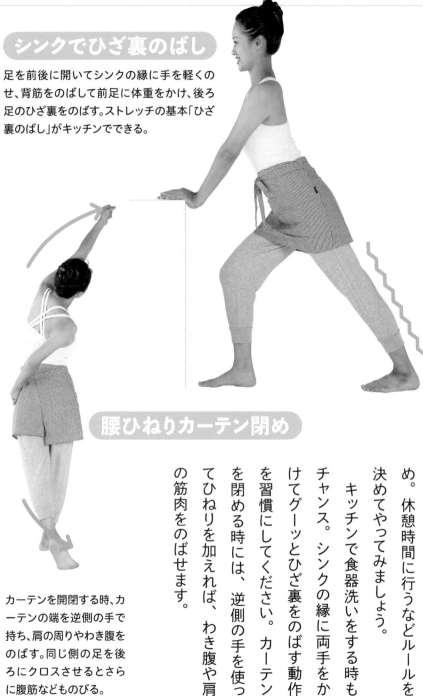

## シンクでひざ裏のばし

足を前後に開いてシンクの縁に手を軽くのせ、背筋をのばして前足に体重をかけ、後ろ足のひざ裏をのばす。ストレッチの基本「ひざ裏のばし」がキッチンでできる。

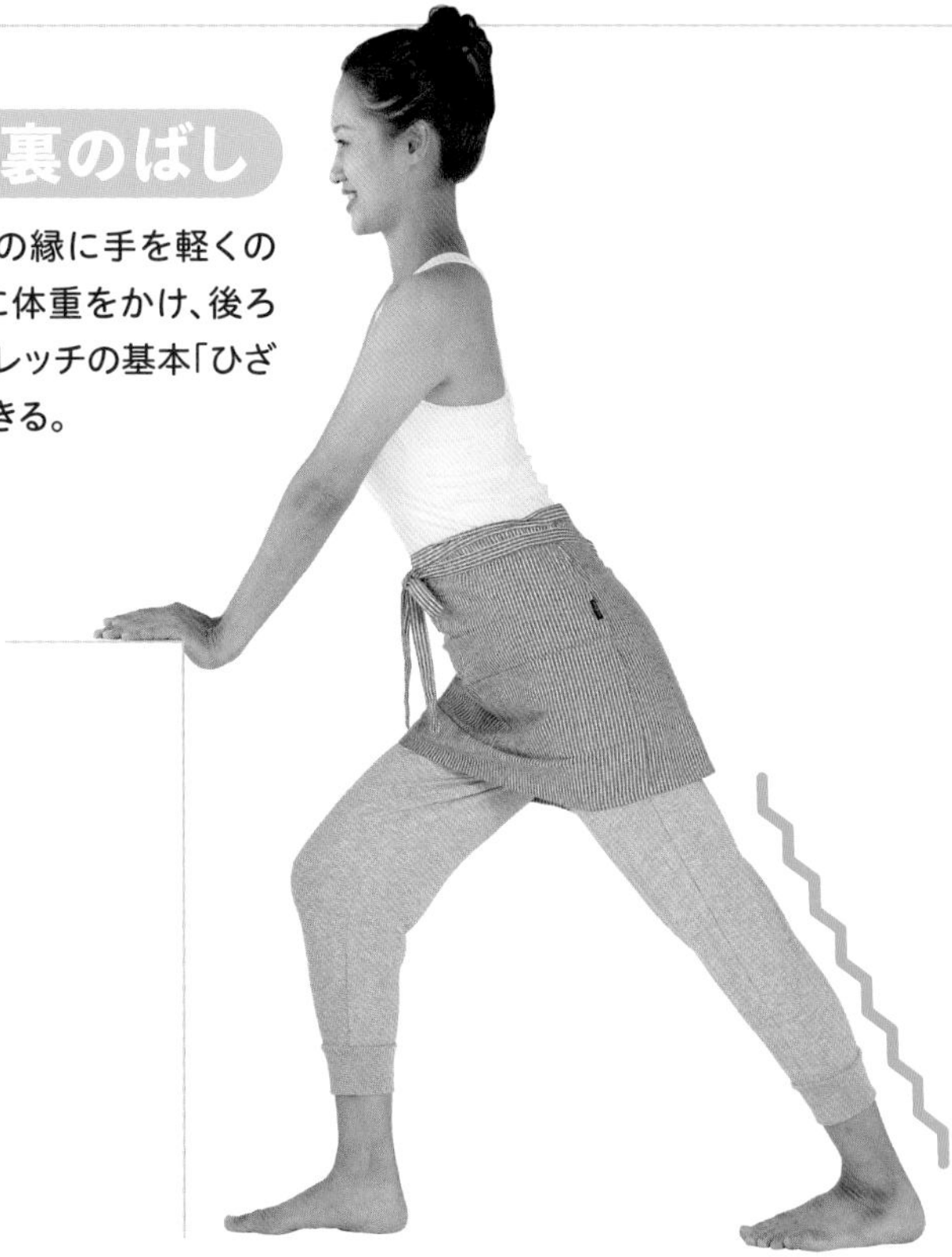

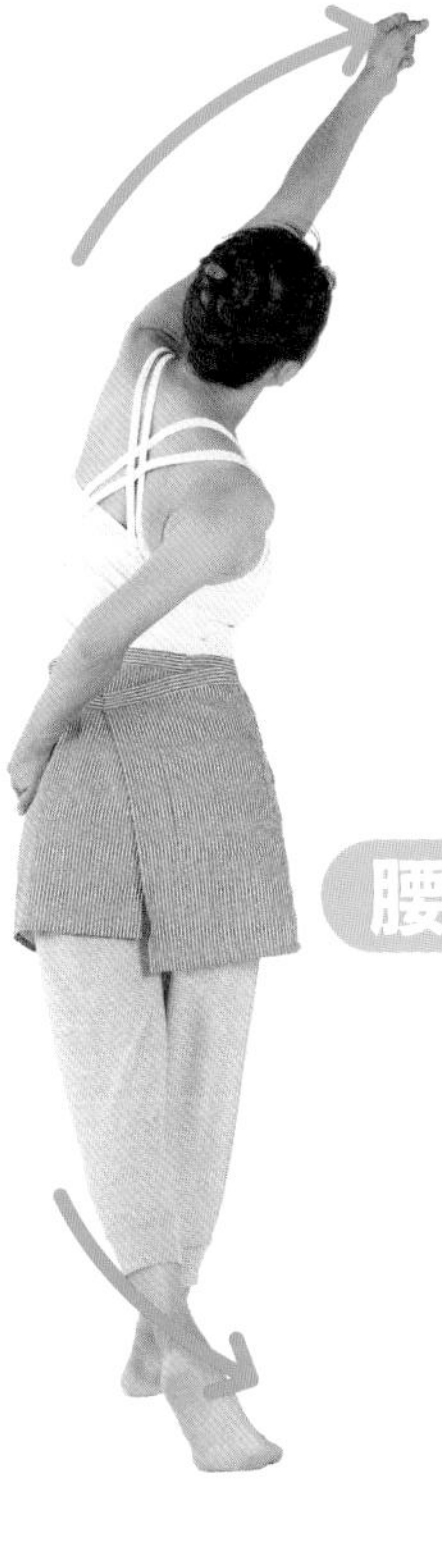

## 腰ひねりカーテン閉め

め。休憩時間に行うなどルールを決めてやってみましょう。

　キッチンで食器洗いをする時もチャンス。シンクの縁に両手をかけてグーッとひざ裏をのばす動作を習慣にしてください。カーテンを閉める時には、逆側の手を使ってひねりを加えれば、わき腹や肩の筋肉をのばせます。

カーテンを開閉する時、カーテンの端を逆側の手で持ち、肩の周りやわき腹をのばす。同じ側の足を後ろにクロスさせるとさらに腹筋などものびる。

かわむらクリニックで80代のおばあちゃんが開脚ができるほど体が柔らかくなったり、曲がっていた腰がすっとのびたという話を、口コミや私のテレビ出演で見てチャレンジしにきてくれた人たち。あきらめていた痛みや曲がった体が驚くほどよくなっていくのは、私の幸せな記録です。

### M.Kさん（74歳）女性

腰やひざの痛みに加え、右足首から下がしびれてつらく、脊柱管狭窄症と診断されたMさん。夜、トイレに起きることも多く、眠れないことも悩んでいました。診てみるとO脚で、ひざが硬かったので、ひざ裏をのばすことから始めてもらったところ、2カ月ほどで足のしびれ、ひざの痛みがなくなったと喜んでいました。O脚も改善されていて、夜中にトイレに起きることもほとんどなくなり、しっかり眠れるそうです。

### K.Yさん（61歳）女性

糖尿病が持病で、ヘモグロビンA1cが10だったKさんは、ひざの痛みや冷え症がつらくて来院されました。チェックするとひざ裏も体全体もとても硬く、足もむくんでいました。本人も歩くのがおっくうだと言います。すぐにひざ裏をのばすストレッチから始めてもらうと、4カ月後には体全体が柔軟になってきて、痛みや冷え、むくみはがほとんど消え、歩くのがラクになったそう。ヘモグロビンA1cが7にまで下がるという劇的な効果がありました。

### T.Aさん（85歳）女性

高血圧を治療中のTさんは、痛みがひどくて股関節の手術を受けたけれど腰や股関節の痛みが続いて困っていました。ひざ裏が硬く、腰も変形していてお腹もポッコリ。すぐに、ひざ裏をのばすストレッチに加えて寝たまま全身のばし（p46）を始めてもらいました。たった3カ月で腰と股関節の痛みがなくなり、同時に血圧が安定してきて、お腹も締まってきました。でも、ストレッチをやめると痛みが出てくるので、今も続けてもらっています。

# のばして動いて みるみる不調が治った人たち

### S.Nさん（70歳）男性

数年前に脳梗塞で倒れ、後遺症で失語症、歩行困難、軽度の右片マヒがありました。歩けないと当院を訪ねてきた時はとにかく姿勢が悪い。全身が硬く、特にひざの裏はカチカチでした。立つことが不安定なので、寝たままでひざ裏をのばすストレッチ（p50）と、寝たまま全身のばし（p46）などを試してもらいました。3カ月後にはひざが柔らかくなり、姿勢も改善。なんと再び歩けるようになったと聞いて私もびっくりしました。

### K.Yさん（75歳）女性

かなりの肥満で脊柱管狭窄症《せきちゅうかんきょうさくしょう》もあり、ひざや腰が痛いというKさんは、痛くて朝、起き上がれず、便秘もひどいそう。ひざがかなり変形していてひざ裏も硬く、ここまで重症の人は寝て行うストレッチから始めるべきと、寝たままひざ裏のばし、全身のばしなどをすすめました。3カ月続けるとひざの痛みは軽くなり、朝もラクに起きられるようになったと笑顔で話してくれました。毎日快便で、体重も3kg減ったそう。これからも続けてもらいます。

### J.Hさん（72歳）女性

ひざの痛みがひどくて、整形外科でひざへの注射を続けていたJさん。でも症状が変わらず、なんとかしたいと来院しました。肩こりや猫背も気になっているそう。診るとひざ裏が硬く、関節が変形もしていて、肩甲骨もガチガチ。肩こりがひどいのは当然の状態でした。寝たままひざ裏のばしや全身のばしを実行してもらうと、2カ月ほどで肩の周りやひざ裏が柔らかくなってきました。猫背が改善し、肩こりやひざの痛みも減ったといいます。

ストレッチの効果をもっとも高めるために知っておきたいこと、始める時に不安なことに、すっきりお答えします！　ちょっとしたヒントでさらに簡単に効果的にのばして、気持ちよく若返ってください。

## Q 毎日続けたほうがいい？

A ぜひ毎日の習慣にしてください。週に1度集中的にやるよりも、朝晩1分ずつ毎日やるほうが断然効果的です。筋肉はこまめにのばすことが刺激になり、のばせるように変わっていきます。間隔があくと、また元の硬い状態に戻ってしまうのです。

## Q 寝たままでなぜ効果があるの？

A 寝たままだから誰でも効果が上がるのです。二足歩行の人間は、立っている時は重力で体がちぢこまりがち。さらに運動不足や加齢で体が硬くなっていると、転ばないようにバランスをとらなければなりません。寝たままなら、ストレッチに専念し、十分に体をのばせるのがその理由です。

## Q 痛いところがあっても大丈夫？

A 関節や腰が痛いと動くのがつらくなり、体はどんどん硬くなります。硬くなると痛みがひどくなるという悪循環。無理のない範囲でのばせば、次第に体の痛みは改善します。炎症がある、水が溜まっている、手術をしたという人は、無理せずに医師に相談しましょう。

## Q 床でやってもいい？

A 寝たままストレッチは平らな場所ならどこでもできます。朝晩のストレッチは布団やベッドで行うのがおすすめ。ベッドのヘッドボードが邪魔なら少し下に下がって。床や畳でもいいですが、フローリングは痛いこともあるので、ヨガマットや薄いクッションを敷きましょう。

# 寝たままストレッチ Q&A

## Q ストレッチのベストタイムは？

A 朝のストレッチは睡眠中に動かさなかった体を目覚めさせる動き、夜は1日にかかった負担を開放する動きなので、朝晩がおすすめ。体が硬い人は、入浴で体が温まって柔らかくなっている時に行うと筋肉がのびやすいので、お風呂上がりに行うのもいいですね。

## Q パジャマでもいい？

A 大丈夫です。目が覚めたらそのままストレッチ、寝る前に布団でストレッチを習慣にするには、伸縮性のあるゆったりしたパジャマを選ぶといいでしょう。動きやすいものなら普段着でもできます。きついものや、背中にファスナーやボタンがあるものは避けましょう。

## Q 1つの運動では効果がないの？

A 効果を上げるには、朝晩それぞれ基本のストレッチを行うのがおすすめですが、つらければ最初は全身のばしやひざ裏のばしだけでもOK。次第に体が動くようになります。のばすことに慣れてきたら、朝晩2つずつ、さらに効果アップの動きをプラスしていきましょう。

## Q 長くやってはダメなの？

A 「痛みが治る」と聞くと、早くよくなりたくて長時間やる人がいますが、やりすぎは逆効果。無理にのばすのもNGです。基本は1つの動作を3回イタ気持ちいい程度に行います。慣れてきても5回まで。短時間を毎日続けるのがコツです。ただし、腹式呼吸はたくさん続けてもいいでしょう。

# 終わりに

55歳でヨガに出会った私は健康を取り戻し、
それまでとは違う人生を生きています。
医師という仕事をしているから、
悩みを抱える多くの患者さんに
ストレッチの大切さを
伝えることもできました。
のばすこと、動くことは、
不調を克服する根本的な方法。
私のストレッチはエクササイズではなく

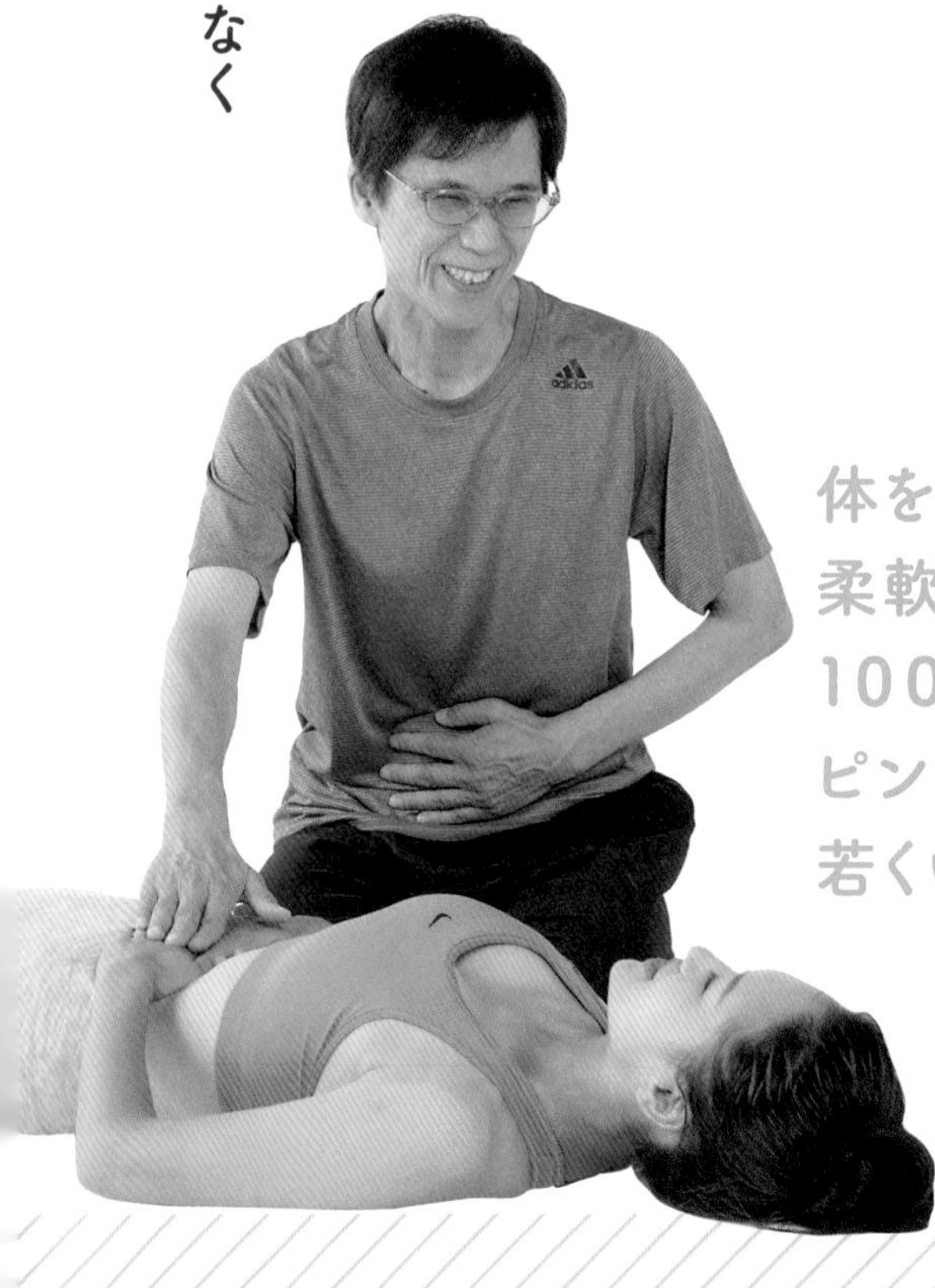

体を動かして
柔軟性を高めれば、
100歳までまっすぐ!
ピンピン! いきいき、
若くいられる

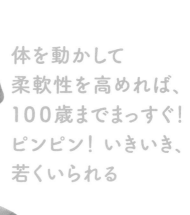

体を整えて健康に暮らすためのセルフケアです。
だからいくつになっても、どんな人でも
始められる無理のない運動を考えるのが
使命だと考えています。
寝たままストレッチを考案したのはその思いから。
この本を手にとってくださったあなたが
痛みや悩みから解放されることが、
私のせつなる願いです。お役に立ちますように。

2021年1月

かわむらクリニック院長　川村 明

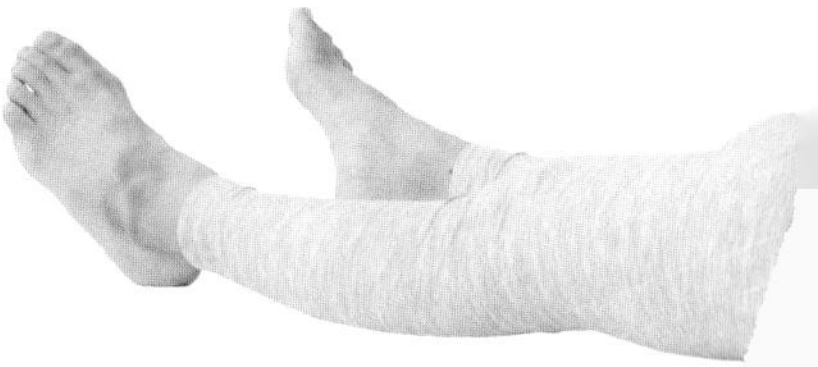

著者　川村 明（かわむら あきら）

かわむらクリニック院長。医学博士、日本東洋医学会専門医、障がい者スポーツドクター、J-YOGA公認インストラクター。高知県いの町「壁ドン健幸特使」。1955年、高知県生まれ。徳島大学医学部卒業後、山口大学医学部大学院を修了。愛媛県の市立八幡浜総合病院外科、山口県の阿知須共立病院外科部長、山口大学医学部第二外科などを経て、1991年に山口県宇部市にかわむらクリニックを開業。55歳のときにヨガと出会って自らの不調を克服したことをきっかけに、ヨガインストラクターの資格を取得。西洋医学と東洋医学の融合に加え、オリジナルの「AKヨガ」をクリニック併設の教室で教え始め、その効果がテレビで取り上げられ大反響を呼ぶ。『5秒ひざ裏のばしですべて解決』（主婦の友社）が大ヒットとなり、ひざ裏のばしシリーズは累計70万部に及ぶ。近著に『家族・ケアスタッフとできる　寝たきり知らず！　奇跡のひざ裏のばし』（世界文化社）がある。厚生労働省「スマート・ライフ・プロジェクト」、外務省のSDGsへの取り組みなどに参画し、寝たきりゼロをモットーに、啓蒙活動を行っている。

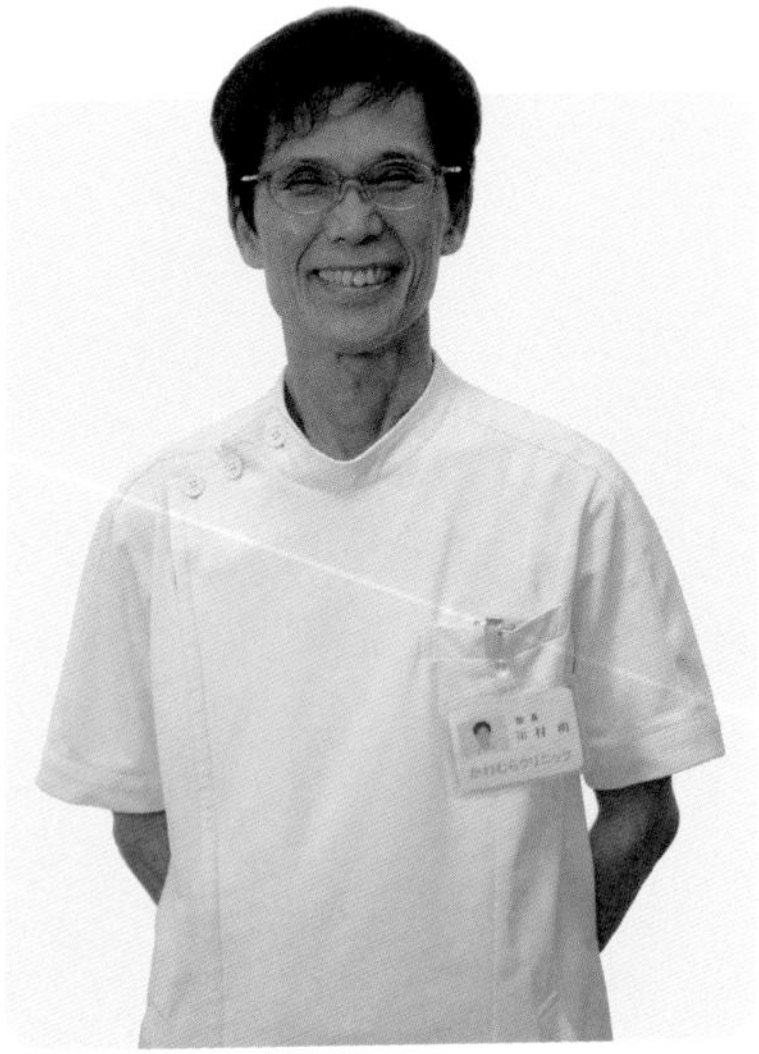

**かわむらクリニック**
**http://www.kawamuraclinic.net**
**「AKヨガ」については**
**https://www.akyoga-method.com**
**インストラクター資格については**
**メール info@akyoga-method.com**

編集協力●川村庸子、川村麗子、伊藤久絵

STAFF
デザイン●今井悦子（MET）
撮影●貝崎 健=著者、体験者ほか
　　松岡伸一（アット）=ストレッチ
モデル●寿々ともみ
イラスト●ノグチ・ユミコ
本文DTP●山本秀一、山本深雪（G-clef）
編集●韮澤恵理

**10歳体が若返る！**
**奇跡の寝たまま1分ストレッチ**

2021年1月26日　第1刷発行

著　者　川村 明
発行人　蓮見清一
発行所　株式会社宝島社
〒102-8388
東京都千代田区一番町25番地
営業　☎03-3234-4621
編集　☎03-3239-0928
https://tkj.jp
印刷・製本　サンケイ総合印刷株式会社


ISBN978-4-299-01059-9